H. REICHEL R. KRAUSPE (Hrsg.)

Langzeitergebnisse in der Kinderorthopädie

Mit 146 Abbildungen in 244 Einzeldarstellungen

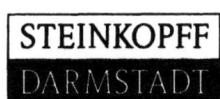
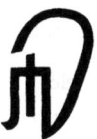

Priv.-Doz. Dr. med. Heiko Reichel
Leitender Oberarzt der Klinik und Poliklinik für Orthopädie
der Martin-Luther-Universität Halle-Wittenberg
Magdeburger Straße 22, 06112 Halle

Prof. Dr. med. Rüdiger Krauspe
Direktor der Orthopädischen Klinik und Poliklinik
der Heinrich-Heine-Universität
Moorenstraße 5, 40225 Düsseldorf

ISBN 978-3-642-63254-9   ISBN 978-3-642-57390-3 (eBook)
DOI 10.1007/978-3-642-57390-3

Bibliografische Information der Deutschen Bibliothek
Die Deutsche Bibliothek verzeichnet diese Publikation in der Deutschen
Nationalbibliografie; detaillierte bibliografische Daten sind im Internet über
<http://dnb.ddb.de> abrufbar.

http://www.steinkopff.springer.de

© Springer-Verlag Berlin Heidelberg 2003
Ursprünglich erschienen bei Steinkopff-Verlag Darmstadt 2003
Softcover reprint of the hardcover 1st edition 2003

Umschlaggestaltung: Erich Kirchner, Heidelberg
Herstellung: Klemens Schwind
Satz: K + V Fotosatz GmbH, Beerfelden

SPIN 10893853   105/7231-5 4 3 2 1 0 – Gedruckt auf säurefreiem Papier

Vorwort

Langzeitergebnisse sind die Basis jeder medizinischen Behandlung und Weiterentwicklung von Therapiemodalitäten. Dies gilt in der Kinderorthopädie in besonderem Maße. Es ist die vordringliche Aufgabe des Behandlers, Wachstums- und Reifungsprozesse zu beurteilen und wenn notwendig zum richtigen Zeitpunkt lenkend und korrigierend einzugreifen. Ein solcher Eingriff kann eine wichtige Weichenstellung zu einer normalen Entwicklung oder aber im ungünstigen Fall bleibender lebenslanger Behinderung sein. Wir leben in einer Zeit stetiger Veränderungen mit täglichen Neuerungen und Fortschritten in der Medizin. Bei aller Euphorie ist jedoch festzuhalten, dass viele neue Methoden ihre Evaluierung durch den Faktor **Zeit** noch nicht bestanden haben.

Das vorliegende Buch über Langzeitergebnisse der Kinderorthopädie basiert auf einem wissenschaftlichen Symposium, das im November 2001 aus Anlass des 100-jährigen Bestehens der Orthopädischen Klinik Halle stattfand. Unter der Schirmherrschaft der Vereinigung für Kinderorthopädie wurden bewährte Behandlungsmethoden zu den Schwerpunkten: Klumpfuß, Hüftdysplasie, infantile Zerebralparese und Beinverlängerung vorgestellt und diskutiert. Die dargestellten Spätergebnisse belegen u.a. den Vorteil, dass durch den Zeitfaktor die subjektive Sicht des initialen Behandlers meist ausgeschaltet war. Langzeitergebnisse sind daher für die heute so häufig geforderte Evidenz-basierte Medizin von Bedeutung.

Grundlage jeder Indikation zu Eingriffen in der Kinderorthopädie ist die Kenntnis über den natürlichen Verlauf. Nur wenn durch den Eingriff ein besseres Spätergebnis erzielt werden kann, ist er indiziert. Beispielgebend sei hierzu die preisgekrönte Arbeit von Stuart Weinstein über *natural history and treatment outcome** der wichtigsten kinderorthopädischen Erkrankungen erwähnt.

---

* Weinstein SL (2000) Long-term follow-up of pediatric orthopaedic conditions: Natural history and outcomes of treatment. J Bone Joint Surg 82-A: 980–990

Die Herausgeber des vorliegenden Buches danken allen Autoren für die Erarbeitung der Manuskripte, welche teilweise den Charakter von Übersichtsartikeln angenommen haben, sowie Frau Dr. G. Volkert vom Steinkopff Verlag Darmstadt für ihre wertvolle und produktive Unterstützung. Möge das Buch allen kinderorthopädisch-interessierten Kollegen als Anregung dienen. Auch und besonders für die heutige Kinderorthopädie, die nach wie vor wie kaum ein anderer Bereich durch vorausschauendes Denken unter Einbeziehung zurückliegender Erfahrung geprägt ist, gilt:

Nur die Zeit entscheidet, was von Bestand sein wird.

Halle und Düsseldorf, im Herbst 2002   HEIKO REICHEL
RÜDIGER KRAUSPE

Hermann Gocht und die Entwicklung der Halleschen Orthopädie

Das vorliegende Buch basiert auf dem Jubiläumssymposium zum 100-jährigen Bestehen der Orthopädischen Klinik Halle, das im Rahmen der Festveranstaltungen zum 500. Jahrestag der Gründung der Universität Halle-Wittenberg stattfand. Aus diesem Grunde sei hier ein kurzer Abriss der Geschichte der Halleschen Orthopädie gestattet.

Die Universitätsklinik für Orthopädie der Martin-Luther-Universität hat ihre Wurzeln in einer privaten Krankenanstalt für Orthopädie, die durch Hermann Gocht (1869–1939) gegründet wurde. Gocht, ein Schüler A. Hoffas, kam 1901 nach Halle, erwarb in der Hedwigstraße (heute: Johann-Andreas-Segner-Straße) ein geeignetes Grundstück und erhielt am 6. Juni 1901 die Erlaubnis zur Eröffnung einer orthopädischen Privatkrankenanstalt. Die Gocht'sche Privatklinik entwickelte sich bestens, bereits 1910 erwarb Gocht das Nachbargebäude in der Zinksgartenstraße, um die Klinik zu erweitern. Umfangreiche Umbauten waren notwendig, um Operationszimmer, Gipsraum und Röntgeneinrichtung in entsprechender Qualität zu installieren. Immerhin wurden in den Jahren 1911–1913 ca. 1500 Kranke in dieser Einrichtung versorgt.

Gocht verfasste 1909 eine Denkschrift mit dem Titel „Das Krüppelelend und seine Verhütung durch Krüppelheime", in der er feststellte, dass durch Nichtbeachtung des Leids eines Krüppels nicht nur diesem Schaden zugefügt wird, sondern die Gesellschaft sich des Potenzials beraubt, durch Behandlung und Ausbildung einen Teil dieser Patienten zur Selbständigkeit zu führen. Er forderte daher die Unterbringung dieser Kinder in entsprechenden Heimen, um sie zu „entkrüppeln", womit eine orthopädisch-chirurgische Behandlung, eine Erziehung zu den Zielen der Volksschule sowie Ausbildung zu gewerblicher Tätigkeit gemeint war. Gocht kümmerte sich trotz großer Widrigkeiten um Geldgeber und erreichte letztlich, dass am 1. August 1910 der erste Heimbetrieb in der Sophienstraße eröffnet wurde.

Mit großem Engagement widmete sich Gocht der umfassenden Betreuung dieser Patienten. Es ist faszinierend, wie er neben der Arbeit in der Privatklinik und der Sorge um die Krüppelkinder es fertigbrachte, in der Halleschen Zeit insgesamt 7 Bücher zu schreiben, wobei seine spezielle Liebe zur Röntgenuntersuchung besonders herausgestellt werden muss. Aber auch Lehrbücher zur orthopädischen Technik, zu Amputationen und Prothesen sowie ein Lehrbuch über künstliche Glieder zeigen die unglaubliche Arbeitsanstrengung Gochts. Am 7. November 1915 wurde Hermann Gocht zum a. o. Professor ernannt und als Direktor der Universitätspoliklinik für Orthopädische Chirurgie nach Berlin berufen.

Es ist unmöglich, Hermann Gocht hier in seiner ganzen Breite darzustellen. Sein Werk als Gründer der Orthopädischen Klinik Halle und sein Lebenswerk für die Deutsche Orthopädie sind immens. Gocht ist seinen Wurzeln in Halle immer treu geblieben und die Hallenser lieben und verehren ihn. 1927 wurde eine Bronzetafel ihm zu Ehren enthüllt, im gleichen Jahr erhielt Gocht in Berlin das persönliche Ordinariat.

Während Gocht die Eigenständigkeit des Fachgebiets Orthopädie und seine Bedeutung für die Gesellschaft umfassend dokumentierte, tat sich die Medizinische Fakultät der Universität Halle – wie an vielen anderen deutschen Hochschulen auch – schwer mit dem Gedanken einer Eigenständigkeit der Orthopädie. Die Fakultät sah die Orthopädie immer als Teilgebiet der Chirurgie. Friedrich Löffler, der 1914 in die Chirurgische Klinik eintrat und sich nach den Kriegswirren habilitierte, war seit 1919 für die Orthopädische Abteilung der Klinik für Chirurgie verantwortlich. Löffler vertrat zwar offiziell die Orthopädie, an eine Verselbstständigung des Fachs war aber nicht zu denken. Trotz intensiver Vorleistungen wurde ein Lehrauftrag an Löffler nicht erteilt.

So übernahm Löffler 1921 die Leitung der Gocht'schen Privatklinik und des benachbarten Krüppelheims, verblieb aber als Assistent im Verband der Chirurgischen Klinik. 1923 befürwortete die Fakultät den Titel eines außerplanmäßigen Professors, war aber im gleichen Jahr nicht bereit, über den Lehrauftrag an Löffler erneut nachzudenken. So schied Löffler 1925 aus der Chirurgischen Klinik aus und widmete sich den Aufgaben des Direktors der Gocht'schen Klinik, wo ein erheblicher Um- und Ausbau 1926/27 die Bettenkapazität auf ca. 100 erhöhte. Löffler blieb bis 1945 im Amt und wurde zunächst von den Behörden nach dem Krieg nicht mehr für Lehraufgaben herangezogen. Er musste das Direktorat des Krüppelheims aufgeben, das von W. Gebhardt übernommen wurde. In der Fakultät vertrat K. Frenzel an der von W. Budde geleiteten Chirurgischen Universitätsklinik die Orthopädie durch einen entsprechenden Lehrauftrag, der speziell die orthopädische Chirurgie berücksichtigte.

BUDDE bemühte sich intensiv um die Rehabilitierung LÖFFLERS und konnte erreichen, dass dieser ab dem 15. Oktober 1949 die Lehrveranstaltungen von FRENZEL übernahm und am 1. Januar 1950 zum Professor mit Lehrauftrag ernannt wurde. Da im Oktober 1950 das Krüppelheim in Universitätsbesitz überging und auch die Löffler'sche Privatklinik im Dezember 1951 in die Nutzung der Universität überführt wurde, schied GEBHARDT im April 1952 aus den Universitätsdiensten aus. LÖFFLER wurde am 1. September 1951 als Ordinarius für Orthopädie und Direktor der Orthopädischen Klinik und Poliklinik der Charité nach Berlin berufen. Löfflers umfangreiches wissenschaftliches Werk umfasste letztlich alle Teilbereiche der Orthopädie, wobei er eine Vielzahl neuer Operationsverfahren entwickelte.

Die Nachfolge LÖFFLERS in Halle trat PETER FRIEDRICH MATZEN, ein Schüler BUDDES und FRENZELS, an. MATZEN hat die universitäre Orthopädie in Halle entscheidend beeinflusst. Er richtete Laboratorien und einen Versuchstierstall ein und erweiterte die Bibliothek. Eine orthopädische Werkstatt wurde der Klinik angegliedert, eine moderne Röntgeneinrichtung installiert und ein Fotoatelier ins Leben gerufen. Die Operationsabteilung, sein eigentliches Zuhause, wurde auf modernsten Stand gebracht. MATZEN wirkte nur bis Ende 1955 in Halle, um dann von 1956–1975 in Leipzig die Orthopädie in der damaligen DDR wesentlich zu prägen.

In Halle wurde in der Folgezeit die Orthopädie von H.-H. SCHNELLE geleitet, der den Rehabilitationsgedanken in den Vordergrund seines Wirkens stellte. Dieser Gedanke wurde von HANS-ROLF MATTNER, der am 1. Mai 1966 mit dem Direktorat der Orthopädischen Universitätsklinik betraut wurde, fortgeführt. Neben der Weiterentwicklung der orthopädisch-chirurgischen Techniken waren Fragen der Prophylaxe und Rehabilitation Schwerpunkte der Arbeit von MATTNER. Die umfangreiche Neugeborenenfürsorge, die flächendeckende Untersuchung Neugeborener in den Entbindungseinrichtungen und die Entwicklung einer leistungsfähigen Osteologie waren wesentliche Arbeitsschwerpunkte MATTNERS.

1985 wurde K. JAHN auf den Lehrstuhl für Orthopädie der Martin-Luther-Universität berufen. Diese Aufgabe nahm JAHN nur 8 Monate wahr. Seit dem 1. Juli 1986 wird diese Einrichtung von mir geleitet. 1988 zog die Universitätsklinik für Orthopädie in die ehemalige Medizinische Universitätsklinik in der Magdeburger Straße um, in der sie nach mehrjähriger kompletter Rekonstruktion nun in neuer Blüte erstrahlt. Und dies im doppelten Sinne, denn vor dem Hauptportal der heutigen Universitätsklinik für Orthopädie steht seit vielen Jahren ein verwachsenes Magnolienbäumchen: wenn man so will die Hallesche Ausgabe des Andry'schen Berufssignums der Orthopäden.

Die Geschichte der Halleschen Orthopädie widerspiegelt den Kampf unseres Fachgebietes, das sich aus der Chirurgie weiter entwickelt hat, um seine Selbstständigkeit. Die Orthopädie hat heute eine enorme wissenschaftliche und gesellschaftliche Bedeutung erreicht und manch einem kommt vielleicht der Gedanke, dass ein Zusammengehen der Orthopädie mit der Unfallchirurgie ein Weg zurück wäre. Meine Meinung dazu ist eindeutig: So wie Matzen seinerzeit sagte, dass es nur *eine* Orthopädie gibt und dass es selbstverständlich ist, dass der Orthopäde auch in der Lage sein muss, Frakturen und Luxationen zu behandeln, so selbstverständlich ist es für mich, dass die Zusammenführung der Fachgebiete zu einer Erweiterung der Kompetenzen führen wird. Dass dieser Weg noch weit ist und von Widerständen begleitet sein wird, muss uns klar sein...

Ich wünsche dem jetzt vorliegenden Buch über Langzeitergebnisse in der Kinderorthopädie eine weite Verbreitung und danke allen Autoren und insbesondere den Herausgebern für ihre hervorragende Arbeit.

Halle (Saale), im September 2002   Prof. Dr. Werner Hein
                                          Direktor der Orthopädischen
                                          Universitätsklinik Halle
                                          Präsident der Deutschen Gesellschaft
                                          für Orthopädie und Orthopädische
                                          Chirurgie

Literatur

Bönsch G, Kaiser W, Piechocki W (1973) Die Entwicklung der Halleschen Orthopädie. Wiss Beitr Martin-Luther-Univ, Bd. 23, Halle
Paul U-H, Jaeckel J (1988) Hermann Gochts Beitrag zur Disziplingenese des Faches Orthopädie – Gedanken anlässlich seines 50. Todestages. Beitr Orthop Traumatol 35: 633–639

Inhaltsverzeichnis

IV Operative Beinverlängerung

Autorenverzeichnis

Priv.-Doz. Dr. med. P. Arnold
Orthopädische Universitätsklinik
Theodor-Kutzer-Ufer 1–3
68167 Mannheim

Dr. med. A. Betthäuser
Orthopädische Abteilung
Allgemeines Krankenhaus
Barmbek/Eilbek
Rübenkamp 148
22291 Hamburg

Dr. med. A. Birke
Universitätsklinik und Poliklinik
für Orthopädie
Martin-Luther-Universität
Halle-Wittenberg
Magdeburger Str. 22
06097 Halle

Dr. med. I. Böhm
Orthopädisches Spital
Wien-Speising
Speisingerstr. 109
1130 Wien
Österreich

Dr. med. W. Cordier
Orthopädische Klinik
Klinikum Dortmund GmbH
Beurhausstr. 40
44137 Dortmund

Dr. med. J. Correll
Orthopädische Kinderklinik
Bernauer Str. 18
83225 Aschau i. Chiemgau

Dr. med. Th. Decker
Universitätsklinik und Poliklinik
für Orthopädie
Martin-Luther-Universität
Halle-Wittenberg
Magdeburger Str. 22
06097 Halle

Dr. med. K.-St. Delank
Klinik und Poliklinik
für Orthopädie
Universität zu Köln
Joseph-Stelzmann-Str. 9
50931 Köln

Prof. Dr. med. V. Dürrschmidt
Klinik und Poliklinik
für Orthopädie
Universitätsklinikum Carl Gustav
Carus
Fetscherstr. 74
01307 Dresden

Prof. Dr. med. P. Eysel
Klinik und Poliklinik
für Orthopädie
Universität zu Köln
Joseph-Stelzmann-Str. 9
50931 Köln

Prof. Dr. med. R. Ganz
Klinik und Poliklinik
für Orthopädische Chirurgie
Universität Bern
Inselspital
3010 Bern
Schweiz

Prim. Univ.-Prof. Dr. med.
F. Grill
Orthopädisches Spital
Wien-Speising
Speisingerstr. 109
1130 Wien
Österreich

Dr. med. E. Heijens
Orthopädische Klinik
St. Josefs-Hospital Wiesbaden
Mosbacher Str. 10
65187 Wiesbaden

Prof. Dr. med. E. Hille
Orthopädische Abteilung
Allgemeines Krankenhaus
Barmbek/Eilbek
Rübenkamp 148
22291 Hamburg

Dr. med. F. Hinrichs
Klinik für Orthopädie
und Rheumatologie
Philipps-Universität Marburg
Baldingerstraße
35043 Marburg

Prof. Dr. med. L. Jani
Orthopädische Universitätsklinik
Theodor-Kutzer-Ufer 1–3
68167 Mannheim

Dr. med. K. Kalchschmidt
Orthopädische Klinik
Klinikum Dortmund GmbH
Beurhausstr. 40
44137 Dortmund

Dr. med. S. Kircher
Orthopädische Universitätsklinik
Jena
am Waldkrankenhaus
„Rudolf Elle"
Klosterlausnitzer Str. 1
07607 Eisenberg

Dr. med. A. Kranzl
Orthopädisches Spital
Wien-Speising
Speisingerstr. 109
1130 Wien
Österreich

Prof. Dr. med. R. Krauspe
Orthopädische Klinik
Heinrich-Heine-Universität
Düsseldorf
Moorenstr. 5
40225 Düsseldorf

Dr. med. R. Lampe
Spastiker-Zentrum München
Garmischer Str. 241
81377 München

Prof. Dr. med. W. E. Linhart
Universitätsklinik
für Kinderchirurgie
Klin. Abt. für Kinderorthopädie
Auenbruggerplatz 34
8036 Graz
Österreich

Dr. med. B. Lutz
Moritz-Klinik GmbH & Co. KG
Hermann-Sachse-Str. 46
07639 Bad Klosterlausnitz

Dr. med. S. Menkens
Orthopädische Abteilung
Allgemeines Krankenhaus
Barmbek/Eilbek
Rübenkamp 148
22291 Hamburg

Dr. med. L. Milikic
Universitätsklinik und Poliklinik
für Orthopädie
Martin-Luther-Universität
Halle-Wittenberg
Magdeburger Str. 22
06097 Halle

Dr. med. D. Müller
Orthopädisches Spital
Wien-Speising
Speisingerstr. 109
1130 Wien
Österreich

Dr. med. E. Nagel
Klinik und Poliklinik
für Orthopädie
Universität zu Köln
Joseph-Stelzmann-Str. 9
50931 Köln

Dr. med. H. Neubert
Orthopädische Universitätsklinik
Jena
am Waldkrankenhaus
„Rudolf Elle"
Klosterlausnitzer Str. 1
07607 Eisenberg

Prof. Dr. med. J. Pfeil
Orthopädische Klinik
St. Josefs-Hospital Wiesbaden
Mosbacher Str. 10
65187 Wiesbaden

Priv.-Doz. Dr. med. P. Raab
Orthopädische Universitätsklinik
Brettreichstraße 11
97074 Würzburg

Priv.-Doz. Dr. med. H. Reichel
Universitätsklinik und Poliklinik
für Orthopädie
Martin-Luther-Universität
Halle-Wittenberg
Magdeburger Str. 22
06097 Halle

Dr. med. A. Roposch
Universitätsklinik für Orthopädie
Allgemeines Krankenhaus Wien
Währinger Gürtel 18–20
1090 Wien
Österreich

Dr. med. A. Roth
Orthopädische Universitätsklinik
Jena
am Waldkrankenhaus
„Rudolf Elle"
Klosterlausnitzer Str. 1
07607 Eisenberg

Dr. med. A. Sachse
Orthopädische Universitätsklinik
Jena
am Waldkrankenhaus
„Rudolf Elle"
Klosterlausnitzer Str. 1
07607 Eisenberg

Dr. med. A. Schneider
Klinik und Poliklinik
für Orthopädie
Universitätsklinikum Carl Gustav
Carus
Fetscherstr. 74
01307 Dresden

Dr. med. G. Schönecker
Orthopädische Universitätsklinik
BRK Rheuma-Zentrum
Kaiser-Karl-V.-Allee 3
93077 Bad Abbach

Priv.-Doz. Dr. med.
K. A. Siebenrock
Klinik und Poliklinik
für Orthopädische Chirurgie
Universität Bern
Inselspital
3010 Bern
Schweiz

Prof. Dr. med. S. Stotz
Schrämelstr. 88a
81247 München

Dr. med. L. Stratmann
Klinik für Orthopädie
und Rheumatologie
Philipps-Universität Marburg
Baldingerstraße
35043 Marburg

Dr. med. R. Thielemann
Klinik und Poliklinik
für Orthopädie
Universitätsklinikum Carl Gustav
Carus
Fetscherstr. 74
01307 Dresden

Priv.-Doz. Dr. med.
Ch. Tschauner
Abteilung für Orthopädie
Allgemeines und orthopädisches
Landeskrankenhaus Stolzalpe
8852 Stolzalpe
Österreich

Dr. med. B. WESTHOFF
Orthopädische Klinik
Heinrich-Heine-Universität
Düsseldorf
Moorenstraße 5
40225 Düsseldorf

Priv.-Doz. Dr. med. A. WILD
Orthopädische Klinik
Heinrich-Heine-Universität
Düsseldorf
Moorenstraße 5
40225 Düsseldorf

Priv.-Doz. Dr. med. TH. WIRTH
Klinik für Orthopädie
und Rheumatologie
Philipps-Universität Marburg
Baldingerstraße
35043 Marburg

Dr. med. E. WRAGE-BRORS
Lister Kirchweg 88
30177 Hannover

I Klumpfuß

Pathologische Anatomie und Therapiekonzepte beim kongenitalen Klumpfuß

R. KRAUSPE, A. WILD, B. WESTHOFF, P. RAAB

■ Einleitung

Das Ziel der Behandlung des kongenitalen Klumpfußes (Abb. 1), unabhängig von der angewendeten Methode, besteht in einer vollständigen und dauerhaften Korrektur der Deformität, mit Normalisierung zumindest aber Verbesserung der Funktion des Fußes. Die Beweglichkeit, Belastbarkeit und Form sollen Alltagsbelastungen erlauben und die Möglichkeit, Konfektionsschuhe zu tragen, soll erreicht werden. Da das Endergebnis jeglicher Therapie frühestens nach Wachstumsabschluss zu beurteilen ist, sind klinische Studien mit einem ausreichend langen Nachuntersuchungszeitraum notwendig.

Bereits Antonio Scarpa, Professor für Anatomie und theoretische Chirurgie in Pavia, stellte 1803 fest, dass es sich beim Klumpfuß um eine medioplantare Dislokation des Os naviculare, des Kuboids sowie des Kalkaneus um den Talus herum handelt. Dieses Konzept der subtalaren medioplantaren Fehlrotation in Relation zum Talus hat bis heute Gültigkeit, wenngleich dieses Konzept basierend auf den typischen komplexen Fehlstellungen nicht in allen therapeutischen oder operativen Behandlungskonzepten ausreichend berücksichtigt wird.

■ Pathoanatomie und Pathomechanik

Die Fehlstellung des Fußes basiert einerseits auf knöchernen Veränderungen, Dysplasien von Talus, Navikulare, Kalkaneus und Kuboid, andererseits auf Gelenkfehlstellungen sowie Sehnen- und Muskelverkürzungen.

Knöcherne Fehlstellungen

Der Kopf des Talus weist mit seiner Gelenkfläche nach medioplantar. Der Talushals ist verkürzt und zeigt nach medial. Der Korpus-Kollum-Winkel kann auf 90° reduziert sein, normalerweise beträgt er zwischen 155–170°. An der Unterfläche sind die anteriore und mediale Gelenkfacette entweder nicht angelegt, verschmolzen oder fehlgestaltet. Insgesamt ist der Talus kleiner als normal und die Ossifikation des exzentrisch liegenden Knochenkerns tritt verzögert auf.

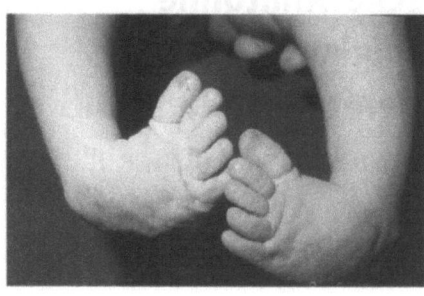

Abb. 1. Typischer kongenitaler Klumpfuß bds. am 2. Lebenstag

Der Kalkaneus ist meist nur geringfügig deformiert, jedoch insgesamt kleiner als normal. Das Sustentaculum tali ist minder entwickelt – entsprechend den korrespondierenden, dysplastischen Gelenkfacetten des Talus. Die anteriore Gelenkfacette weist in Relation zur mittleren eine Deviation nach medial auf. Der Processus anterior ist überproportional groß ausgebildet, die Gelenkfläche ist bei einem nach medial gerichteten Os cuboideum ebenfalls nach medial orientiert. In Extremfällen kann der gesamte Korpus des Kalkaneus bananenförmig konfiguriert sein.

Das Navikulare und das Kuboid weisen primär geringere Formveränderungen auf. Am Navikulare findet sich eine Hypertrophie der medialen Tuberositas als Folge einer extrem dicken, fibrösen Bandstruktur, die das Navikulare in Richtung zum medialen Malleolus und nach plantar zum Kalkaneus fixiert. Bei nicht behandelten Klumpfüßen entsteht eine Abflachung und eine keilförmige Formveränderung mit medialer Basis.

Die Ossa cuneiformia weisen in der Regel keine primären Formveränderungen auf. An den Metatarsalia findet man gelegentlich eine Hypotrophie des ersten Metatarsalknochens, während der fünfte verlängert und hypertrophiert sein kann, dies vor allem sekundär bei unbehandelter, persistierender Deformität.

Ob der Unterschenkel einen Torsionsfehler aufweist, ist umstritten. Ultraschalluntersuchungen von Krishna et al. zeigten eine relative Innentorsion der Tibia von ca. 10° auf der vom Klumpfuß betroffenen Seite im Vergleich zu der nichtbetroffenen Seite, die eine Außentorsion der Tibia von durchschnittlich 27° aufwies [13]. Herold und Marcovich konnten dagegen in ihren Untersuchungen keine pathologische Torsion der Tibia feststellen [9].

Gelenkveränderungen

Es bestehen erhebliche Meinungsverschiedenheiten über Fehlstellungen im oberen Sprunggelenk: in der Transversalebene konnte McKay bei 120 Klumpfüßen keine Innenrotation des Talus in Relation zur Sprunggelenksgabel und keine abnormale Bewegungsachse feststellen [14]. Goldner stellte dagegen fest, dass der Talus innenrotiert steht [7]. Herzenberg und Mitarbeiter fanden gar eine Außenrotation des Corpus tali in Relation zur Sprunggelenkachse und eine Innentorsion des Collum tali in Relation zur

Sprunggelenkachse von 45° bei einer Norm von ca. 25°, so dass insgesamt der Eindruck einer Innenrotation entsteht [4, 10]. Diese Daten werden unterstützt durch eine kernspintomographische Untersuchung von Cahuzac et al. [3] (Abb. 2).

Aufgrund der Equinusstellung des Kalkaneus ist der Talus in der Sagittalebene aus der Sprunggelenkgabel nach anterior disloziert. Die talare Gelenkfläche artikuliert nur partiell mit einem geringen dorsalen Teil mit ihrem tibialen Gelenkpartner.

Im Talokalkanealgelenk ist der Kalkaneus gegenüber dem Talus nach innen rotiert sowie – in geringerem Ausmaß – in der Sagittalebene nach vorn und in der Frontalebene in Varusfehlstellung verkippt. Die Rotationsachse liegt ungefähr im Lig. talocalcaneum interosseum. Dabei schiebt sich der Prozessus anterior nach medial unter den Taluskopf, der Tuber calcanei nähert sich konsekutiv der Fibula an. Die Fehlstellung kann so ausgeprägt sein, dass die Achsen von Talus und Kalkaneus parallel zu liegen kommen. Klinisch imponiert die Fehlstellung als Fersenhochstand und -varus.

Im Rahmen der subtalaren Fehlrotation findet auch im Talonavikulargelenk eine Innenrotation des Os naviculare in Relation zum Talus statt (Abb. 2). Das Navikulare steht medioplantar. Nach McKay wird diese Position fixiert und verstärkt durch die Tibialis-posterior-Sehne sowie den Kapsel-Band-Apparat [13]. Die Dislokation kann so ausgeprägt sein, dass das Os naviculare in Kontakt mit dem Innenknöchel kommt und sich hier ein Ne-Arthros ausbildet (Abb. 3).

Im Kalkaneokuboidgelenk kann das Os cuboideum nach medioplantar unter die Ossa cuneiformia und das Os naviculare disloziert sein.

Weichgewebsveränderungen

Im Allgemeinen sind die Weichteilstrukturen am medialen Fußrand verkürzt und am lateralen Fußrand verlängert.

Am Sprunggelenk sind die Ligg. tibiofibulare anterius und posterius verdickt, das hintere bildet häufig zusammen mit dem Lig. talofibulare posterius und dem Lig. talocalcaneare posterius eine fibröse Masse. Regelmäßig findet sich in der Region zwischen Innenknöchel und Os naviculare eine ausgeprägte, derbe Bindegewebsvermehrung [6]. Das Lig. tibionaviculare (tiefer Anteil des Lig. deltoideum), das Lig. calcaneonaviculare plantare („spring"-ligament), die Plantarfaszie sowie der „Master Knot of Henry", die Kreuzungsstelle der Sehne des M. flexor hallucis und des M. flexor digitorum longus am medialen Fußrand, sind vermehrt fibrosiert, verdickt sowie verkürzt. Mit zunehmender Fehlstellung und/oder Fortbestehen der Deformität verkürzen sich das Lig. plantare longum, das Lig. bifurcatum mit seinem kalkaneokuboidalen und kalkaneonavikularem Anteil, das Lig. calcaneocuboideum dorsale und plantare, das Lig. cuboideonaviculare obliquum und das Retinaculum extensorum inferius und werden kontrakt. Dies führt zu einer Supination im Mittelfuß sowie zu einer Adduktion des Vorfußes und fixiert diese Fehlstellung.

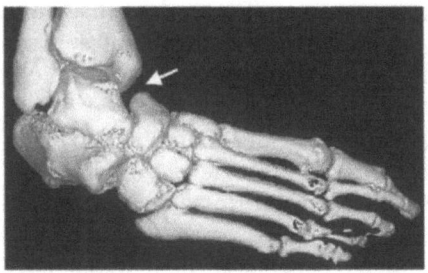

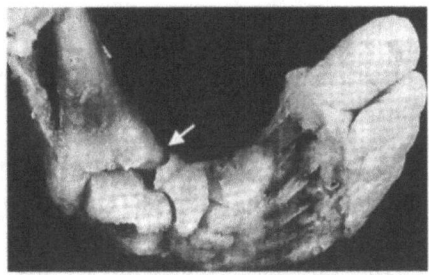

Abb. 2. Dreidimensionale Rekonstruktion anhand von CT-Daten bei einem Adoleszenten mit typischem klinischen Bild eines Klumpfußes. Subtalare Innenrotationsfehlstellung mit ausgeprägter talonavikularer und kalkaneokuboidaler Dislokation sowie Verlagerung des Navikulare nach medial zum Innenknöchel (⇐) (vgl. Abb. 3)

Abb. 3. Pathologisch-anatomisches Präparat mit typischer Fehlrotation des Fußes im subtalaren Gelenk. Das Navikulare hat ein Ne-Arthros mit dem Innenknöchel gebildet (⇐). Der Talushals weist eine stärkere Deviation nach medial auf, das Navikulare ist medial breiter und lateral schmäler als normal, das Kalkaneokuboidgelenk steht disloziert (vgl. Abb. 2) [8]

Die Sehne und mehr noch die Sehnenscheide des M. tibialis posterior sind stark verdickt und fibrosiert. Durch die Fehlstellung des Fußes kommt es zu einer relativen Verlagerung der Muskelansätze der Mm. tibialis anterior und posterior sowie zu einer Medialisierung der Verlaufsrichtung der Sehnen der Mm. extensor und flexor hallucis und digitorum longus. Dadurch ändert sich ihre Zugrichtung, die subtalare Innenrotation mit Supination sowie die Adduktion des Vor- und Mittelfußes werden verstärkt. Die Achillessehne sowie die Sehnen des M. tibialis posterior und der Mm. flexor hallucis und digitorum longus sind nicht selten erheblich verkürzt.

In der Zusammenschau der pathologisch anatomischen Befunde zeigt sich, dass beim Klumpfuß die klinische Ausprägung des Fersenvarus typischerweise mit dem Ausmaß der Fehlstellung des Kalkaneus (Innenrotation, Verkippung in der Sagittalebene nach ventral, Verkippung in der Frontalebene nach außen) korreliert. Das Ausmaß der Supination ist abhängig vom Grad der Varusfehlstellung der Ferse sowie der Innenrotation und Adduktion von Os naviculare und cuboideum sowie von der Angulation im Talushals (Abb. 2 und 3).

■ Therapiekonzepte

Seit Codivilla 1906 sind verschiedene therapeutische Ansätze und Operationsmethoden – von der subkutanen Achillotenotomie bis zur radikalen peritalaren Arthrolyse – beim Klumpfuß entwickelt worden [2]. Unbestritten besteht die Primärbehandlung in einer manuellen Redression, aktiver Physiotherapie und Redressionsverbänden (Abb. 4 a, b; 5 a, b; 6 a, b). Die von Turco inaugurierte Methode [23] der einzeitigen posteromedialen Arthrolyse mit interner Fixation stellte ein operatives Verfahren dar, welches sich an der

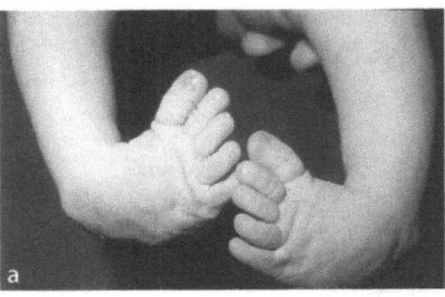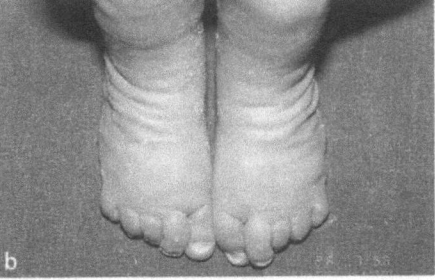

Abb. 4a, b. Typischer kongenitaler Klumpfuß bds. vor Beginn der Redressionsbehandlung im Alter von 2 Tagen, Ansicht von vorn (**a**) sowie nach fünfmaliger Redression und Fixierung des Behandlungsergebnisses im Gipsverband 10 Tage später (**b**)

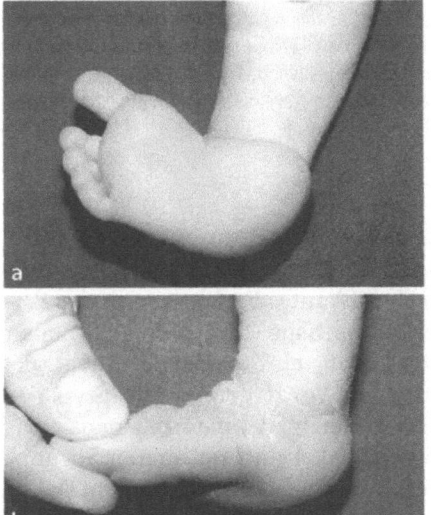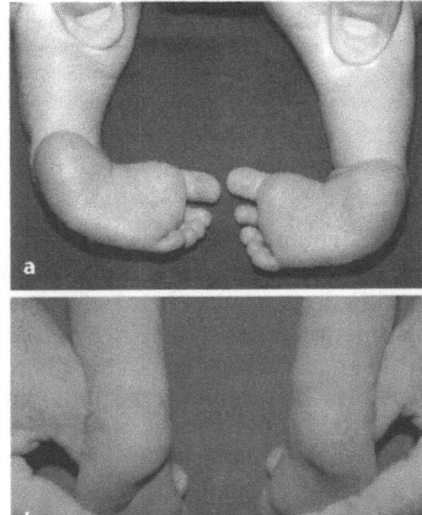

Abb. 5a, b. Darstellung des medialen Aspektes (**a**) sowie nach der Redressionsbehandlung (**b**)

Abb. 6a, b. Ansicht von dorsal vor (**a**) sowie nach (**b**) der Redressionsbehandlung

Patho-Anatomie des kongenitalen Klumpfußes orientierte. Unter Berücksichtigung neuer Erkenntnisse zur Biomechanik des Fußes und aus der Ganganalyse entwickelte McKay in den Jahren 1982 und 1983 ein umfassendes Modell zur pathologischen Anatomie des Klumpfußes [14, 15], was allerdings prinzipiell keine neuen pathoanatomischen Erkenntnisse erbrachte (Abb. 7a, b). Die Korrektur des gesamten subtalaren Gelenkkomplexes wurde von Simons [20] propagiert und er stellte eine operative Technik zur kompletten subtalaren Arthrolyse vor. Dieses Prinzip der operativen Korrektur ist in den Grundzügen heute allgemein anerkannt, wobei der von Gianestras 1967 erstmals beschriebene und von Crawford [5] wiederaufgenommene sog. Cincinnati-Zugang eine hervorragende Übersicht der dorsalen, medialen und late-

Subtalarer Gelenkkomplex

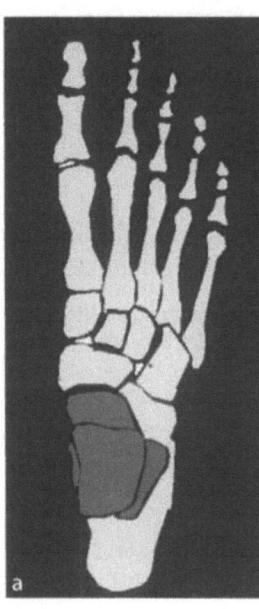
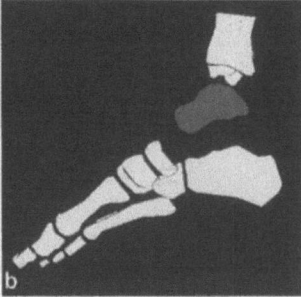

Abb. 7a, b. Schematische Darstellung des subtalaren Gelenkkomplexes mit der Ansicht von oben (**a**) und von lateral (**b**): der Talus bildet mit den Unterschenkelknochen das obere Sprunggelenk und ist über den Kalkaneus und das Navikulare mit dem Fuß verbunden. Die distalen Gelenke werden als subtalarer Gelenkkomplex zusammengefasst

ralen Strukturen des Fußes erlaubt. Trotz der verbesserten operativen Technik mit der Möglichkeit einer vollständigen Korrektur der Fehlstellung stellt das Wiederauftreten einer Deformität ein signifikantes Problem nach der Primäroperation dar. Dabei stehen Schwierigkeiten beim Tragen von normalen Schuhen, Druckstellen, Gangunregelmäßigkeiten, ein kosmetisch nicht akzeptables Erscheinungsbild und Schmerzen im Vordergrund. Die persistierende Inversions-/Innenrotationsfehlstellung führt zu einer kompensatorischen Außenrotationsfehlstellung im Unterschenkel und im oberen Sprunggelenk mit zunehmenden Zeichen degenerativer Gelenkerkrankungen. Daher ist eine bestmögliche anatomische Reposition der subtalaren Gelenkfehlstellung mit Normalisierung der Knie-Fuß-Achse und Wiederherstellung einer dynamischen Muskelbalance essentiell für eine vollständige und dauerhafte Korrektur der Klumpfußdeformität.

In einer von uns publizierten Untersuchung [11] wurden die Langzeitergebnisse der operativen Behandlung beim kongenitalen Klumpfuß dargestellt. Andere angeborene oder erworbene Abnormalitäten wie Arthrogryposis multiplex congenita oder neuromuskuläre Erkrankungen waren ausgeschlossen. Es sollten Faktoren identifiziert werden, welche mit einem Erfolg oder Misserfolg der Behandlung assoziiert sind.

In einer retrospektiven klinischen und radiologischen Studie wurden 64 Patienten mit 104 operativ behandelten Klumpfüßen und einem Nachuntersuchungsintervall von 8 bis 35 Jahren (durchschnittlich 19,2 Jahren) analysiert. Alle Patienten wurden nach der Technik von Scheel operiert. Die Achillessehne wurde kombiniert mit einer dorsalen Arthrolyse verlängert. In einigen Fällen erfolgte eine Lösung der medialseitigen Kapselbandstrukturen des Talonavikulargelenkes sowie eine Lösung der medialseitigen Sehnenscheiden. Eine progressive Traktion des Fersenbeins nach kaudal über einen Faden, welcher subtalar um das Fersenbein geschlungen war, wurde für 4 Wochen angewendet, eine Gipsbehandlung für insgesamt 6 Wochen.

Die Patienten wurden nach der Dauer des Nachuntersuchungszeitraumes gruppiert (Gruppe I: <10 Jahre, n = 14 Patienten, 24 Füße; Gruppe II: 10–20 Jahre, n = 20 Patienten, 28 Füße; Gruppe III: >20 Jahre, n = 30 Patienten, 52 Füße) und die Ergebnisse wurden miteinander verglichen. (Abb. 8 a, b, Abb. 9 a–f).

Zur Evaluation des klinischen Ergebnisses wurde das Bewertungssystem nach McKay [16] verwendet, welches objektive Beurteilungskriterien beinhaltet. Ausgehend von 180 Punkten, als Indikator für einen normalen Fuß, wurde eine unterschiedlich hohe Punktzahl für jede bestehende Restdeformität oder funktionelle Einschränkung subtrahiert. Als Einzelkriterien wurden Schmerzen im oberen und/oder unteren Sprunggelenk erfasst, Schuhwerk, Stellung des Rückfußes und Vorfußes beurteilt, sowie die Beweglichkeit im oberen Sprunggelenk und die Funktion und Kraft des M. flexor hallucis und M. triceps surae. Der Winkel zwischen Bimalleolarebene und Fußachse wurde gemessen und die Sportfähigkeit erfragt.

Es zeigte sich eine reziproke Relation zwischen dem Ergebnis und der Dauer der Nachuntersuchungszeit. Anfänglich akzeptable Ergebnisse in den ersten 10 Jahren nach der Behandlung (Gruppe I) fanden sich nicht mehr nach der Skelettreife (Gruppe III). In der Untergruppe mit einem Nachuntersuchungszeitraum von mehr als 20 Jahren waren nur noch 5% der Ergebnisse mit gut zu bewerten, 34% zeigten ein befriedigendes Ergebnis, 28% ein mäßiges und 33% ein schlechtes Ergebnis.

Die röntgenologische Untersuchung der Patientengruppe mit dem längsten Follow up ergab sowohl knöcherne Deformierungen besonders des Talus und des Os naviculare wie auch Zeichen der fortgeschrittenen Osteoarthrose im OSG und USG. Das Ausmaß der knöchernen Deformität von Talus und Navikulare war mit dem Ausmaß der bestehenden Restdeformität zu korrelieren. (Abb. 10, Abb. 11 a, b). Die persistierenden Gelenk-

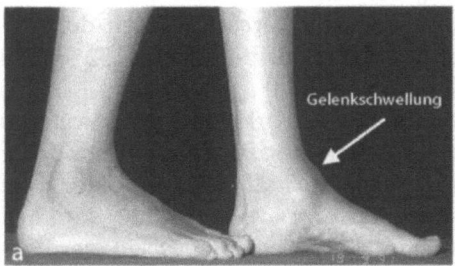
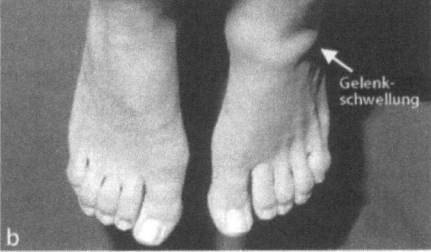

Abb. 8 a, b. Klinischer Befund bei einer 31jährigen Patientin mit angeborenem Klumpfuß. Im Alter von 1 Jahr war eine Operation nach Scheel erfolgt. Der mediale Aspekt zeigt eine Hohlfußbildung sowie eine Schwellung über dem Sprunggelenk (**a**) Von oben betrachtet zeigt sich ein kürzerer Fuß links mit deutlicher Schwellung über dem oberen Sprunggelenk (**b**) (vgl. Abb. 9)

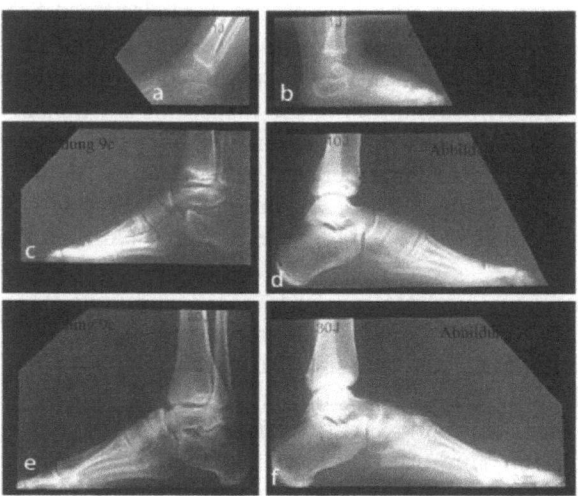

Abb. 9a–f. Röntgenbilder im seitlichen Strahlengang bei einer Patientin (vgl. Abb. 8) mit kongenitalem Klumpfuß vor der Operation nach Scheel (**a**). Zum Vergleich der gesunde rechte Fuß im Alter von 1 Jahr (**b**). Im Alter von 10 Jahren zeigt sich ein typischer Flat-top-Talus bei unvollständiger subtalarer Derotation, erkennbar an der Lage des Os naviculare am Malleolus medialis (**c**). Der gesunde rechte Fuß zeigt einen normoanatomischen Befund (**d**). Im Alter von 30 Jahren finden sich typische Zeichen der Arthrose: subchondrale Sklerosierungszonen und Gelenkspaltverschmälerung (**e**). Der rechte Fuß zeigt keine pathologischen Befunde (**f**) (vgl. Abb. 8)

fehlstellungen führen über die Zeit zu sekundären, degenerativen Veränderungen im oberen und unteren Sprunggelenk. Die Fehlstellung kann im Jugendalter noch kompensiert werden, nach Abschluss des Wachstums werden sekundäre degenerative Gelenkerkrankungen symptomatisch und somit klinisch evident. Die Abflachung der Talusrolle als sog. Flat-top-Talus war deutlich mit dem klinischen Zeichen einer eingeschränkten Beweglichkeit im oberen Sprunggelenk assoziiert. In 62% der Füße mit einem Follow-up von mehr als 20 Jahren zeigten sich pathologische Werte des talocalcanearen Winkels, in 91% eine deutliche residuelle Rückfußvarusstellung und in 71% eine pathologische Vorfußstellung, bei einer Mehrzahl der Füße bestanden sekundäre Deformitäten der Metatarsalia. Stressfrakturen der Metatarsalia waren in diesen Fällen öfters aufgetreten, bei 10 von 52 Füßen waren Arthrodesen erforderlich geworden.

Betrachtet man das Ziel der Behandlung, die Form und Funktion des Fußes wiederherzustellen, so müssen alle charakteristischen Befunde der vorliegenden kombinierten Fehlstellung bei jeder individuellen Deformität angesprochen werden. Bensahel [1] sowie Tarraf und Carroll [22] konnten zeigen, dass bei einem primär vollständig korrigierten Fuß ein geringes Rezidivrisiko gegeben ist. Gegenwärtige Studien konnten ebenfalls belegen, dass bei unvollständiger Korrektur, z.B. operativ primär nicht adressierte Komponenten der Deformität, diese mit dem Wachstum progredient sind und klinisch manifest in Erscheinung treten. Obwohl der Fuß initial ver-

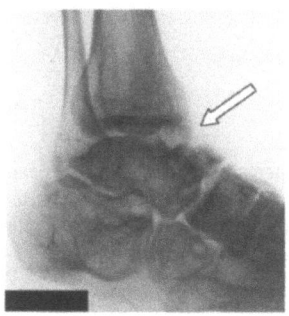
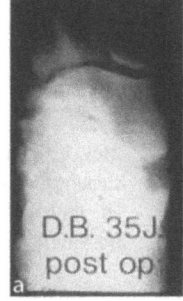
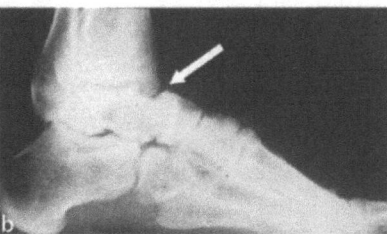

Abb. 10   **Abb. 11**

Abb. 10. Röntgenbild eines nach Scheel operierten Klumpfußes. Die Operation fand am Ende des 1. Lebensjahres statt. Das Röntgenbild wurde bei der Untersuchung im Alter von 28 Jahren gefertigt. Man erkennt ein hochgradig dysplastisches Os naviculare, welches eng am Malleolus medialis steht ⇐. Der Talus hat eine hochgradig abgeflachte Rolle. Die Malleolargabel wird nahezu seitlich dargestellt, die Gelenke des oberen/unteren Sprunggelenkes zeigen typische Zeichen einer degenerativen Gelenkerkrankung

Abb. 11a, b. Röntgenbefund bei einem 36jährigen Patienten 35 Jahre nach Korrekturoperation nach Scheel. Es zeigt sich die typische, unkorrigierte Fehlstellung des Os naviculare am Innenknöchel ⇐. Das Os naviculare weist eine Verbreiterung medial und eine Verschmälerung lateral auf mit deutlicher subchondraler Sklerose im Talonavikulargelenk (a). Der Talus weist typische Randzacken im oberen Sprunggelenk aber auch im unteren Sprunggelenk auf, auch hier ist die Malleolargabel bei seitlich getroffenem unteren Sprunggelenk nahezu in 90°-Fehlstellung abgebildet (b)

bessert erscheint, liegt eine Restdeformität vor, die zum Zeitpunkt nach der Erstoperation nicht evident sein muss. Aufgrund der Progression der pathologischen Gelenkstellung und eines pathologischen Wachstums der Fußwurzelknochen kann sich ein operationsbedürftiges Rezidiv entwickeln. Dabei ist die intrinsische Knochendeformität, vor allem die Angulation im Talushals nach medial, ein therapeutisch ungelöstes Problem (Abb. 12a, b). Osteotomien des Talus im Säuglings- oder Kindesalter sind aufgrund des hohen Risikos von avaskulären Nekrosen verboten.

Das Grundprinzip der subtalaren Arthrolyse basiert auf einer medialen, dorsalen und lateralen Arthrolyse unter Einbeziehung des Lig. fibulocalcaneare, wodurch die Reposition des fehlgestellten Talus in die Knöchelgabel, die Reposition und Derotation des subtalaren Gelenkkomplexes mit Korrektur des Talonaviculargelenkes möglich wird. Durch Derotation des subtalaren Komplexes werden (1) der Rotationsfehler, (2) die Achsenverhältnisse der medialen und lateralen Säule sowie (3) die Winkelstellungen der Fußwurzelknochen und -gelenke zueinander normalisiert. Zur Vermeidung einer mediolateralen und dorsoplantaren Subluxation des Os naviculare, muss die Position und Rotation des Navikulare intraoperativ genau überprüft und rotationsicher fixiert werden. Eine dorsale talonavikulare Subluxation als mögliche Komplikation führt zu einer keilförmigen Deformierung des Os naviculare und im Langzeitverlauf zu frühzeitigen Degenerationen im subtalaren Gelenkkomplex sowie zu einer Hohlfußdeformität.

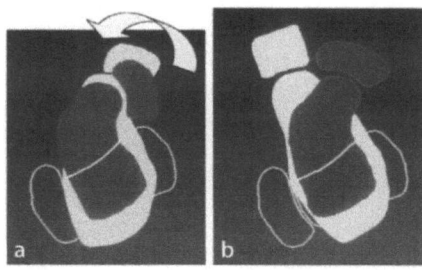

Abb. 12a, b. Schematische Darstellung der Fehlstellung der Rückfußknochen und des Talonavikular- und Kalkaneokuboid-Gelenkes beim Klumpfuß (**a**) und nach subtalarer Derotation (**b**)

Die Fehlstellung im Kalkaneokuboidgelenk muss reponiert werden, da nach Untersuchungen von Tarraf und Carroll [22] eine statistisch signifikante Korrelation zwischen einer persitierenden Fehlstellung des Kalkaneokuboidgelenkes und einer Restvorfußadduktionsstellung besteht.

Die Ergebnisse von 89 kongenitalen Klumpfüßen, die mit der peritalaren Arthrolyse standardisiert operiert wurden, zeigen im Vergleich zum o.g. Kollektiv deutlich bessere Ergebnisse bei zeitgleicher Nachbeobachtung (Abb. 13 a–d). Alle Füße der 62 Patienten (47 Jungen, 15 Mädchen) wurden initial konservativ behandelt. Es lagen keine Voroperationen und keine assoziierten kongenitalen Abnormalitäten oder eine neuromuskuläre Erkrankung vor. Die operative Behandlung wurde in der Regel im Lebensalter zwischen 5 und 7 Monaten durchgeführt. Alle Füße wurden in standardisierter Technik mit der von uns publizierten Methode [12] behandelt. Die Arthrolyse erfolgte über den von Crawford [5] beschriebenen Cincinnati-Zugang. Die Achillessehne wurde in der Frontalebene ausreichend verlängert, aber stets unter Spannung genäht, um eine Überkorrektur zu vermeiden. Die posteromedialen Sehnenscheiden wurden in Höhe des USG eröffnet, die Sehnen individuell mittels Z-Plastik verlängert. Nur bei schweren Deformitäten wurden das Lig. talocalcaneare interosseum, das Lig. talofibulare posterius und die Plantarfaszie inzidiert. In jedem Fall wurden Kirschnerdrähte zur talonavikularen und talokalkanearen Retention des Korrekturergebnisses eingebracht. Die Nachbehandlung erfolgte standardisiert im Gipsverband über einen Zeitraum von 6 Wochen. Der postoperative Nachuntersuchungszeitraum dieser Serie betrug bis 8,7 Jahre (im Durchschnitt 5 Jahre). Nach dem klinischen Bewertungssystem von McKay zeigte die Studie in 12,4% exzellente, 41,6% gute und 39,3% befriedigende Ergebnisse. Als Komplikationen zeigten sich 2 oberflächliche Pininfektionen, jedoch keine Durchblutungsstörungen oder Nekrosen der Haut oder der Weichgewebe. Bei 11% der Füße dieser Serie wurde wegen rezidivierender, respektive persistierender Restdeformität eine erneute Korrekturoperation durchgeführt.

Die guten Ergebnisse dieser Serie unterstreichen die Bedeutung einer sorgfältigen und kompletten Derotationskorrektur mit anatomischer Reposition des talokalkanearen und talonavikularen Gelenkkomplexes (Abb. 14 a, b). Es ist zu erwarten, dass mit dem Konzept der manuellen Redression zur Derotation und der pathoanatomisch begründeten Operationstechnik gute funktionelle und kosmetische Ergebnisse über das Wachstumsalter

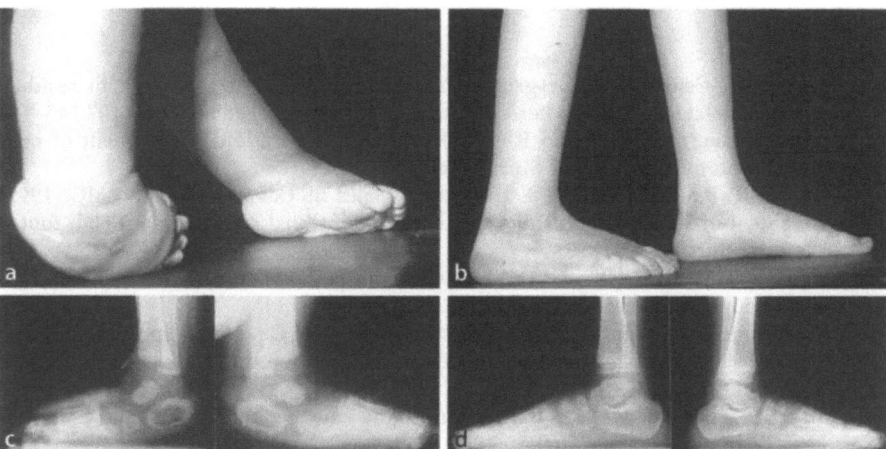

Abb. 13 a–d. Darstellung eines kongenitalen Klumpfußes präoperativ im Alter von 6 Monaten mit typischer Faltenbildung am medialen Fußrand sowie dorsal über der Achillessehne vor der Operation (**a**) sowie 8 Jahre postoperativ (**b**). Die dazu gehörigen Röntgenaufnahmen im seitlichen Strahlengang zeigen die typische Fehlstellung mit Fersenhochstand und Dislokation des Talus. Die Achsen zwischen Fersenbein, Kuboid und Metatarsale IV/V sowie zwischen Talus und Metatarsale I weisen eine Dissoziation auf (**c**). Im Alter von 7 Jahren zeigt sich eine Verkürzung des Talushalses bei gutem Fersenbeinbodenwinkel und optimaler Achse zwischen Fersenbein, Kuboid, Metatarsale IV und V sowie zwischen Talus, Os naviculare und Metatarsale I (**d**)

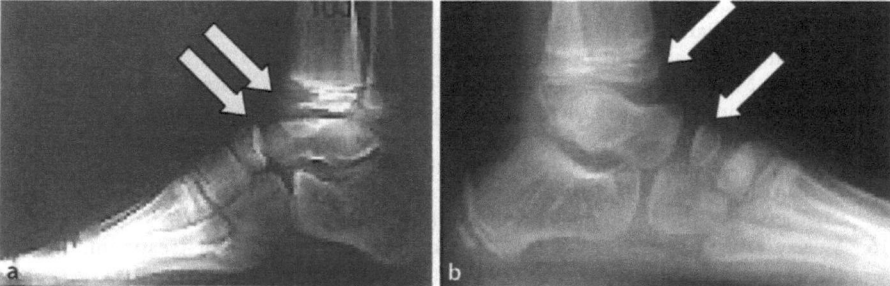

Abb. 14 a, b. Darstellung des Unterschiedes einer guten Derotation beim angeborenen Klumpfuß im Vergleich zur Operation nach Scheel, bei der lediglich das Fersenbein nach distal gezogen wird. Die Seitaufnahme 10 Jahre nach der Op. nach Scheel demonstriert die Nähe des Os naviculare zum Innenknöchel und die Fehlposition der Malleolargabel zum seitlich abgebildeten unterem Sprunggelenk (**a**). 10 Jahre nach peritalarer Arthrolyse und Derotation der Fehlstellung ist eine physiologische Achse zwischen Talus, Os naviculare und Metatarsale I erkennbar. Bei seitlich dargestelltem Fersenbein mit gutem Fersenbeinbodenwinkel zeigt sich die typische seitliche Darstellung der Malleolargabel als Ausdruck der optimalen Rotation des Fußes zur Unterschenkelachse (**b**)

hinaus mit einem geringen Rezidivrisiko erzielt werden können. Dieses schlüssige Therapiekonzept wird weiter empfohlen und die Ergebnisse werden zumindest bei uns sorgfältig weiter beobachtet, denn erst am Ende des Tages, frühestens nach Wachstumsabschluss, sind die Ergebnisse endgültig und vergleichend zu beurteilen.

■ Literatur

1. Bensahel H, Csukonyi Z, Desgrippes Y, Chaumien JP (1987) Surgery in residual clubfoot: one-stage medioposterior release "a la carte". J Pediatr Orthop 7:145–148
2. Bertini S, Guerra A, Romano B (1971) Codivilla's operation in treatment of congenital clubfoot. Chir Organi Mov 59:460–477
3. Cahuzac JP, Baunin C, Luu S, Estivalezes E, Sales de Gauzy J, Hobatho MC (1999) Assessment of hindfoot deformity by three-dimensional MRI in infant club foot. J Bone Joint Surg 81-B:97–101
4. Carroll NC, McMurtry R, Leete SF (1978) The pathoanatomy of congenital clubfoot. Orthop Clin North Am 9:225–232
5. Crawford AH, Marxen JL, Osterfeld DL (1982) The Cincinnati incision: a comprehensive approach for surgical procedures of the foot and ankle in childhood. J Bone Joint Surg 62-A:1355–1358
6. Fritsch H, Eggers R (1999) Ossification of the calcaneus in the normal fetal foot and in clubfoot. J Pediatr Orthop 19:22–26
7. Goldner JI (1969) Congenital talipes equinovarus – fifteen years of surgical. Curr Pract Orthop Surg 4:61–123
8. Henkel H-L (1974) Die Behandlung des angeborenen Klumpfußes im Säuglings- und Kindesalter. Enke, Stuttgart
9. Herold HZ, Marcovich C (1976) Tibial torsion in untreated congenital clubfoot. Acta Orthop Scand 47:112–117
10. Herzenberg JE, Carroll NC, Christofersen MR, Lee EH, White S, Munroe R (1988) Clubfoot analysis with three-dimensional computer modeling. J Pediatr Orthop 8:257–262
11. Krauspe R, Parsch K (1995) Correction of clubfoot through a peritalar release using the Cincinnati approach. Orthop Traumatol 4:121–136
12. Krauspe R, Parsch K: Die peritalare Arthrolyse zur Klumpfußkorrektur über den sogenannten Cincinnati-Zugang. Operat Orthop Traumatol 7:125–140
13. Krishna M, Evans R, Sprigg A, Taylor JF, Theis JC (1991) Tibial torsion measured by ultrasound in children with talipe equinovarus. J Bone Joint Surg 73-B:207–210
14. McKay DW (1982) New concept of and approach to clubfoot treatment. Section I. Principles and morbid anatomy. J Pediatr Orthop 2:347–356
15. McKay DW (1983) New concept of and approach to clubfoot treatment. Section II. Correction of the clubfoot. J Pediatr Orthop 3:10–21
16. McKay DW (1983) New concept of and approach to clubfoot treatment. Section III. Evaluation and results. J Pediatr Orthop 3:141–148
17. Moulin P, Hefti P (1986) Langzeitergebnisse der Klumpfußbehandlung. Orthopäde 25:184–190
18. Raab P, Krauspe R (1999) Das Klumpfußrezidiv. Orthopäde 28:110–116
19. Scheel PF (1950) Beobachtungen bei der Behandlung des kongenitalen Klumpfußes. Z Orthop 79:546–552
20. Simons GW (1985) Complete subtalar release in clubfoot. Part II: Comparison with less extensive procedures. J Bone Joint Surg 67-A:1056–1065
21. Simons GW (1983) The microsurgical dissection of a stillborn fetal clubfoot. Clin Orthop 173:275–284
22. Tarraf YN, Carroll NC (1992) Analysis of the components of residual deformity in clubfeet presenting for reoperation. J Pediatr Orthop 12:207–216
23. Turco VJ (1971) Surgical correction of the resistant club foot. One stage posteromedial release with internal fixation: a preliminary report. J Bone Joint Surg 53-A:477–497

30 Jahre operative und konservative Klumpfußtherapie an der Orthopädischen Universitätsklinik Jena/Eisenberg

A. Sachse, B. Lutz, S. Kircher, H. Neubert,
A. Roth

■ Einleitung

Der Klumpfuß stellt eine behandlungsbedürftige Skelettdeformität dar. Man unterscheidet angeborene und erworbene Klumpfüße. Die Häufigkeit beträgt 1:1000 Lebendgeburten, männliche Neugeborene sind doppelt so häufig betroffen. Der Klumpfuß ist nach der Hüftdysplasie die zweithäufigste Fehlbildung des Skeletts.

Einseitige Klumpfüße sind häufiger als doppelseitige, gelegentliche familiäre Häufung wird beobachtet. 10% der Kinder weisen weitere Fehlbildungen auf. Der erworbene Klumpfuß ist in der Regel sekundärer Natur bei Spastik, MMC, Arthrogrypose, Muskeldystrophien, Infektionen, Tibiahypo- und -aplasien sowie weiteren Ursachen (Tabellen 1 und 2).

Der Klumpfuß ist charakterisiert durch die typischen Komponenten:
- Spitzfuß mit Fersenhochstand (Pes equinus),
- Fersenvarus (Pes varus),
- Hohlfuß (Pes excavatus),
- Kletterfuß (Pes supinatus) und
- Vorfußadduktion (Pes adductus).

Tabelle 1. Ätiologie primärer Klumpfuß

Exogene Einflüsse	Endogene Einflüsse
Raumenge/Fruchtwassermangel	Multifaktorieller Erbgang
Kompression in utero	Dominate Vererbung mit unvollständiger Penetranz
Virusinfektionen	Gefäßanomalien
Umwelttoxine	Hemmungsmissbildung

Tabelle 2. Ätiologie sekundärer Klumpfuß

Neurologische Ursache	ICP, Neuroataxie, MMC
Muskuläre Ursache	Muskeldystrophie,
Systemerkrankung	AMC, Tibiahypo- und -aplasie, Kollagenstörungen/Fibromatose, Gerinnungsstörung, Speicherkrankheiten
Traumatische Ursachen	Verbrennungen, Verbrühungen, Narben, Nervenläsionen
Infektion	Osteomyelitis, Weichteilinfekt, Narben und Strikturen, Poliomyelitis

Zusätzlich findet sich eine Hypoplasie der Wade, ein Überwiegen der Plantarflexoren und Supinatoren, veränderte Sehnenansatzpunkte, ein Fußlängendefizit des Fußinnenrandes zur Außenseite und zum gegenseitigen Fuß. Somit besteht eine Subluxatio pedis sub talo, bei der die gesamte subtalare Fußplatte innenrotiert ist, hauptsächlich das Os naviculare um den Talus.

Histologisch ist ein posteromediales Konglomerat mit Fibrosierung des Bindegewebes erkennbar, das zu Weichteilkontrakturen führt, am stärksten im Kontaktbereich zwischen medialem Malleolus, Os naviculare und Talus. Auch die posteromediale Muskulatur weist eine Faserstrukturstörung auf.

Unbehandelt führen Wachstum und Entwicklung zur zunehmenden Inversion des Fußes, Abnahme der Beweglichkeit des OSG, aber auch der übrigen Fußgelenke, Zunahme der Knochendeformierung und lateraler Außenrandüberlastung mit Schwielenbildung. Im weiteren Fortschreiten dekompensiert der Fuß und die Kinder laufen auf dem Fußaußenrand, dem Außenknöchel oder gar dem Fußrücken.

Die Klumpfußbehandlung war im deutschsprachigen Raum bis in die 90er Jahre entscheidend durch Imhäuser geprägt, der sein konservatives und operatives Therapieregime bereits in den 50er Jahren entwickelt hatte. Imhäuser empfahl einen frühestmöglichen Therapiebeginn, eine sofortige Redression im 3-Backengriff und die Retention im Oberschenkelstauchungsgips in Redressionsstellung. Beim operativen Vorgehen sollte vorwiegend die verbliebene Spitzfußstellung ausgeglichen und ggf. die Tibialisanterior-Sehne nach lateral versetzt werden [2]. Ebenfalls weit verbreitet waren die Operationstechnik nach Scheel [6] sowie mehr oder weniger ausgedehnte dorsale und dorsomediale Arthrolyseverfahren [1, 8]. In den 90er Jahren setzte sich zunehmend die peritalare Arthrolyse mittels Cincinnati-Zugang [4, 7] zur einzeitigen und kompletten Klumpfußkorrektur jedweden Schweregrades durch.

An der Orthopädischen Universitätsklinik Jena/Eisenberg bestehen seit mehr als 3 Jahrzehnten umfangreiche Erfahrungen in der Klumpfußbehandlung. In den 70er und 80er Jahren wurde nach konsequenter konservativer Therapie die operative Klumpfußkorrektur in der Methode nach Scheel oder als dorsomediale Arthrolyse durchgeführt. Zielstellung der vorliegenden Arbeit war die Ergebnisanalyse dieser damals favorisierten Verfahren.

■ Patienten und Methode

Für diese retrospektive Studie konnten aus einem Krankengut von insgesamt 122 operierten Klumpfüßen 73 Patienten (51 männlich, 22 weiblich) mit 105 Klumpfüßen klinisch und radiologisch nachuntersucht werden. Es handelte sich in allen Fällen um sogenannte kongenitale, idiopathische Klumpfüße. Der mittlere Nachuntersuchungszeitraum betrug 7,5 (Min. 1, Max. 15) Jahre. Das mittlere Alter zum Operationszeitpunkt des Primäreingriffes lag bei 2 Jahren (Min. 3 Monate, Max. 11 Jahre). 38 Patienten hatten beidseits einen Klumpfuß, bei 21 Patienten war der Klumpfuß auf der rechten und bei 14 Patienten auf der linken Seite lokalisiert. Zum Nachuntersuchungszeitpunkt betrug das mittlere Alter 11 (Min. 2, Max. 19) Jahre.

Diagnostik

Bei der klinischen Untersuchung wurde zunächst die genaue Anamnese des Kindes erhoben. Dazu wurden anamnestische Angaben aus der Zeit der Schwangerschaft, der Geburt, aber auch Angaben zur Familie erfragt. Meist konnte dies unmittelbar post partum erfolgen, bei verspätet behandelten oder sekundären Klumpfüßen war die präzise Erhebung auch für differentialdiagnostische Überlegungen wichtig. In den letzteren Fällen mussten die motorische Entwicklung und evtl. bisherige Behandlungsversuche erfragt werden.

Die Inspektion erfolgte am unbelasteten und bei gehfähigen Kindern am belasteten Fuß zur Beurteilung von Fersen- und Vorfußstellung, Ausprägung einer medialen Falte, Hautveränderungen des Fußaußenrandes und der Knieachsenverhältnisse unter Berücksichtigung von Rekurvations- und Rotationsfehlern.

Mit der Palpation wurde die Redressionsfähigkeit des Fußes insgesamt bzw. der einzelnen Klumpfußkomponenten untersucht. Vom erfahrenen Untersucher erfolgte subjektiv die Einschätzung der passiven Korrigierbarkeit in *leicht, mittel* und *schwer*. „Leichte" oder mühelose Korrigierbarkeit warf die Frage nach der Differentialdiagnose zwischen Fehlhaltung und knöcherner Fehlstellung im Sinne der Klumpfußdeformität auf. Anhand dieser subjektiver Einschätzung erfolgte bis 1990 die Indikationsstellung zur operativen Therapie. Dabei war das Vorliegen einer sogenannten „leichten" Korrigierbarkeit in den meisten Fällen Anlass zum konservativen Vorgehen.

Die Anfertigung von Röntgenbildern erfolgte beim idiopathischen Klumpfuß des jungen Säuglings bis Anfang der 80er Jahre nur in Ausnahmefällen, wie schweren, rigiden Deformitäten und in seltenen Fällen bei differentialdiagnostisch fraglichen Befunden. Die Röntgenbilder bei Klumpfüßen wurden angefertigt am gehaltenen oder belasteten Fuß im seitlichen Strahlengang mit rechtwinkliger Stellung der Tibia zur Fußsohle bzw. zur Haltevorrichtung (Brettchen) bei Spitzfuß und ap. mit 30° gekippter Röhre. Eine direkte Ableitung der Operationsindikation aus den im Röntgenbild messbaren Knochenwinkeln erfolgte erst seit 1990.

Mit der Verfügbarkeit der Sonografie erfolgte in Einzelfällen die Darstellung des „medialen Profils", also der Darstellung der Knochenreliefstrukturen vom medialen Malleolus zum Metatarsus I einschließlich des Abstandes von Taluskopf und Os naviculare von dieser Basislinie und der Mobilisationstrecke dieser Strukturen nach Redression zur Verlaufskontrolle. Für schwierige sekundäre Klumpfüße kam ab Mitte der 80er Jahre die CT-Darstellung zur Anwendung, später auch das MRT. Szintigrafie und Laborchemie besaßen nur bei sekundären, infektionsbedingten Klumpfüßen eine Bedeutung. Die Fotodokumentation wurde zur Verlaufskontrolle der prä- und postoperativen Befunde eingesetzt.

Konservative Therapie

Die primäre Behandlung des Klumpfußes beginnt prinzipiell konservativ. Daher wurde und wird unmittelbar post partum, spätestens am nächsten Tag, das Kind in der Geburtseinrichtung vorsichtig und langsam redressiert und ein ungepolsterter Gips zur Retention angelegt. Die Redression erfolgte ohne kraftvolle Manipulation, den Fehlstellungen des Klumpfußes entgegengesetzt, wobei der Spitzfuß als letztes ausgeglichen wurde. Um einen Schaukelfuß zu vermeiden, erfolgte die Redression der Spitzfußstellung über ein weit dorsales Hypomochlion am Cuboid. Es kam ein modifizierter Wisbrunscher Handgriff [9] zum Einsatz, in schweren Fällen ein 3-Backengriff (Abb. 1), ähnlich dem von Imhäuser propagierten. Der Gips wurde immer als Oberschenkelstauchungsgips mit 90° Kniebeugung zur Entlastung der Achillessehne und Verhinderung des Ausziehens des Gipses durch das Kind angelegt. Der Gipswechsel erfolgte zunächst 2tägig, nach 14 Tagen 3tägig. Nach 4–6 Wochen konnte in Abhängigkeit des Befundes und der Entwicklung des Kindes auf eine Gipswechselfrequenz von 1× pro Woche übergegangen werden. Gegipst wurde mit unfixierten Binden, die eine lange Abbindezeit zur optimalen Modellierung aufwiesen. Zum Hautschutz wurde Krepppapier verwendet. Nach einer Gipszeit von 4–6 Monaten erfolgte die Anpassung einer Oberschenkelstauchungsschiene. Zusätzlich

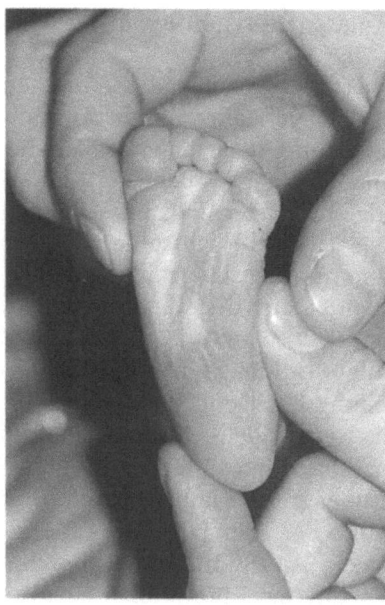

Abb. 1. Redressionsgriff nach Imhäuser

wurde die Anwendung von peroneusstimulierender Physiotherapie rezeptiert und die Mutter zur Übung angeleitet. Durchschnittlich nach 12 Monaten wurde bei unzureichendem klinischen Befund die Indikation zur Operation gestellt. Seit 1990 erfolgt die Indikation zur Operation konsequent nach der 12. Lebenswoche des Säuglings.

Operative Therapieverfahren

Die **Standard-Operation nach Scheel** beinhaltete den dorsal längsgestellten, lateral konvexen, leicht bogenförmigen Hautschnitt über der Achillessehne, eine z-förmige sagittale Achillessehnenverlängerung, die Eröffnung des oberen und unteren Sprunggelenkes und die Durchtrennung der dorsomedialen Bänder bis zur Sehne des M. flexor hallucis longus sowie der lateralen bis zur großzügigen Darstellung der fibularen Sehnen. Bei der z-förmigen Achillessehnenverlängerung wurde distal der laterale Sehnenanteil stehen gelassen, um eine dem Fersenvarus entgegengesetzte Korrekturwirkung am Calcaneus zu erzielen. Zur Distalisierung erfolgte das Anbringen einer Perlonschlinge über den Tuber calcanei, die nach plantar aus der Haut herausgeführt und über eine Spannvorrichtung am postoperativen Oberschenkelstauchungsgips über 6 Wochen extendiert wurde (Abb. 2). Ein Durchschneiden des Perlonfadens wurde nicht gesehen. Nach 1990 wurde ein Kirschnerdraht quer durch den Calcaneus von dorsal-lateral nach medial-kranial geschoben, um den Calcaneus zusätzlich aufzurichten und ihn im Gips nach caudal zu ziehen.

Beim **dorsomedialen Release** wurde meist ein 2. Hautschnitt angelegt, der sich weiter distal auf der medialen Fußseite über dem Os naviculare befand. Selten erfolgte die Verlängerung des dorsal gelegenen Schnittes nach medial. In einigen Fällen wurde das mediale Release zweizeitig durchgeführt. Bei Rezidiveingriffen erfolgte immer ein mediales Release, meist auch eine Entflechtung der Sehne des M. tibialis post. und ein Transfer der Sehne des M. tibialis ant. nach lateral (Tabelle 3).

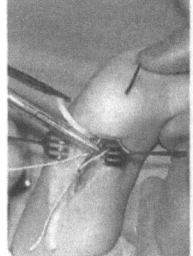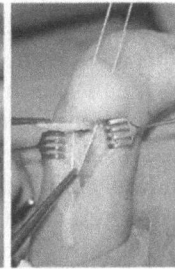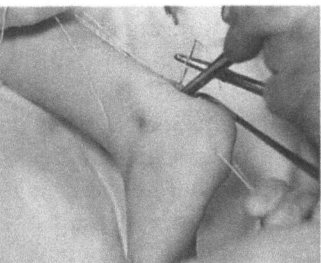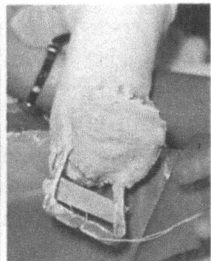

Abb. 2. Operationsschritte der Standard-Op. nach Scheel

Tabelle 3. Operationsschritte und Modifikationen

OP n. Scheel	Dorsaler, bogenförmiger Hautschnitt
	Z-förmige Achillessehnenverlängerung
	Arthrolyse oberes und unteres Sprunggelenk
	Mobilisation Calcaneus
	Perlonfaden über Tuber calcanei
	Naht der Achillessehne in Verlängerung
	Oberschenkelfußgips mit Quengeleinrichtung
Mediales Release	Bogenförmiger 2. Hautschnitt unterhalb des medialen Malleolus
	Arthrolyse Talonavikulargelenk
	Durchtrennung navikulokuboidale Bänder
Entfächerung der Sehne des M. tib. post.	Einkerbung der Sehne am hinteren Ansatz des Os naviculare (med. Release)
Dorsomediale Arthrolyse	Wie OP n. Scheel und mediales Release über gemeinsamen Hautschnitt
	Komplette Spaltung der medialen und großzügige Spaltung der dorsalen Anteile der lateralen Bänder
	Durchtrennung der Ligg. interossea
	Mediale Arthrolyse bis zum navikulokuneiformen Gelenk
	Verlängerung der Tib.-post.-Sehne (ca. 1cm)
Verlagerung der Sehne des M. tib. ant.	Kurzer schräger Hautschnitt über ventralem Os naviculare und Aufsuchen des Sehnenansatzes und querer Hautschnitt lateral der vorderen Schienbeinkante (6 cm oberhalb des oberen Sprunggelenkes)
	Durch Zug Identifikation der Sehne, Ablösung und retrograde Luxation
	Markierung des maximalen Fixationspunktes auf dem lateralen Fußrücken
	Über schrägen Hautschnitt wird die Sehne mittels gebogener Sehnenfasszange unter dem Retinakulum hindurch gezogen und in einem Knochenkanal befestigt
	Pronationsoberschenkelfußgips

Nachbehandlung

Unmittelbar postoperativ wurde ein Oberschenkelstauchungsgips für 6 Wochen in 90° Kniebeugung, an dem auch die Spannvorrichtung über eine Kramer-Schiene befestigt war, angelegt. Die durch die Operation erreichte korrigierte Stellung des Fersenbeines wurde durch konstante Spannung des Perlonfadens im Gips gehalten. Dies erreichte man durch das Verdrillen des Perlonfadens mit einem Spatel. Nach der Gipsbehandlung kamen dorsale Oberschenkelstauchungsschienen bei Säuglingen bzw. dorsale Unterschenkellagerungsschienen bei gehfähigen Kindern zum Einsatz. Später erfolgte die Anpassung mit redressierenden Gehorthesen. Seit 1990 erfolgte der Einsatz von Oberschenkelstauchungsschienen mit medialem Einstieg, die zur Quengelung des Fersenhochstandes mit einem breiten Gurt über dem ventralen Sprunggelenk ausgerüstet waren. Darüber hinaus erfolgte die Quengelung des Vorfußes über ein Hypomochlion (Cuboid) durch Zug einer Bandage nach lateral.

Es folgten aktive und passive Bewegungsübungen, Antikontrakturbehandlungen, Peroneusstimulation und evtl. Gangschule. An orthopädischen Hilfsmitteln wurden orthopädische Schuhe oder Klumpfuß-Schaleneinlagen in Form einer 3-Backen-Einlage verordnet.

■ Ergebnisse und ihre Bewertung

■ Subjektive Beurteilung: Unter dem oben geschilderten Therapieregime zeigten sich die Kinder bzw. ihre Eltern in der Nachuntersuchung zufrieden. Bei fast allen (19 von 19 der konservativ versorgten Kinder, 86 von 105 der operativ behandelten Kinder) fand sich eine befriedigende bis sehr gute Alltagstauglichkeit. Es fanden sich dabei keine Einschränkungen hinsichtlich der Belastungsfähigkeit des Fußes. So war die allgemeine körperliche Belastung altersentspechend und beispielsweise die Wegstrecke nicht begrenzt oder Fußballspielen ohne Einschränkung möglich.

■ Klinische Beurteilung: Fast alle Kinder (95%) trugen postoperativ orthopädische Hilfsmittel i.S. von stabilisierenden und korrigierenden Einlagen oder orthopädischen Schuhen. Über die orthopädischen Hilfsmittel wurde eine Fehlstellung verhindert, die sich später zur Fehlform entwickeln könnte.

Bei ausschließlich dorsalem Release (OP n. Scheel) persistierten am häufigsten die Vorfußadduktion und der Fersenvarus. Bei Erweiterung der OP-Technik auf ein dorsomediales Release mit Entfächerung der Tibialis-posterior-Sehne bzw. ihrer Verlängerung und bei frühzeitig bzw. weit nach lateral verpflanzter Tibialis-anterior-Sehne fanden sich 1 Jahr postoperativ Knick- bzw. Knick-Senk-Füße. In seltenen Fällen entstanden funktionelle Serpentinenfüße (Rückfußvalgus mit Mittel- und Vorfußadduktion). Trotzdem waren Überkorrekturen eher selten zu finden. Die Ergebnisse zeigen, dass funktionell eine leichte Unterkorrektur günstiger als eine Überkorrektur war.

Die durchschnittliche postoperative Beweglichkeit lag bei 10-0-30 (präoperativ: 0-15-40) im oberen Sprunggelenk. Einen geringen Fersenhochstand in der Nachuntersuchung zeigten 11 von 124 Kindern (präoperativ gering bis ausgeprägter Fersenhochstand: 112), einen Fersenvarus 10 Kinder (präoperativ: 36). 19 Kinder hatten postoperativ keine aktive Pronationsfähigkeit, 6 konnten aktiv bis zur Neutralstellung pronieren. Bei 51 Kindern fand sich eine Vorfußadduktion über 10°, bei 12 Kindern zwischen 5° und 10°.

■ Radiologische Beurteilung: In der radiologischen Auswertung vermaßen wir den talo-calcanearen Winkel (TC), den talonavicularen (TN), den Talo-metatarsale I- (TM I), den Tibio-metatarsale I- (TiM), den intermetatarsalen (IM), den Metarsal-Boden- (M), den Rist- und den Spitzfußwinkel (SP), zusätzlich die Talusneige (TN) und die Calcaneusneige (CN) (Abb. 3 und 4).

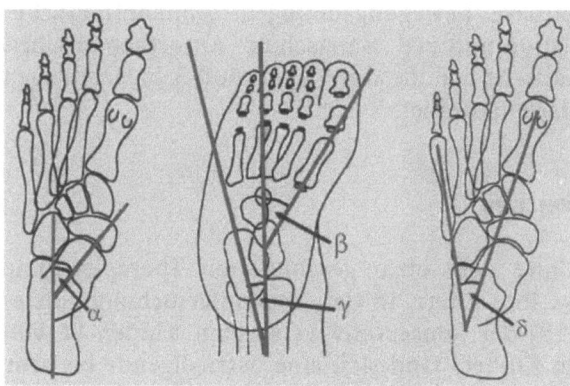

Abb. 3. Radiologische Winkelmaße ap (α: TC-Winkel, β: TM I-Winkel, δ: IM-Winkel)

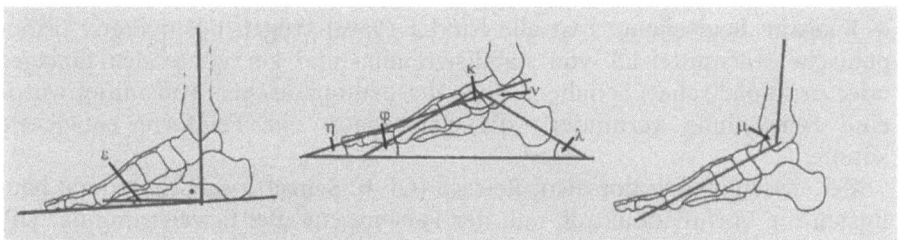

Abb. 4. Radiologische Winkelmaße seitlich (ν: TC-Winkel, η: TN-Winkel, λ: CN-Winkel, φ: M-Winkel, κ: Ristwinkel, ε: SP-Winkel)

In der Beurteilung der einzelnen Winkel zeigte sich, dass eine Persistenz radiologischer Parameter einzelner Klumpfußkomponenten bestehen blieb. So zeigte sich beim talocalcanearen Winkel im seitlichen Strahlengang eine durchschnittliche Zunahme von 12,1° (vor 1990) bzw. 19,8° (nach 1990) auf 19° (vor 1990) bzw. 25,5° (nach 1990). Da beim Normalfuß ein TC-Winkel von mindestens 30° erforderlich ist, führte das Aufklappen des subtalaren Gelenkes nicht zur ausreichenden Vergrößerung des Winkels (Tabelle 4).

Auch der radiologische Spitzfußwinkel verbesserte sich zwar um durchschnittlich 18° (nach 1990), aber es persistierte ein radiologischer Restspitzfuß von 8° (nach 1990). Winkel der Vorfußadduktion (Tibiometatarsal-I- oder Talometatarsal-I-Winkel) persistierten oder wiesen nur eine geringe Änderung auf. Winkel wie Calcaneus-Neige, der Metatarsal-Boden-Winkel oder der Intermetatarsal-Winkel, welche ein Maß für Hohlfuß, Supination und Spreizfuß darstellen, normalisierten sich deutlich.

Tabelle 4. Radiologische Winkelmaße

		ap-Strahlengang					
		Mittelwert präop.	Min	Max	Mittelwert po.	Min	Max
TC vor 90	α	22,81±10,30	0	50	25,54±11,32	10	36
TC nach 90		24,40±13,56	0	54	23,17±4,55	18	30
TMI vor 90	β	40,80±22,46	0	84	36,82±28,41	6	106
TMI nach 90		32,83±17,60	0	72	18,54±16,47	0	52
TiM vor 90	β	56,28±22,51	2	76	48,13±23,58	14	88
TiM nach 90		53,06±18,05	26	86	41,56±56,80	30	126
IM vor 90	δ	32,75±8,45	16	46	26,18±5,90	18	34
IM nach 90		27,00±11,47	8	50	24,92±14,11	0	40
		Seitlicher Strahlengang					
		Mittelwert präop.	Min	Max	Mittelwert po.	Min	Max
TC vor 90	ν	12,14±13,18	−24	36	19,00±7,65	6	28
TC nach 90		19,83±12,62	0	40	25,54±8,77	10	46
TN vor 90	η	6,04±10,64	−22	22	6,27±7,78	−10	16
TN nach 90		9,36±11,99	−12	38	12,09±9,48	−10	36
CN vor 90	λ	10,58±10,49	−12	26	18,00±8,00	6	32
CN nach 90		15,19±15,21	−20	60	14,00±13,78	−22	32
M vor 90	φ	11,41±25,99	−36	48	29,64±12,52	4	50
M nach 90		21,00±12,72	−4	42	27,78±32,32	8	172
Rist vor 90	κ	116,52±93,40	−150	184	133,31± 17,09	110	164
Rist nach 90		143,08±24,73	48	194	138,13±32,38	10	170
SP vor 90	ε	35,95±12,10	12	50	20,64±15,27	0	40
SP nach 90		26,82±23,50	0	94	8,19±14,95	−20	45

■ Diskussion und Schlussfolgerungen

Die operative Klumpfußbehandlung unterlag in den letzten 10 bis 15 Jahren einem erheblichen Wandel. Durch einzeitige, komplett mobilisierende OP-Methoden (z. B. peritalare Arthrolysen [4, 7]) können auch schwere Deformitäten vollständig korrigiert werden. Die bisherigen Erfolge sind vielversprechend und sorgten auch für die Durchsetzung des Verfahrens [3].

Bei der Würdigung der neuen Behandlungsverfahren ist jedoch zu berücksichtigen, dass alle neuen Verfahren immer auf den Erfahrungen und Ergebnissen früherer Methoden aufbauen. In den Jahrzehnten vor der „Cincinnati-Ära" bestand eine relative Konstanz im operativen Vorgehen. Die Vielzahl angewendeter Modifikationen des Prinzips der dorsomedialen Arthrolyse [5, 8] jedoch sind ein Ausdruck der Unzulänglichkeit des Verfahrens bei der Erreichung wirklich zufriedenstellender Ergebnisse.

Das generelle Problem der Klumpfußoperationen bis zum Ende der 80er Jahre bestand in der nicht vollständigen operativen Korrektur aller Klumpfußkomponenten. Ein weiteres Problem ist darin zu sehen, dass Operationsindikation und Modifizierung des Operationsverfahrens allein vom klinischen Befund abhängig gemacht wurden und dabei erheblich dem subjektiven Einfluss des Untersuchers bzw. Operateurs unterlagen.

Zur Beurteilung postoperativer Befunde fehlten objektive, z. B. bildgebende oder ganganalytische Kriterien, die eine Vergleichbarkeit von Ausgangsbefunden und operativen Therapieverfahren ermöglicht hätten.

Betrachtet man die postoperativen klinischen und röntgenologischen Befunde, so sind diese aus heutiger Sicht nicht ausreichend. Im Zusammenhang mit der überwiegend befriedigenden bis sehr guten Akzeptanz der Ergebnisse durch Patienten und deren Eltern hatten die angewendeten operativen Verfahren zu ihrer Zeit jedoch durchaus ihre Berechtigung.

Hinsichtlich der konservativen Behandlung des Klumpfußes prä- und postoperativ muss betont werden, dass die generellen Therapieprinzipien ihre Bedeutung behalten haben. Durch Verbesserungen des anästhesiologisch-operativen Managements können notwendige operative Maßnahmen heute früher indiziert werden. Moderne Zugangswege erlauben zudem eine bessere Übersicht und ermöglichen die vollständige Korrektur der vorliegenden Deformität.

■ Literatur

1. Henkel H-L (1974) Die Behandlung des angeborenen Klumpfußes im Säuglings- und Kindesalter. Enke, Stuttgart
2. Imhäuser G (1984) Die Behandlung des idiopathischen Klumpfußes. Enke, Stuttgart
3. Krauspe R, Parsch K (1995) Die peritalare Arthrolyse zur Klumpfußkorrektur über den sogenannten Cincinnati-Zugang. Operat Orthop Traumatol 7:125–140
4. McKay DW (1983) New concept of and approach to clubfoot treatment: Section II – correction of the clubfoot. J Pediatr Orthop 3:10–21
5. Reimann I, Becker-Anderson H (1974) Early surgical treatment of congenital clubfoot. Clin Orthop 102:200-206
6. Scheel PF (1950) Beobachtungen bei der Behandlung des angeborenen Klumpfußes. Z Orthop 79:546-552
7. Simons GW (1985) Complete subtalar release in club feet: Part I – a preliminary report. J Bone Joint Surg 67-A:1044-1055
8. Turco VJ (1971) Surgical correction of the resistant club foot: one-stage posteromedial release with internal fixation: a preliminary report. J Bone Joint Surg 53-A:477–497
9. Wisbrun W (1932) Neue Gesichtspunkte zum Redressement des angeborenen Klumpfußes und sich daraus ergebende Schlussfolgerungen bezüglich der Ätiologie. Arch Orthop Unfall-Chir 31:451–464

Mittel- und langfristige Ergebnisse nach dorsomedialer Arthrolyse beim kongenitalen Klumpfuß

TH. DECKER, A. BIRKE, L. MILIKIC, H. REICHEL

■ Einleitung

Die Häufigkeit des Klumpfußes beträgt in Mitteleuropa etwa 1–2‰. Obwohl sich die Medizin schon seit Jahrhunderten mit der Behandlung des Klumpfußes beschäftigt, ist die Ätiologie noch nicht sicher geklärt. Nach überwiegender Meinung ist diese angeborene Fußfehlform keine primäre Skelettdeformität, sondern das Ergebnis dynamischer Störfaktoren [10]. Neuromuskuläre Faktoren stehen dabei im Vordergrund [7]. Charakteristisch ist eine Verkürzung und Fibromatose im Bereich des medialen und dorsalen Kapselbandapparates, die durch myofibroblastenartige Zellen verursacht wird [8].

Der Klumpfuß tritt in unterschiedlicher Ausprägung auf. Nach der Klassifikation von Dimeglio werden vier verschiedene Schweregrade unterschieden [5]. Diese reichen vom Soft-soft-Fuß (Grad I) mit nur gering verkürzter Achillessehne und passiver Korrekturmöglichkeit bis zur Neutralstellung bis hin zum Stiff-stiff-Fuß (Grad IV), der verkürzt, subtalar oft komplett disloziert und kapsulär ausgesprochen rigide ist. Mit dieser Einteilung lassen sich Behandlungsergebnisse besser voraussagen und miteinander vergleichen.

Ziel aller therapeutischen Maßnahmen beim Klumpfuß ist das Erreichen eines Fußes mit annähernd normaler Alltagsfunktion und akzeptablem Erscheinungsbild. Dazu ist es nach allgemein anerkannter Meinung notwendig, ab dem ersten Tag nach der Geburt mit einer konservativen redressierenden Behandlung zu beginnen. Erst nach Beseitigung der anderen Klumpfußkomponenten darf die Korrektur des Spitzfußes adressiert werden. Insbesondere soll keine Redression des Vorfußes in Richtung Dorsalextension erfolgen, um die Ausbildung eines sogenannten „Tintenlöscherfußes" zu vermeiden [11]. Die manuelle Redression kann im Sinne eines Dreibackengriffes nach Bösch [2] oder beispielsweise nach der Methode von Ponseti [16] erfolgen. In der Orthopädischen Universitätsklinik Halle wird für die Retention des erzielten Ergebnisses ein Oberschenkel-Fuß-Gips mit 90° Kniebeugung angelegt. Vor jeder neuen Redression wird der Fuß im warmen Wasser gebadet und bewegt.

Nach mindestens 3 Monaten konservativer Behandlung wird anhand des klinischen Befundes und mit Hilfe standardisierter Röntgenaufnahmen anterior-posterior (a.p.) und seitlich [20] in optimaler Korrekturposition die weiterführende Therapie festgelegt. Auch eine fortgesetzte alleinige konservative Behandlung kann gute Ergebnisse zeigen [3]. Als Operationsindikation gelten unbefriedigende Korrekturergebnisse, ein verbliebener Spitzfuß und persistierende Rotationsfehler zwischen Talus und Calcaneus. Das Spektrum der berichteten erfolgreichen operativen Methoden reicht vom posterioren Release [9], über posteromediales Release [19, 22] oder posterolaterales Release [12] bis zum ausgedehnten peritalaren Release [13, 15, 21] mit dem Cincinnati-Zugang [4].

Ziel dieser Studie war die Evaluierung der mittel- und langfristigen Ergebnisse beim angeborenen Klumpfuß nach dorsomedialer Arthrolyse, die bis Mitte der neunziger Jahre in der Orthopädischen Universitätsklinik Halle durchgeführt wurde.

▪ Patienten und Methode

Für diese retrospektive Studie konnten aus einem Krankengut von 214 operierten Klumpfüßen bei 143 Patienten 93 Patienten (68 männlich, 25 weiblich) mit 133 Klumpfüßen klinisch und radiologisch nachuntersucht werden. Es handelte sich in allen Fällen um sogenannte kongenitale, idiopathische Klumpfüße, die zuvor in unserer Einrichtung nach Bösch [2] konservativ redressiert worden waren. Der mittlere Nachuntersuchungszeitraum betrug 7,4 (3–12) Jahre. Das mittlere Alter zum Operationszeitpunkt lag bei 5,5 (4–10) Monaten. 40 Patienten hatten beidseits einen Klumpfuß, bei 30 Patienten war der Klumpfuß auf der rechten und bei 23 Patienten auf der linken Seite lokalisiert. Zum Nachuntersuchungszeitpunkt betrug das mittlere Alter 7,6 (5,2–12,8) Jahre [18].

Die dorsomediale Arthrolyse erfolgte mit der modifizierten Operationstechnik nach Reimann [19]. Dabei wurde nach Längsschnitt zwischen Innenknöchel und Achillessehne das Gefäß-Nerven-Bündel dargestellt und die Achillessehne z-förmig verlängert. Es erfolgte eine dorsale, dorsomediale und dorsolaterale Kapselspaltung des oberen und unteren Sprunggelenkes. Das Lig. fibulocalcaneare und der hintere Anteil des Lig. deltoideum wurden durchtrennt. Die Sehne des M. tibialis posterior sowie optional des M. flexor hallucis longus und des M. flexor digitorum longus wurden z-förmig verlängert. Die Peronealsehnenscheiden wurden exzidiert. Fakultativ erfolgte die Ablösung der Plantarfascie und des M. abductor hallucis (Abb. 1). Das Korrekturergebnis wurde durch einen transcalcaneal in den Talus eingebrachten Kirschner-(K)-Draht für 3 Wochen gesichert. Die Retention im Oberschenkel-Fuß-Gips mit 90° Kniebeugung erfolgte für 6 Wochen, wobei der erste Gipswechsel nach einer Woche durchgeführt wurde. Danach wurden Klumpfußnachtschienen getragen. Eine intensive krankengymnastische Nachbehandlung beinhaltete eine Gelenkmobilisierung und die Kräftigung der Pronatoren.

Die klinische Bewertung der Ergebnisse erfolgte mit dem Score nach McKay [15] (Tabelle 1). Das Bewegungsausmaß der Sprunggelenke wurde

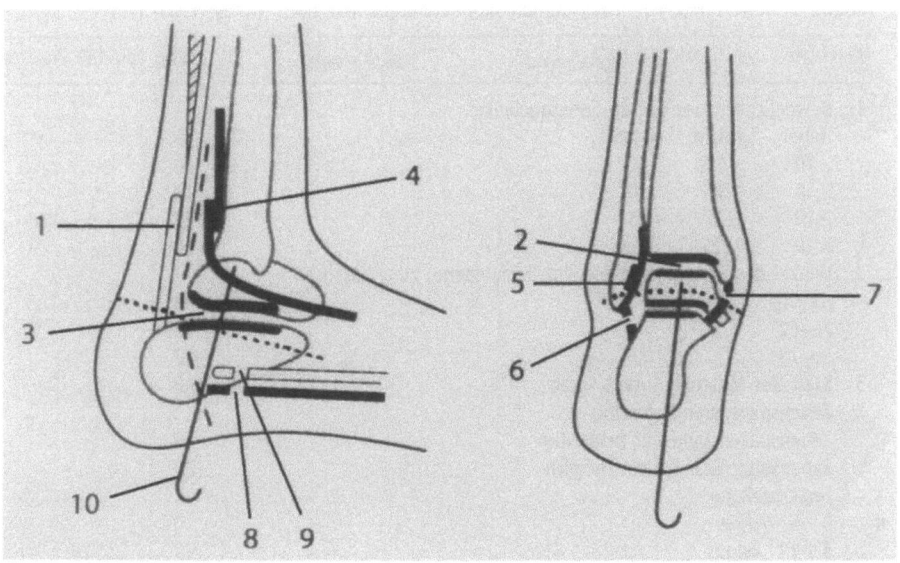

Abb. 1. Graphische Darstellung der Operationsschritte bei der dorsomedialen Arthrolyse aus medialer und aus dorsaler Sicht. Längsverlaufende Hautinzision (gestrichelte Linie). Im Vergleich Hautinzision beim Cincinnati-Zugang (gepunktete Linie). Achillessehnenverlängerung (1), Arthrolyse des oberen Sprunggelenkes (2), Arthrolyse des unteren Sprunggelenkes (3), Verlängerung der Sehne des M. tibialis posterior (4), Exzision der Peronealsehnenscheiden (5), Durchtrennung des Lig. fibulocalcaneare (6), Durchtrennung der hinteren Anteile des Lig. deltoideum (7), Ablösung der Plantarfascie (fakultativ) (8), Ablösung des M. abductor hallucis (fakultativ), (9) transcalcaneal eingebrachter Kirschner-Draht (10)

ermittelt. Bei unilateralen Klumpfüßen wurden Wadenumfang und Fußlänge mit der gesunden Seite verglichen. Die radiologischen Ergebnisse beruhten auf der Auswertung standardisierter Röntgenaufnahmen [20]. Dabei wurde besonders auch auf Naviculareveränderungen und einen Flattop-Talus geachtet [6].

■ Ergebnisse

Die Analyse der Operationsergebnisse [18] zeigte als postoperative Komplikationen lediglich 6 oberflächliche Wunddehiszenzen (4,5%) und 2 Fadenfisteln, die durch Lokaltherapie folgenlos verheilten.

Zum Nachuntersuchungszeitpunkt hatte kein Patient Schmerzen bei Alltagsaktivitäten. Mit dem Behandlungsergebnis subjektiv zufrieden waren 90 Patienten. Unzufrieden waren 3 Patienten. Diese Patienten hatten ein Klumpfußrezidiv, das durch peritalares Release korrigiert wurde. 86 Patienten besaßen eine weitgehend normale Gehfähigkeit in Kaufschuhen. Eine Vorfußadduktion von 10–20° verblieb bei 17 Füßen (15 Patienten). Eine aktive Pronation über die Nullposition heraus erreichten 106 Füße von 74 Patienten.

Tabelle 1. Bewertungssystem für Klumpfußkorrekturergebnisse nach McKay (1983) [15]

Kategorie	Abzug von 180 Punkten
1. Beweglichkeit des oberen Sprunggelenkes	
Heben Senken Gesamt	
≥10° −40° 50°	0
≥10° −30° 40°	−10
≥10° −25° 35°	−20
<10° <25° <35°	−30
2. Winkel des Sprunggelenkes (Bimalleolarebene) zur Fußachse	
83–90°	0
76–82°	−10
50–75°	−20
3. Kraft des Musculus triceps surae	0
Zehenspitzenstand einseitig	
Zehenspitzenstand nur beidseitig	−10
Zehenspitzenstand nicht möglich	−20
4. Fersenstellung	
0°–5° valgus	0
5°–10° valgus	−5
>10° valgus	−10
Varus	−10
5. Vorfuß	
Neutral	0
≤5° Adduktion oder Abduktion	−5
>5° Adduktion oder Abduktion	−10
6. Funktion des M. flexor hallucis longus	
Normal	0
Ohne Funktion	−10
7. Schmerzen im oberen Sprunggelenk	
Konstant funktionsbehindert	−30
Tolerabel bei täglicher Aktivität	−20
Hinken nach ganztägiger Belastung	−10
Schmerzen nur beim Rennen	−5
8. Schmerzen im unteren Sprunggelenk	
Konstant funktionsbehindert	−20
Tolerabel bei täglicher Aktivität	−15
Hinken nach ganztägiger Belastung	−10
Schmerzen nur beim Rennen	−5
9. Schuhwerk	
Nur ausgewählter Konfektionsschuh	−5
Fußdeformierte Schuhe	−10
Konfektionsschuhe passen nicht	−15
10. Sport	
Schul-/Wettkampfsport	0
Wettkampfsport wegen Fußproblemen unmöglich	−15

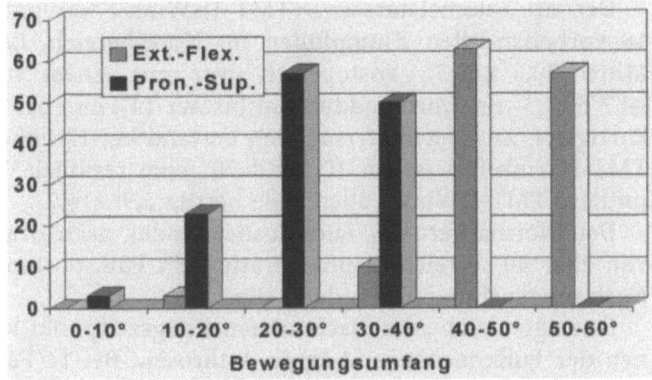

Abb. 2. Bewegungsumfang der 133 operierten Klumpfüße im oberen und unteren Sprunggelenk zum Nachuntersuchungszeitpunkt

Tabelle 2. Bewertung der Klumpfußkorrekturergebnisse nach McKay zum Nachuntersuchungszeitpunkt [15]

Bewertung nach McKay	Anzahl	Prozent
Sehr gut (175–180 Punkte)	27	20,3
Gut (160–174 Punkte)	79	59,4
Befriedigend (125–159 Punkte)	23	17,3
Mäßig (90–124 Punkte)	4	3,0
Schlecht (<90 Punkte)	0	0

120 Füße von 84 Patienten wurden aktiv über die Nullposition dorsal extendiert. Die 3 Klumpfußrezidive hatten einen persistierenden Spitzfuß (Abb. 2).

Bei 53 unilateral betroffenen Klumpfußpatienten war die mittlere Fußlänge des gesunden Fußes 0,95 cm (0–1,4 cm) länger. Der Wadenumfang der betroffenen Seite war im Mittel 2,1 cm (1,0–3,3 cm) geringer.

Nach dem Bewertungssystem von McKay wurden 27 Füße (20,3%) als sehr gut und 79 Füße (59,4%) als gut eingeschätzt. Mäßig war das Ergebnis bei 4 Füßen (3,0%) (Tabelle 2).

Der präoperative laterale Talocalcanear-(TC)-Winkel betrug im Mittel 12,9°±8,7°. Postoperativ wurde er im Mittel auf 34,9°±7,5° normalisiert. Gegenüber postoperativ hatten mit Ausnahme der 3 Klumpfußrezidive alle Füße zur Nachuntersuchung einen ähnlichen oder besseren lateralen TC-Winkel, der Mittelwert betrug 35,2°±9,7°.

In Bezug auf den präoperativen a.p.-TC-Winkel standen Talus und Calcaneus häufig parallel, der mittlere Winkel betrug 14,7°±10,3°. Postoperativ wurde bei 119 Füßen ein Winkel von mehr als 15° erreicht, der Mittelwert war 31,9°±8,5°. Zum Nachuntersuchungszeitpunkt wurden 29,8°±11,1° gemessen.

Der a.p.-Talometatarsale-I-(TMT I)-Winkel war präoperativ lediglich bei 18 vorbehandelten Klumpfüßen im Normbereich, der Winkel betrug im Mittel 20,5°±18,3°. Postoperativ war mit einem mittleren Winkel von −4,7°±12,3° die Vorfußadduktion bis auf 14 Füße bei allen Füßen suffizient korrigiert. Zur Nachuntersuchung bestand bei 17 Füßen (12,7%) mit einem TMT-I-Winkel zwischen 10° und 20° eine residuale Vorfußadduktion, der mittlere TMT-I-Winkel aller Füße betrug 3,9°±16,7°.

Den Normalwert des Talocalcanear-Index nach Beatson und Pearson [1] von über 40° erreichten präoperativ kein Fuß, postoperativ 98,4% und zur Nachuntersuchung 97,5% der Füße.

Es zeigten sich zum Nachuntersuchungszeitpunkt keine Demineralisationen der Fußknochen und keine Arthrosen. Bei 14 Füßen wurde ein mäßiger und bei 22 Füßen ein leichter Flat-top-Talus festgestellt (Abb. 3). Eine Ossifikationsstörung des Naviculare fand sich bei 4 Füßen.

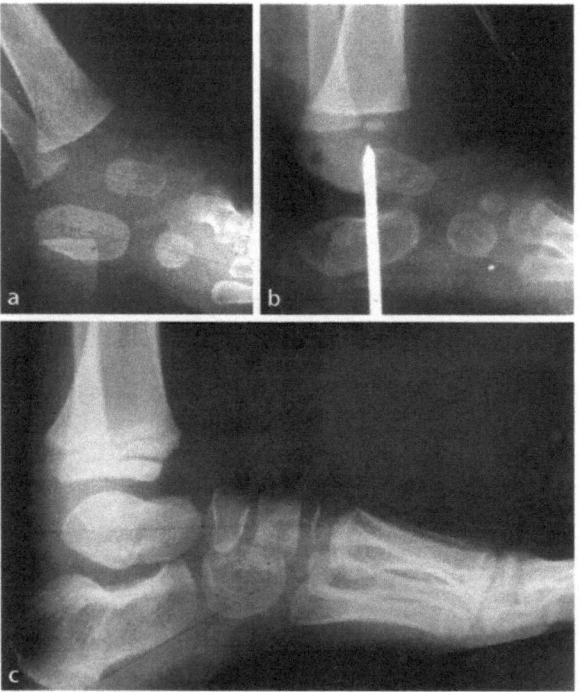

Abb. 3a–c. Ausgeprägter unilateraler Klumpfuß präoperativ im Alter von 3,5 Monaten (oben links) sowie intraoperativ nach dorsomedialer Arthrolyse mit liegendem Kirschner-Draht (oben rechts). Im weiteren Verlauf nach 6,7 Jahren Ausbildung eines leichten Flat-top-Talus (unten)

■ Diskussion

Sowohl für verschiedene operative Verfahren als auch für eine ausschließlich konservative Behandlung des Klumpfußes werden in der Literatur gute Ergebnisse beschrieben. Die Vergleichbarkeit der Studien ist jedoch problematisch, weil objektive Kriterien fehlen oder der Schweregrad des Klumpfußes nicht einzuschätzen ist.

Cooper und Dietz [3] berichten über Langzeitergebnisse (zwischen 25 und 42 Jahren) von 71 Klumpfüßen, die konservativ nach Ponseti's Prinzipien der Redression und Gipsretention, bei Notwendigkeit mit perkutaner Achillessehnentenotomie und Denis-Browne-Splint behandelt wurden. Damit fanden die Autoren in 88% gute und sehr gute Ergebnisse. Ponseti [17] beschreibt, dass er eine frühzeitige Releaseoperation bei weniger als 5% der Patienten durchführen muss, wenn diese kurze, ungewöhnlich rigide Füße mit einer ausgeprägten Equinovarusdeformität haben. Diese Füße profitieren dann wenig von der Redressionsbehandlung. Nach der Dimeglio-Klassifikation [4] entspricht diese Beschreibung Stiff-stiff-Füßen. Yamamoto et al. [24] hingegen konnten nur bei gering- und mäßiggradigen Klumpfüßen langzeitig bestehende konservative Behandlungserfolge aufweisen.

Es ist davon auszugehen, dass trotz suffizienter konservativer Vorbehandlung häufig operative Frühbehandlungen notwendig sind. Das Ausmaß der Operation ist dabei ein wichtiger Diskussionspunkt. Turco [23] berichtet nach dorsomedialer Arthrolyse über 84% gute und sehr gute Resultate nach 2–15 Jahren. Unsere Ergebnisse liegen mit 79,7% guten bis sehr guten Ergebnissen in einem ähnlichen Bereich. Demgegenüber finden Magone et al. [14] nur 45% gute und sehr gute Resultate mit der dorsomedialen Arthrolyse, während sie 57% gute und sehr gute Ergebnisse mit der peritalaren Arthrolyse beschreiben. Mit der peritalaren Arthrolyse berichten McKay [15] 70% sowie Krauspe und Parsch [12] 76% gute und sehr gute Ergebnisse.

Eine residuale Vorfußadduktion ist meist auf eine unvollständige Korrektur der Fehlstellung im unteren Sprunggelenk zurückzuführen und beinhaltet eine bestehende talonavikulare Subluxation. Diese liegt vor, wenn der TMT I-Winkel >15° beträgt [20]. 14 unserer 17 Füße mit einer Vorfußadduktion hatten postoperativ eine persistierende talonavikulare Subluxation. Dies ist ein Nachteil des in der Studie verwendeten dorsomedialen Zuganges, denn er erlaubt keine exakt kontrollierte Reposition des Talonavikulargelenkes.

Auch aus diesem Grund verwenden wir heute den Cincinnati-Zugang [4] (siehe auch Abb. 1), der eine bessere Übersicht garantiert. Er bietet je nach Schweregrad des Klumpfußes Erweiterungsmöglichkeiten des Eingriffes. Bei milderen Formen ist ein sogenannter Mini-Cincinnati möglich, während bei persistierender talonavikularer Subluxation eine ausgedehnte peritalare Arthrolyse durchzuführen ist. Entscheidend für die Korrektur des subtalaren Drehfehlers ist die Reposition des Talonavikulargelenkes.

■ Literatur

1. Beatson TR, Pearson JR (1966) A method of assessing correction in clubfeet. J Bone Joint Surg 48-B:40–50
2. Bösch J (1955) Biologische Grundlagen konservativer Klumpfußbehandlung. Z Orthop 85:429–448
3. Cooper DM, Dietz FR (1995) Treatment of idiopathic clubfoot: A thirty-year follow-up note. J Bone Joint Surg 77-A:1477–1489
4. Crawford AH, Marxen JL, Osterfeld DL (1982) The Cincinnati incision: a comprehensive approach for surgical procedures of the foot and ankle in childhood. J Bone Joint Surg 64-A:1355–1358
5. Dimeglio A, Bensahel H, Souchet P, Mazeau P, Bonnet F (1995) Classification of clubfoot. J Pediatr Orthop B 4:129–136
6. Dunn HK, Samuelson KM (1974) Flat-top talus: A long-term result of twenty clubfeet. J Bone Joint Surg 56-A:57–62
7. Feldbrin Z, Gilai AN, Ezra E, Kermosh O, Kramer U, Wientroub S (1995) Muscle imbalance in the aetiology of idiopathic clubfoot. J Bone Joint Surg 77-B:596–601
8. Fukuhara K, Schollmeier G, Uhthof HK (1994) The pathogenesis of club foot. A histomorphometric and immunhistochemical study of fetuses. J Bone Joint Surg 76-B:450–457
9. Green ADL, Lloyd-Roberts GC (1985) The results of early posterior release in resistant club feet: A long-term review. J Bone Joint Surg 67-B:281–284
10. Grill F (1996) Der Klumpfuß. Orthopäde 25:364–378
11. Hefti F (1998) Kinderorthopädie in der Praxis. Springer, Berlin Heidelberg
12. Hudson I, Catterall A (1994) Posterolateral release for resistant clubfoot. J Bone Joint Surg 76-B:281–284
13. Krauspe R, Parsch K (1995) Die peritalare Arthrolyse zur Klumpfußkorrektur über den sogenannten Cincinnati-Zugang. Operat Orthop Traumatol 7:125–140
14. Magone JB, Torch MA, Clark RN, Kean JR (1989) Comparative review of surgical treatment of the idiopathic clubfoot by three different procedures at Columbus Children's Hospital. J Pediatr Orthop 9:49–58
15. McKay DW (1983) New concept of and approach to clubfoot treatment: Section III. Evaluation and results. J Pediatr Orthop 3:141–148
16. Ponseti IV (1992) Treatment of congenital club foot. J Bone Joint Surg 74-A:448–454
17. Ponseti IV (1996) Congenital clubfoot: Fundamentals of treatment. Oxford University Press, Oxford
18. Reichel H, Lebek S, Milikic L, Hein W (2001) Posteroplantar release for congenital clubfoot in children younger than 1 year. Clin Orthop 387:183–190
19. Reimann I, Becker-Andersen H (1974) Early surgical treatment of congenital clubfoot. Clin Orthop 102:200–206
20. Simons GW (1977) Analytical radiography of club feet. J Bone Joint Surg 59-B: 485–489
21. Simons GW (1985) Complete subtalar release in club feet: Part I. A preliminary report. J Bone Joint Surg 67-A:1044–1055
22. Turco VJ (1971) Surgical correction of the resistant club foot. J Bone Joint Surg 53-A:477–496
23. Turco VJ (1979) Resistant congenital clubfoot: One stage posteromedial release with internal fixation. A follow-up report of a fifteen-year experience. J Bone Joint Surg 61-A:805–814
24. Yamamoto H, Muneta T, Morita S (1998) Nonsurgical treatment of congenital clubfoot with manipulation, cast, and modified Denis Browne splint. J Pediatr Orthop 18:538–542

Ergebnisse chirurgischer Klumpfußversorgung (Dorsale versus peritalare Arthrolyse)

E. WRAGE-BRORS, D. MÜLLER, A. KRANZL,
I. BÖHM, F. GRILL

Die Behandlung des Klumpfußes beschäftigt die Orthopädie schon seit ihren Anfängen. Trotzdem ist es bis heute nicht gelungen, die Ätiologie definitiv zu klären, eine objektive Klassifizierung, vergleichbar mit der Graf'schen Typisierung der Hüftdysplasie [5], gestützt auf ein bildgebendes Verfahren zu etablieren, das therapeutische Vorgehen zu standardisieren und ein objektives Schema zur Beurteilung der Behandlungsergebnisse zu erstellen.

Die Orthopädie hat beim Klumpfuß ihre Ziele zwar noch nicht erreichen können, in den letzten Jahren hat es aber doch einschneidende Neuerungen und Fortschritte gegeben.

Was die Ätiologie betrifft, so gilt nach wie vor, dass der Klumpfuß kein einheitliches Krankheitsbild ist, sondern dass unterschiedliche Faktoren verursachend sind. Die Ursache kann chromosomal sein und schon vor der Fertilisation liegen, embryonal im Sinne einer temporären Wachstumsstörung vor der 7.–9. Schwangerschaftswoche, fetal durch eine mechanische Blockade der Fußentwicklung, neurogen durch ein primär defektes Nervengewebe, myogen durch ein Überwiegen der Typ-I-Fasern in bestimmten Muskelgruppen und durch Anomalien des Bindegewebes. Noch immer ist also das „Henne-Ei-Problem" beim Klumpfuß ungelöst: Sind es primär Veränderungen des Muskel- und Bindegewebes, die sekundär zu Knochenfehlwachstum und Fehlstellungen führen, oder sind die knöchernen Veränderungen primär und die Weichteilveränderungen sekundär. Neuere Forschungen im Bereich des pathologisch verdickten Kapselgewebes ergaben Hinweise auf eine genetische Veränderungen der Fibroblasten [4], wobei durch Genmanipulation experimentell eine Heilung vorstellbar ist.

Neue Aspekte gibt es auch bei der Klassifizierung der Klumpfußdeformität. Die von Dimeglio aufgestellte Typisierung hat sich heute an den meisten Behandlungszentren durchgesetzt. Nach Dimeglio wird der Klumpfuß je nach Schweregrad in 4 Typen eingeteilt [3]:

Typ 1 (Soft-soft-foot) erlaubt eine passive Korrektur des Klumpfußes bis zur Neutralstellung. Die Achillessehne ist gering verkürzt. Der Fuß lässt sich aber nicht völlig frei dorsal flektieren.

Typ 2 (Soft-stiff-foot) zeigt eine nur teilweise korrigierbare Spitzfußstellung. Die Vorfußadduktion ist gering und korrigierbar. Die Supinationsstellung beträgt etwa $20°$.

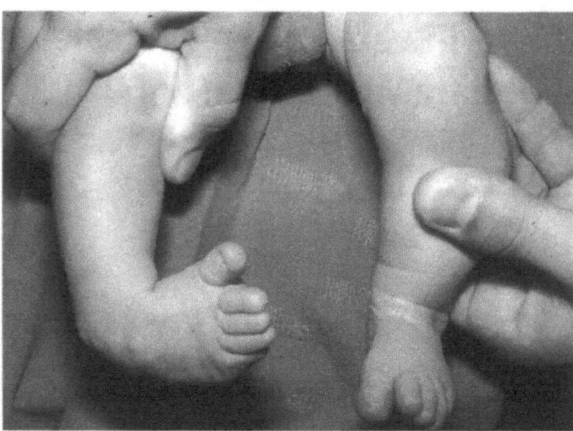

Abb. 1. Idiopathischer kongenitaler Klumpfuß-Typ 3 nach Dimeglio rechts vor Therapiebeginn

Typ 3 (Stiff-soft-foot) zeigt einen fixierten Spitzfuß. Die subtalare Rotation lässt sich nur gering korrigieren. Die Korrektur der Vorfußadduktion ist teilweise möglich. Die Supinationsstellung liegt um 40° (Abb. 1).

Typ 4 (Stiff-stiff-foot) ist kapsulär ausgesprochen rigide und subtalar oft komplett disloziert. Der Rückfußvarus beträgt über 45°. Die Spitzfußstellung ist stark ausgeprägt. Es besteht eine tiefe quere Mittelfußfalte.

Diese Einteilung ist aber nach wie vor subjektiv und vom jeweiligen Untersucher abhängig. Versuche eine Klassifizierung der Klumpfußdeformität mittels Sonographie zu erreichen, wurden von Leder [7], Grill, Hamel [6] und Hansson vorgenommen und publiziert. Ihre Umsetzung im klinischen Alltag ist aber noch nicht gelungen.

Am Orthopädischen Spital Wien-Speising wird derzeit konsequent eine primär konservative Therapie durchgeführt. Dabei wird von der ersten Lebenswoche an 2-mal in der Woche ein geschlossener Ober-Unterschenkelgips angelegt. Die Gipsbehandlung wird nur von erfahrenen Orthopäden in der Technik nach Bösch durchgeführt [1]. Behandlungsziel ist die Reposition des Talonavikulargelenks, die Herstellung anatomisch korrekter Achsenverhältnisse zwischen Fußwurzel und oberem Sprunggelenk. Die Herstellung eines Muskelgleichgewichtes zwischen Pro- und Supinatoren und eine Verbesserung der Mobilität des Fußes wird durch eine heilgymnastische Behandlung, die zwischen jedem Gipswechsel durch die Physiotherapeutin durchgeführt wird, erreicht.

In den meisten Fällen gelingt es nicht, eine vollständige Korrektur auf konservativem Weg herbeizuführen. Konnte nach einer dreimonatigen Gipsbehandlung eine Reposition des Talonavikulargelenks und des Kalcaneo-Kuboidgelenks erreicht werden (Röntgennachweis), wird in unserer Abteilung, falls es nicht gelungen ist konservativ die Spitzfußkomponente zu korrigieren, die Indikation zu einem dorsolateralen Release mit Achillessehnenverlängerung, dorsaler Kapsulotomie des oberen und unteren

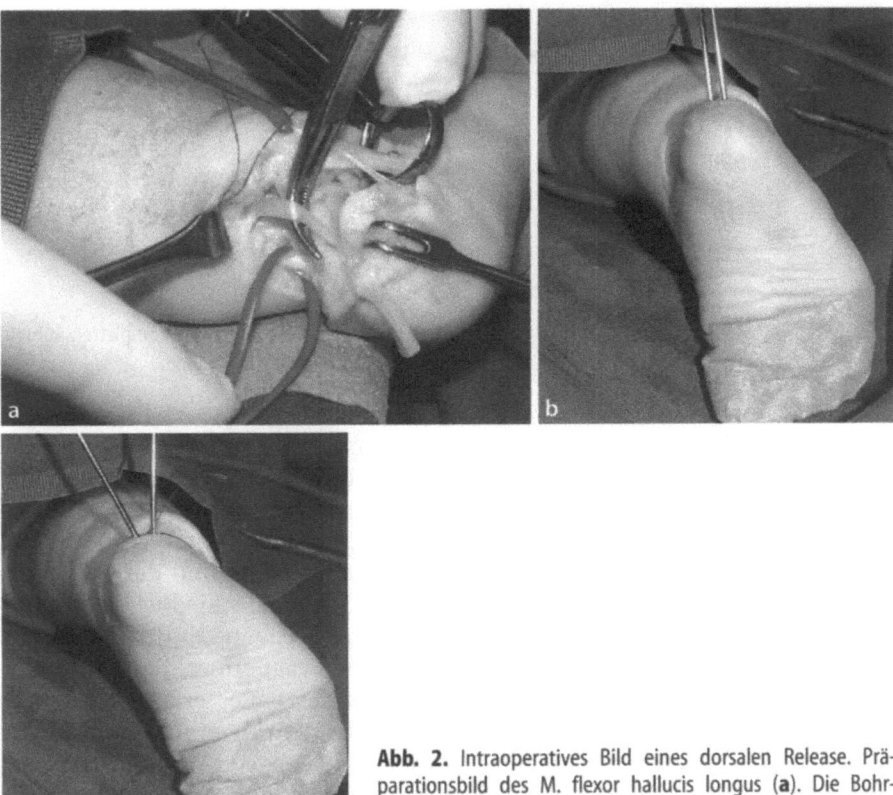

Abb. 2. Intraoperatives Bild eines dorsalen Release. Präparationsbild des M. flexor hallucis longus (**a**). Die Bohrdrähte zeigen die Stellung von Talus und Calcaneus vor (**b**) und nach (**c**) der subtalaren Derotation

Sprunggelenks mit subtalarer Derotierung gestellt (sog. Mini-Cincinnati; Abb. 2 a–c). Dabei ist es wichtig, das Lig. fibulocalcaneare und die Sehnenscheiden der beiden Peronealmuskeln zu durchtrennen. Gelingt es bis Ende des 3. Monats nicht, den Fuß ausreichend zu korrigieren, das heißt eine Reposition des Talonavikulargelenks konservativ durchzuführen, so wird bis zum 6. Lebensmonat weiter konservativ behandelt und dann ein komplettes subtalares Release in der Technik nach McKay/Simons [9–12] durchgeführt (Abb. 3). Bei beiden Verfahren ist der Zugang nach Cincinnati die Methode der Wahl [2]. Das Operationsergebnis wird in beiden Fällen durch Bohrdrähte und eine sechswöchige Gipsbehandlung gesichert. Nach der Gipsabnahme und Bohrdrahtentfernung wird der Fuß auf der Bewegungsschiene mobilisiert und durch Physiotherapie und Schienenbehandlung (Nachtschiene für mindestens ein Jahr) nachbehandelt. Ab Gehbeginn erfolgt zusätzlich eine Versorgung mit Antivarus-Schuhen bzw. Sandalen mit Klumpfußzurichtung.

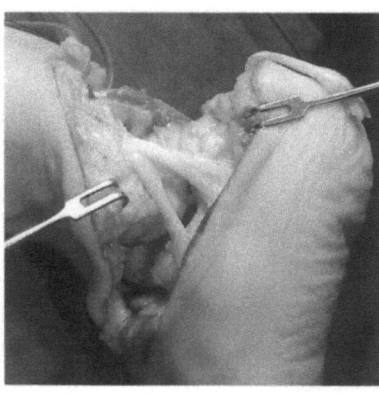

Abb. 3. Intraoperatives Bild eines kompletten subtalaren Release (OP nach McKay/Simons)

Die endgültige Evaluierung in der Klumpfußchirurgie erweist sich als schwierig, da diverse Klassifikationen und Outcome-Scores in der Literatur objektive Kriterien vermissen lassen. Was die Bewertung der Behandlungsergebnisse betrifft, so ist es heute möglich geworden, unter Einbeziehung der computergestützten dreidimensionalen Ganganalyse und der Pedobarographie standardisiert und objektiv Ergebnisse unterschiedlicher Behandlungsmethoden und Klumpfußschweregrade zu erfassen, zu dokumentieren und zu vergleichen. Diese objektive Form der Evaluierung, bei der vor allem neben der Form auch die Funktionalität des Fußes erfasst wird, setzt für die Zukunft neue Maßstäbe und ermöglicht Erkenntnisse, die in Zukunft in die Therapie einfließen werden. Ziel unserer Evaluierung war, neben der Objektivierung und Standardisierung der Nachuntersuchung, das Ergebnis auch im Sinne der Qualitätssicherung zu beurteilen und nicht zuletzt auch Unterschiede im mittel- bzw. langfristigen Outcome zwischen den beiden Operationskollektiven (OP nach McKay/Simons oder Achillessehnenverlängerung mit dorsalem Release), abhängig von der primär vorliegenden Rigidität, zu ermitteln.

Für diese umfangreiche, retrospektive Studie wurden aus einem Kollektiv von über 300 operierten Patienten ca. 100 nach unilateralem, kongenitalem, idiopathischem Auftreten des Klumpfußes ausgewählt. Es durfte keine neuromuskuläre Ätiologie vorliegen und sich nicht um einen Rezidiv-Klumpfuß handeln. Außerdem wurden geographische Gesichtspunkte berücksichtigt, da Familien aus anderen Bundesländern die teilweise sehr weite Reise nicht zugemutet werden konnte. Die Kinder sollten im Alter zwischen 8 und 14 Jahren sein. Den Eltern wurde in einem Einladungsschreiben eine gründliche, teilweise außerplanmäßige und zeitaufwendige Untersuchung u. a. zum Zwecke der Qualitätssicherung angeboten. Schließlich konnten 38 Kinder untersucht werden. Alle Kinder wurden nach unserem Behandlungsschema mindestens bis zum Alter von 3 Monaten mit Gips vorbehandelt. Anschließend wurde abhängig von der noch vorliegenden Deformität und Rigidität ein chirurgisches Vorgehen geplant. Sehr rigide Klumpfüße wurden nach der Technik von McKay/Simons operiert, mildere Formen lediglich mit einem dorsalen Release und Achillessehnenverlängerung (sog. Mini-Cincinnati) versorgt. Gruppe A (McKay) setzt sich zusammen aus 11 Jungen und 4 Mädchen mit einem Durchschnittsalter von 1,8 Jahren zum Zeitpunkt der Operation. Zum Zeitpunkt der Nachuntersuchung waren diese Kinder im Durchschnitt 10,9 Jahre alt. 16 Jungen und 7 Mädchen bilden die Gruppe B (Mini-Cincinnati) mit einem Durchschnittsalter von 4,7 Monaten zum Zeitpunkt des chirurgischen Eingriffs. Das Alter bei der Kontrolle war hier durchschnittlich 10,2 Jahre.

Bei allen Kindern wurde nach Einwilligung der Eltern eine umfassende Anamnese erhoben, eine Röntgenuntersuchung (a.p.- und seitlicher Strahlengang sowie Funktionsaufnahmen) des Fußes vorgenommen, eine komplette klinische Untersuchung sowie eine 3-D-Ganganalyse (Motion Analysis Corporation) mit zwei Kraftmessplatten (AMTI) und eine Pedobarographie (Druckmessplattform mit 4 Sensoren pro cm^2; EMED SF, Novel) durchgeführt. Als Vergleich wurde der gesunde, nicht betroffene Fuß hinzugezogen.

Die subjektive Einschätzung ergab sehr zufriedene und schmerzfreie Patienten ohne Einschränkung der Sportfähigkeit. Die klinische Untersuchung erfolgte unter anderem mit Hilfe des Magone-Scores [8]. Dieses postoperative Bewertungsschema, welches das funktionelle Endergebnis in den Vordergrund stellt, ergab einen Score von 85 Punkten (gutes Ergebnis) bei Mini-Cincinnati und 78 Punkten (befriedigendes Ergebnis) in der McKay-Gruppe (bei maximalen 100 Punkten; Abb. 4). In beiden Gruppen ist eine eingeschränkte klinische, radiologisch und ganganalytisch verifizierbare Beweglichkeit im betroffenen Sprunggelenk erkennbar. Der goniometrisch erfasste Bewegungsumfang im oberen Sprunggelenk (Range-of-motion) betrug in der McKay-Gruppe 39°, in der Minicincinnati-Gruppe 40°, gegenüber 55° Bewegungsumfang des gesunden, nicht betroffenen Fußes. Der Wadenumfang ist bekanntermaßen bei allen Klumpfußpatienten reduziert. In der McKay-Gruppe betrug der Wert 28,0 cm, Gruppe B (Mini-Cincin-

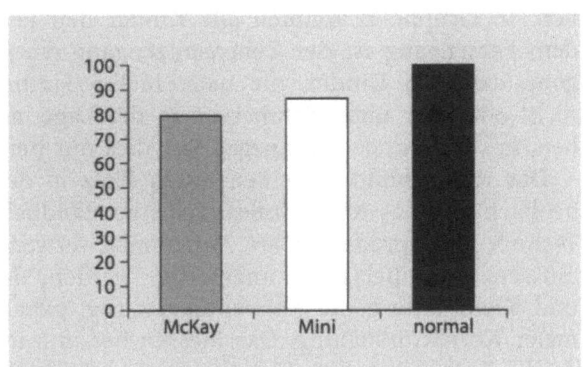

Abb. 4. Postoperatives Bewertungsschema von Magone et al.: McKay 78 Punkte, Mini 85 Punkte; ein normaler, gesunder Fuß erreicht 100 Punkte

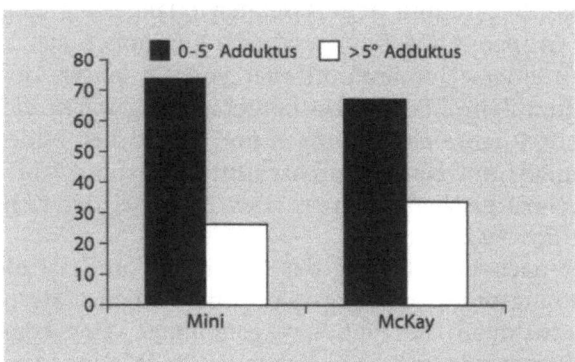

Abb. 5. Auftreten eines Vorfußadduktus auf der betroffenen Seite (in %)

nati) hatte einen Wadenumfang von 26,5 cm gegenüber dem gesunden Fuß mit durchschnittlich 31,0 cm Wadenumfang. Die noch vorliegende Vorfußadduktion kann ebenfalls als Indikator für den Therapieerfolg angesehen werden: 75% der Mini-Cincinnatis zeigten keinen oder nur einen sehr geringen Vorfußadduktus, lediglich 25% zeigten eine Aduktion des Vorfußes über 5°. 66% aus der McKay-Gruppe hatten keinen oder nur einen geringen Adduktus und 33% zeigen eine deutliche Adduktionsstellung des Vorfußes (Abb. 5). Der unterschiedliche Schweregrad zwischen beiden Gruppen ist auch an der Fußlänge zu ersehen, aus der Schuhgrößendifferenzen zwischen gesunder und erkrankter Seite resultieren. Die Fußlänge der Mini-Cincinnatis betrug im Durchschnitt 21,0 cm gegenüber 22,0 cm des gesunden Fußes. In der McKay-Gruppe bleibt der Wert mit 21,7 cm versus 23,4 cm noch deutlicher hinter dem gesunden Fuß zurück. Ein weiterer Parameter ist die unterschiedliche Beinlänge der Patienten. In Gruppe B (Mini-Cincinnati) betrug die Beinlängendifferenz im Durchschnitt 0,6 cm, in Gruppe A (McKay) im Durchschnitt 1,0 cm. Interessant ist auch, dass 5 von 15 Kinder in Gruppe A nicht in der Lage waren, auf der Ferse zu gehen. In Gruppe B konnten alle Kinder den Fersengang ausführen. Neben dem Fersengang ist der Zehenspitzengang ein weiteres Kriterium des Magone-Scores. 3 Kinder, die nach McKay/Simons operiert wurden, waren nicht oder nur unter Schmerzen in der Lage, auf den Zehenspitzen zu gehen, in der Gruppe B hingegen war dies nur bei einem Kind unmöglich.

Das Röntgenbild hat einen festen Platz in der Diagnostik und Verlaufsbeobachtung des Klumpfußes. Selbstverständlich muss eine standardisierte Technik für reproduzierbare Aufnahmen verwendet werden [13]. Die Bilder müssen unter Belastung angefertigt werden, das bedeutet bei Säuglingen und Kleinkindern die Notwendigkeit sog. gehaltener Aufnahmen in maximaler Korrekturstellung. Das Messen bestimmter Winkel erweist sich gerade bei Aufnahmen von Säuglingen als schwierig, da nur einzelne und sehr unreife Ossifikationszentren sichtbar sind. Im Rahmen dieser Studie wurden prä- und postoperative Aufnahmen sowie aktuelle Aufnahmen des er-

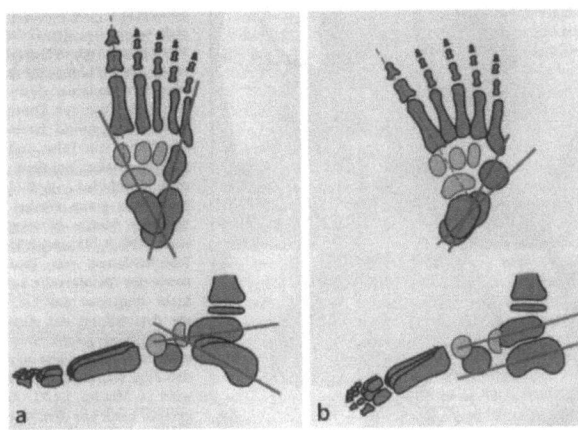

Abb. 6a, b. Der talokalkaneare Winkel ist beim Klumpfuß pathologisch verändert (**a** gesunder Fuß, **b** Klumpfuß)

Tabelle 1. Ergebnisse Röntgen (NU = Nachuntersuchung)

	Mini-Cincinnati		McKay/Simons		Normalwerte
	prä OP	bei NU	prä OP	bei NU	
Talokalkanearer Winkel a.p.	27.8°	22.0°	23.9°	16.0°	25.0–40.0°
Talokalkanearer Winkel seitl.	22.2°	31.3°	17.4°	30.0°	35.0–50.0°
Talus-Metatarsale-I-Winkel a.p.	18.0°	6.7°	25.5°	10.6°	<15.0°

krankten Fußes zum Zeitpunkt der Nachuntersuchung berücksichtigt. Zwei wichtige Röntgenzeichen sind die Parallelstellung und Übereinanderprojektion von Talus und Kalkaneus (talokalkanearer Winkel; Abb. 6) sowie die Adduktionsstellung des Os metatarsale I zum Talus (Talus-Metatarsale-I-Winkel). Die Tabelle gibt die gemessenen Werte vor Operation und zum Zeitpunkt der Nachuntersuchung (NU) an (Tabelle 1). Anhand der schlechteren Winkelwerte präoperativ kann u. a. auch die Indikation zu einem kompletten subtalaren Release nach McKay/Simons nachvollzogen werden. Gerade beim Talus-Metatarsale-1-Winkel, als Maß für die Vorfußadduktion, ist bei dieser Nachuntersuchung eine deutliche Verbesserung zu erkennen. Die Werte bewegen sich durchaus im Normbereich. Anhand der Funktionsaufnahmen in maximaler Dorsalextension und Plantarflexion lässt sich der röntgenologische Range-of-motion (ROM) ermitteln. Dieser Wert erhielt ebenfalls Einzug in das postoperative Bewertungssystem von Magone. Der Bewegungsumfang der Gruppe A (McKay) bleibt hier mit 27.5° gegenüber 37.0° der Gruppe B (Mini-Cincinnati) deutlich zurück. Radiologisch ist außerdem bei allen Patienten in der seitlichen Projektion ein Flat-top-Talus (reduzierter Talus-Dom; Abb. 7) nachweisbar, wobei dieser in der McKay-

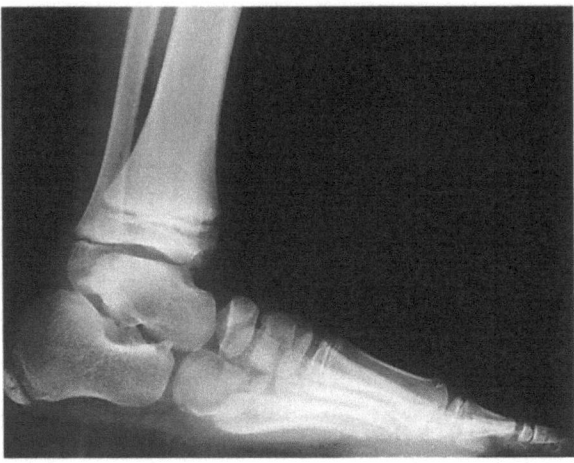

Abb. 7. Flat-top-Talus im Röntgenbild bei Status post OP nach McKay links bei einem 12jährigen Jungen

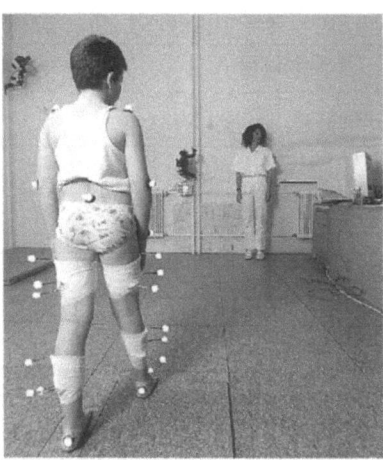

Abb. 8. Patient im Ganglabor des Orthopädischen Spitals Wien-Speising

Gruppe ausgeprägter imponiert. Hier stellt sich die Frage, ob nicht bei einem ausgeprägten Flat-top-Talus in Zukunft mit früharthrotischen Beschwerden gerechnet werden muss.

Aufgabe der Ganganalyse ist die Quantifizierung des menschlichen Gangbildes. Mit Hilfe von reflektierenden Markern werden durch Digitalisierung der gewonnenen Daten die Gelenkswinkel berechnet (Kinematik). Die quantitative Beschreibung der Kräfte, die auf ein Gelenk oder ein Körperteil wirken (Kinetik), erfolgt mit in den Boden eingelassenen Kraftmessplatten (Abb. 8). Höhere Leistungsfähigkeit der Rechner und einfachere Digitalisierungsverfahren ermöglichen eine Darstellung des Gangbildes in jeder beliebigen Ebene des Raumes (3-D). Die klinisch und radiologisch

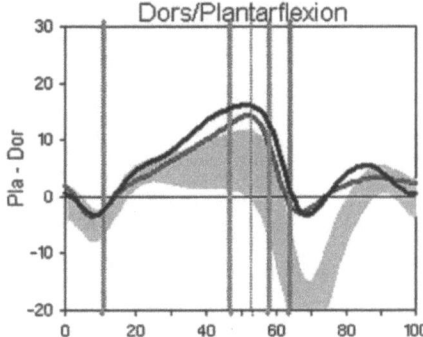

Abb. 9. Sprunggelenk-Beweglichkeit (Kinematik) sagittal in der Gruppe A (McKay): Die nichtoperierte Seite ist schwarz, die operierte Seite grau dargestellt

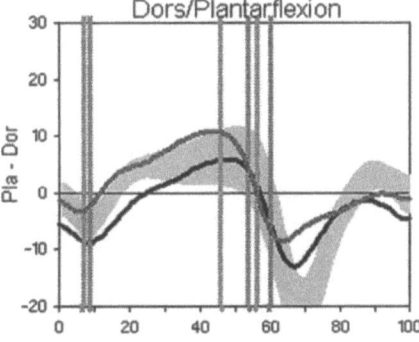

Abb. 10. Sprunggelenk-Beweglichkeit (Kinematik) sagittal in der Gruppe B (Mini): Die nichtoperierte Seite ist schwarz, die operierte Seite grau dargestellt

doch eingeschränkte Beweglichkeit der Patienten in Gruppe A (McKay) spiegelt sich in der Ganganalyse wieder. Im Vergleich der beiden Gruppen zeigte sich in der Gruppe A (McKay) beim Sprunggelenkswinkel sagittal eine Einschränkung bei der Dorsalflexion bei normaler maximaler Plantarflexion (Abb. 9). In der Gruppe B (Mini-Cincinnati) verhält es sich genau umgekehrt. Hier kommt es zu einer Verminderung der maximalen Plantarflexion bei normaler Dorsalflexion (Abb. 10). Im Bewegungsumfang unterscheiden sich die beiden Gruppen ganganalytisch untereinander nicht. Bei der Abdruckleistung (Push-off) im Sprunggelenk zeigt sich bei beiden Gruppen eine Verringerung der Leistungsgenerierung gegenüber dem gesunden Fuß. Zwischen den Gruppen zeigt sich in Gruppe A (McKay) eine *signifikante* Verringerung der Leistungsgenerierung (Push-off) gegenüber der Gruppe B (Abb. 11). Bei allen Patienten der Gruppe A ist in der Kinematik ein Beckenschiefstand erkennbar, der aus der Beinlängendifferenz resultiert (Abb. 12). Der Fußöffnungswinkel (Foot-progression) zeigt in dieser Gruppe eine deutliche Streuung. Es bestanden von einem erhöhten bis zu einem verminderten (negativen) Fußöffnungswinkel alle Formen (Abb. 13). In der Gruppe B (Mini-Cincinnati) bestand gegenüber dem gesunden Fuß ein leicht verminderter Fußöffnungswinkel.

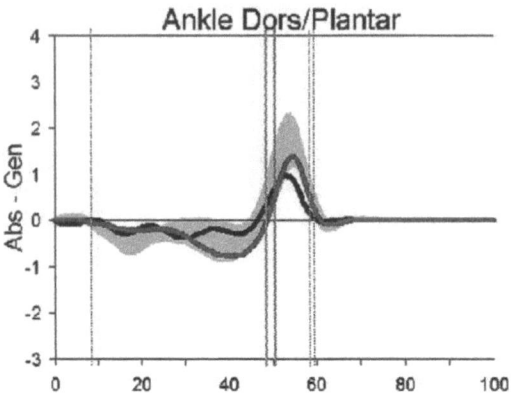

Abb. 11. Sprunggelenk-Leistungsgenerierung: Beide Gruppen (A und B) im Vergleich (schwarz: McKay; grau: Mini)

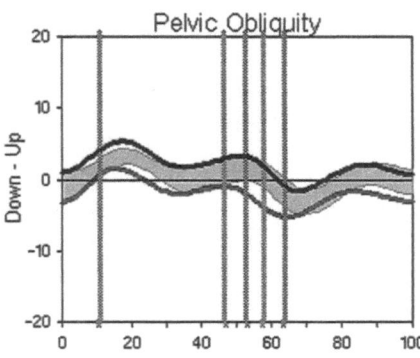

Abb. 12. Beckenschiefstand: Die nichtoperierte Seite ist scwharz, die operierte Seite grau dargestellt

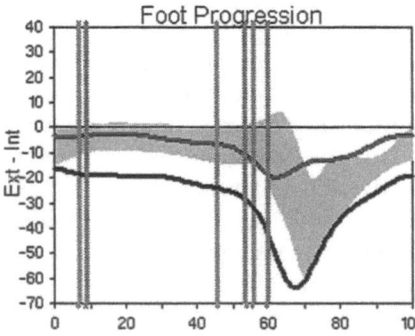

Abb. 13. Fußöffnungswinkel: Die nichtoperierte Seite ist schwarz, die operierte Seite grau dargestellt

Mit der Pedobarographie ist die Darstellung der dynamischen Druckverteilung während des Gangablaufes möglich. Es ist neben einer Abflachung des Fußlängsgewölbes bei allen Patienten im Vergleich zur gesunden, nicht betroffenen Seite eine verminderte Belastung von Ferse, Großzehe und MTK 1 zu erkennen. Erhöhte Belastungen zeigt der laterale Mittelfuß und

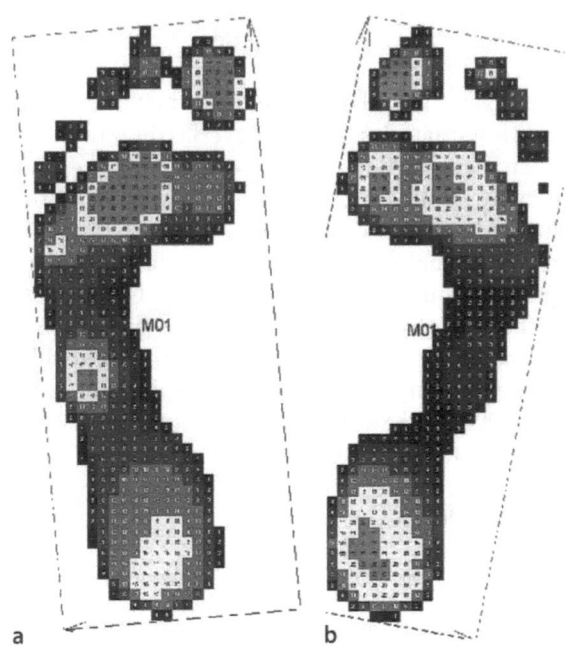

Abb. 14a, b. Druckverteilungsmessung (Pedobarographie); **a** betroffener, operierter Fuß bei Nachuntersuchung, **b** gesunder Fuß zum Vergleich

Tabelle 2. Spitzendrücke (Peak-pressure) der Pedobarographie im Vergleich

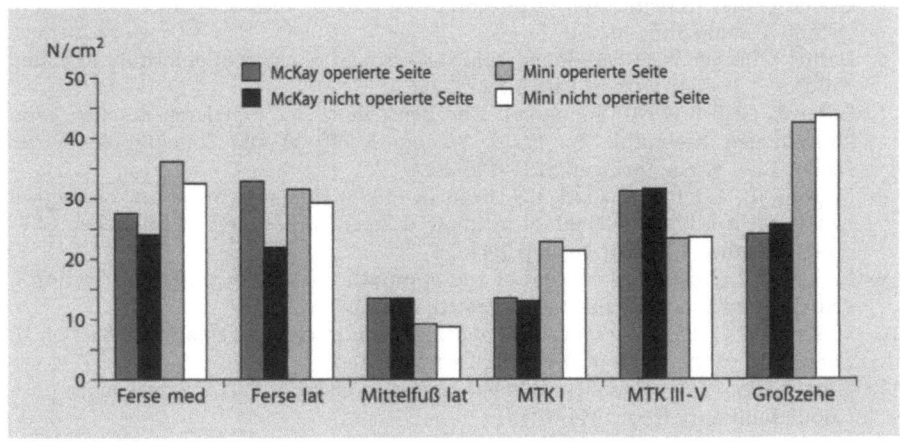

die Vorfußregion MTK 3–5 (Abb. 14). Deutliche Unterschiede zwischen
McKay und Mini-Cincinnati lassen sich pedobarographisch nicht erkennen
(Tabelle 2).

Gerade die 3-D-Ganganalyse und Pedobarographie halten wir als wertvolle, objektive Werkzeuge zur Evaluierung in der Klumpfußbehandlung

für geeignet; diese Untersuchungen könnten durchaus auch in die sog. Outcome-Scores einbezogen werden. Klinik und Röntgen haben trotz mangelnder Objektivität nach wie vor einen großen Stellenwert bei Nachuntersuchungen. Denkbar wäre aber auch, das Röntgen im Hinblick auf die Funktionalität des Fußes zuverlässig durch die Ganganalyse zu ersetzen. Neben den Vorteilen, die die Ganganalyse bietet, ist sie zeit- und kostenintensiv, so dass nicht jede orthopädische Klinik über ein Ganglabor verfügen kann. Es ist festzustellen, dass die Korrektur der Fußform operativ mit den heute üblichen Operationsverfahren möglich ist, was durch befriedigende bis gute Ergebnisse u. a. der Ganganalyse und Pedobarographie beweisbar ist. Insgesamt waren die Ergebnisse der Operation nach McKay/ Simons in Bezug auf Funktion und Beweglichkeit deutlich besser als erwartet. Gerade in der Ganganalyse spiegelte sich die klinisch eingeschränkte Leistungsfähigkeit der McKay-Gruppe nicht so deutlich wider wie erwartet.

■ Literatur

1. Bösch J (1955) Operative und konservative Klumpfußbehandlung. Z Orthop 83:8–24
2. Crawford AH, Marxen JL, Osterfeld JL (1982) The Cincinnati incision: a comprehensive approach for surgical procedures of the foot and ankle in childhood. J Bone Joint Surg 64-A:355–358
3. Dimeglio A, Bensahel H, Soutchet P, Mazeau P, Bonnet F (1995) Classification of clubfoot. J Pediatr Orthop Part B 4:129–136
4. Fukuhara K, Schollmeier G, Uhthoff HK (1994) The pathogenesis of clubfoot. J Bone Joint Surg 63-B:450–456
5. Graf R (1984) Classification of hip joint dysplasia by means of sonography. Arch Orthop Trauma Surg 102:248
6. Hamel J, Becker W (1996) Sonographic assessment of clubfoot deformity in young children. J Pediatr Orthop Part B 5:279–286
7. Leder K, Grill F (1990) Sonographische Beurteilung der subtalaren Rotation beim kongenitalen Klumpfuß. In: Frank W, Eyb R (Hrsg) Die Sonographie in der Orthopädie. Wien, Springer, S191–196
8. Magone JB, Torch MA, Clark RN, Kean JR (1989) Comparative review of surgical treatment of idiopathic clubfoot by three different procedures at Columbus Children's Hospital. J Pediatr Orthop 9:49–58
9. McKay DW (1982) New concept of and approach to clubfoot treatment. Section I. Principles and morbid anatomy. J Pediatr Orthop 2:347–356
10. McKay DW (1983) New concept of and approach to clubfoot treatment. Section II. Correction of the clubfoot. J Pediatr Orthop 3:10–21
11. Simons GW (1985) Complete subtalar release in clubfoot Part I: A primary report. J Bone Joint Surg 67-A:1044–1055
12. Simons GW (1985) Complete subtalar release in clubfoot Part II: Comparison with less extensive procedures. J Bone Joint Surg 67-A:1056–1065
13. Simons GW (1978) A standardised method for the radiographic evaluation of clubfeet. Clin Orthop 135:107–118

II Infantile Zerebralparese

Prinzipien operativer Eingriffe bei infantiler Zerebralparese

G. SCHÖNECKER

■ Einleitung

Die infantile Zerebralparese (ICP) stellt kein einheitliches Krankheitsbild dar. Sie ist charakterisiert durch eine gestörte Kontrolle der motorischen Funktionen und der Haltung, durch eine fehlende Progredienz der zugrundeliegenden primären Schädigung bei gleichzeitig auftretenden progredienten sekundären Veränderungen und durch die assoziierten psychomentalen Störungen wie u.a. geistige Behinderung, zentrale sensomotorische Verarbeitungsstörungen, Wahrnehmungsstörungen, Sprach- und Sprechstörungen, Epilepsie, Sehstörung, Lernbehinderung, Minderwuchs, Mangelernährung und daraus entstehende Komplikationen [30, 33].

Bei den meisten ICP-Formen sehen wir Läsionsmuster, die auf eine Entstehung im 3. Trimenon der Schwangerschaft – also auf prä- oder perinatale Ereignisse – hinweisen, lediglich in einem Zehntel der Fälle spielen postnatale Ursachen eine Rolle [6].

Die bleibende Funktionsbeeinträchtigung des Gehirns bei der ICP ist durch Fehlbildungen oder durch hypoxische, ischämische, hämorrhagische, toxische, infektiöse, traumatische oder embolische Prozesse bedingt, in den meisten Fällen ist eine ätiologische Zuordnung jedoch retrospektiv nicht möglich.

Typische anamnestische Angaben sind die Frühgeburtlichkeit, der Sauerstoffmangel bei Geburt und ein niedriges Geburtsgewicht. Die Prävalenz der ICP nimmt mit sinkendem Geburtsgewicht deutlich zu, sie liegt bei 1 pro 1000 Lebendgeborene bei einem Geburtsgewicht über 2500 g und steigt auf 50 bis 80 bei unter 1500 g [6].

Das klinische Bild der ICP ist charakterisiert durch die Art und die Schwere der Bewegungsstörung und durch das Vorliegen von begleitenden Störungen im Sinne der Mehrfachbehinderung.

Typische Verteilungsmuster der Störung sind die Tetraplegie mit Beteiligung aller vier Extremitäten und häufig generalisierten mentalen und psychischen Störungen, die Diplegie mit überwiegender Störung der unteren Extremitäten und die Hemiplegie mit Störung einer Körperhälfte, bei der meistens die obere Extremität mehr betroffen ist als die untere.

Die typische Bewegungsstörung der ICP ist die spastische CP, seltener treten andere Störungen wie Athetose, Ataxie, Dyskinesie oder Mischformen auf.

Das klinische Erscheinungsbild der infantilen Zerebralparese entwickelt sich erst Wochen oder Monate nach der prä- oder perinatalen Schädigung, daher ist die frühzeitige exakte Diagnose schwierig zu stellen. Darüber hinaus normalisieren sich 90% der Kinder mit neurologischen Auffälligkeiten im 1. Lebensjahr, früh auftretende neurologische Zeichen können sich verändern.

Die Behandlung der Kinder mit ICP kann sinnvollerweise nur im interdisziplinären Team gemeinsam mit Patienten, Eltern, Pädiatern, Neuropädiatern, Physiotherapeuten, Ergotherapeuten, Logopäden, Psychologen, Sozialarbeitern etc. erfolgen, in das der Orthopäde eingebunden ist. ICP-Patienten müssen unter Berücksichtigung aller Probleme, die durch die Schädigung des ZNS bedingt sind, behandelt werden. Entscheidungen über Therapien oder operative Interventionen müssen gemeinsam gefällt werden, sollen sie nicht von vorne herein zum Scheitern verurteilt sein. Der Orthopäde muss hinter der regionalen anatomischen Deformität oder Funktionsstörung das globale Problem des ganzen Kindes und seiner Eltern und Geschwister sehen und erkennen. Ein Beispiel für dieses Teamkonzept ist das „Münchner Tageskonzept" [33].

Unterschiedliche konservative Behandlungsansätze wurden beschrieben, die aufgrund der Variabilität der klinischen Ausprägung der ICP sinnvoll sein können. In der wissenschaftlichen Beurteilung aller konservativen Behandlungsmethoden muss jedoch festgehalten werden, dass es keine objektiv beweisbaren Unterschiede bezüglich des Erfolges der verschiedenen Therapieformen gibt. Da aber einzelne Kinder auf die eine oder die andere Therapie günstiger ansprechen können, muss die Wahl der Methode mit dem Patienten, den Eltern und im Therapeutenteam abgestimmt werden.

Immer muss den Therapeuten bewusst sein, dass die infantile Zerebralparese nicht heilbar ist, es werden vielmehr die sekundären Folgen einer primären Hirnschädigung behandelt. Diese sekundären Symptome der primären Grunderkrankung können in der Therapie gebessert werden. Die Therapieentscheidungen sollten immer unter funktionellen Gesichtspunkten gefällt werden, die jedoch je nach Standpunkt des Teammitgliedes unterschiedlich sein können [9].

Die Therapie muss so früh wie möglich begonnen werden, da zentrale Funktionsstörungen aufgrund der Plastizität des kindlichen Gehirns kompensiert werden können. Unter funktionellen Gesichtspunkten sind die Zielvorstellungen der Patienten mit schweren Behinderungen in der Reihenfolge ihrer Wichtung die Kommunikationsfähigkeit, die Bewältigung der Alltagsaufgaben, die Mobilität in der häuslichen Umgebung und erst an vierter Stelle das Gehen [9].

Um diese Vorstellungen umsetzen zu können, hat der Therapeut ein weites Spektrum konservativer und operativer Möglichkeiten. Zur konservativen Therapie sei auf die Literatur verwiesen. Im Folgenden werden die Möglichkeiten der operativen Therapie dargestellt, insbesondere erfolgt die Darstellung operativer Maßnahmen unter dem Gesichtspunkt der Funktionsverbesserung.

Im Sinne einer prophylaktischen Therapie oder im Sinne einer korrigierenden Maßnahme können operative Eingriffe grundsätzlich in jedem Patientenalter durchgeführt werden. Dabei steht eine operative Korrektur nicht am Ende aller Maßnahmen, sondern ist in den Therapieplan integriert, um Fortschritte der Kinder zu ermöglichen, um statomotorische Funktionen zu verbessern und um Sekundärschäden wie Kontrakturen und Deformitäten zu korrigieren [1].

Grundsätzlich ist es sinnvoll, mit operativen Maßnahmen zu warten, bis eine Mitarbeit der Kinder im postoperativen Behandlungsprogramm zu erwarten ist. Dies ist im Alter von vier bis fünf Jahren meist möglich.

Die Indikation zur operativen Intervention kann durch die visuelle und die instrumentelle Ganganalyse gestützt werden, die den Effekt der individuellen Therapiemaßnahmen sowohl konservativer als auch operativer Art vor und nach der Behandlung objektiv darstellen kann. Unentbehrlich ist die Ganganalyse in der Beantwortung wissenschaftlicher Fragestellungen geworden.

Die Verbesserung der Gesamtfunktion wird jedoch aussagekräftiger durch den Gross-motor-function-measure (GMFM) gemessen.

Falls eine Operation indiziert ist, sollten alle notwendigen Operationsschritte im Sinne des „Mehretageneingriffs" in einer Narkose durchgeführt werden. Die Evaluierung der einzelnen operativen Verfahren ist durch dieses Vorgehen naturgemäß erschwert. Dieses Vorgehen hat sich jedoch als kindgerecht erwiesen, da die Schmerzbelastung für das Kind und die Belastung für die Familie durch den stationären Aufenthalt vermindert wird und das postoperative Rehabilitationsprogramm erleichtert ist [1, 2].

■ Untere Extremität

Der Fuß

Im Allgemeinen stellen die Fußdeformitäten bei Patienten mit ICP ein häufiges Problem dar. Im Rahmen der Diagnostik einer Fußfehlstellung muss jedoch auch das Kniegelenk und das Hüftgelenk mitbeurteilt werden, um kompensatorische Fehlstellungen des Fußes aufgrund von Deformitäten der Hüft- und der Kniegelenke wie z. B. Beugekontrakturen auszuschließen.

■ Der Spitzfuß

Die häufigste Deformität bei Patienten mit ICP stellt die Spitzfußdeformität dar. Die Ursache liegt primär in der Tonuserhöhung der Wadenmuskulatur, die sekundär zu einer Verkürzung des M. gastrocnemius, des M. soleus oder beider Muskeln führt.

Grundsätzlich wird das Wachstum der Muskulatur durch Dehnungsreize gefördert, die bei der spastischen Tonuserhöhung fehlen, so dass der Knochen schneller als die Muskulatur wächst und im Bereich des Fußes z. B. eine fixierte Spitzfußfehlstellung resultiert (Abb. 1).

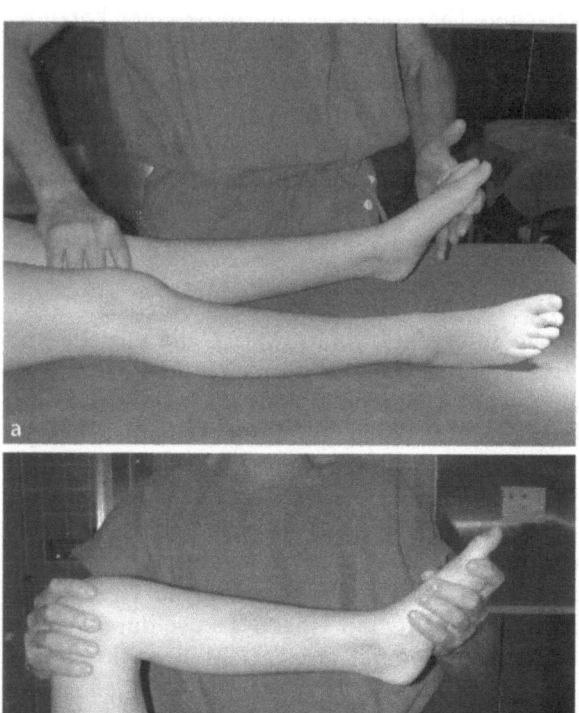

Abb. 1a, b. Nachweis einer Verkürzung des M. gastrocnemius und des M. soleus im Silfverskjöld-Test. Sowohl in **a)** Kniestreckung (Anspannung von Gastrocnemius und Soleus) als auch in **b)** Kniebeugung (Anspannung des Soleus bei Entspannung des zweigelenkigen Gastrocnemius) fixierte Spitzfußstellung

Eine dynamische, passiv korrigierbare Fehlstellung kann durch eine intramuskuläre Injektion von Botulinumtoxin A verbessert werden, eine fixierte Fehlstellung ist nur noch operativ zu korrigieren [13, 31].

Zur Korrektur stehen verschiedene operative Techniken zur Verfügung, prinzipiell können intramuskuläre Verlängerungen der Gastrocnemius- und Soleusmuskulatur von Verlängerungen der Achillessehne unterschieden werden.

Allgemein verursacht eine Muskel- oder Sehnenverlängerung immer eine Kraftabschwächung der verlängerten Muskelgruppe. Eine intramuskuläre Verlängerung des M. gastrocnemius führt zu einer geringeren Schwächung der Kraftentwicklung während des Abstoßvorganges (Push-off) beim Gangablauf als eine Achillessehnenverlängerung, zeigt jedoch eine höhere Rezidivrate [1, 21, 34].

Die klassische z-förmige Verlängerung der Achillessehne erfordert einen größeren Weichteilzugang und eine Naht der Sehne, dagegen erfordert die perkutane Technik nach Hoke lediglich drei kleine Stichinzisionen. Bei dieser Technik wird die Achillessehne ausgehend von der Mittellinie mittels drei hälftiger Inzisionen quer tenotomiert und anschließend der Fuß vorsichtig dorsalflektiert, so daß die Verlängerung im Sinne der Sliding-Technik über eine Aufdehnung ohne Unterbrechung der Kontinuität erzielt werden kann [14]. Postoperativ wird für sechs Wochen ein Oberschenkelgips in Neutralstellung des Fußes angelegt, der sofort nach der Operation belastet werden kann.

Bei den verschiedenen intramuskulären Verlängerungstechniken wird prinzipiell im Bereich des Muskelbauches der Gastrocsoleusgruppe auf zwei oder mehr Etagen eine quere Fasziotomie der Muskelfaszie durchgeführt und der Muskel anschließend intraoperativ auf 10 Grad Dorsalextension im oberen Sprunggelenk aufgedehnt. Vom Autor wird die Technik nach Baumann bevorzugt. Postoperativ wird für sechs Wochen ein Oberschenkelgips in Neutralstellung des Fußes angelegt, der sofort nach der Operation belastet werden kann.

Nach der Gipsphase wird eine Lagerungsschienenbehandlung zur Nacht über mindestens sechs Monate postoperativ zur Rezidivprophylaxe empfohlen. Falls der M. tibialis anterior in der Schwungphase nicht aktiv ist und damit eine aktive Fußhebung nicht möglich ist, sollte eine dynamische Unterschenkelorthese oder eine Sprunggelenksorthese (DAFO) getragen werden, um eine Zirkumduktion oder einen Steppergang zu vermeiden [1].

Komplikationen der Achillesehnenverlängerung bei Beachtung der korrekten Indikation und technischen Durchführung sind selten. Insbesondere muss eine Überkorrektur vermieden werden, da ein Hackenfuß ein größeres funktionelles Problem darstellt als die primäre Spitzfußdeformität.

■ Der Klumpfuß

Die dynamische Klumpfußdeformität tritt typischerweise bei Patienten mit einer spastischen Hemiplegie auf und ist durch die Überaktivität des M. tibialis posterior in Kombination mit einer Schwäche der Peronealmuskulatur und einer Verkürzung der Wadenmuskulatur bzw. der Achillessehne bedingt.

Das Zeil der Behandlung der dynamischen Klumpfußfehlstellung besteht in der Balancierung der Muskelkräfte durch Verlängerungen oder Transpositionen.

Eine z-förmige oder eine intramuskuläre Verlängerung des M. tib. post. allein kann den Klumpfuß korrigieren, es besteht jedoch eine hohe Rezidivgefahr.

Daher sollte ein hälftiger Tibialis-posterior-Transfer auf die Sehne des M. peroneus brevis (Abb. 2) bevorzugt werden. Der Transfer balanciert die spastische Aktivität des Tibialis post. und korrigiert die Schwäche der Peronealmuskulatur, gleichzeitig bleibt die Kraft der Plantarflexoren erhal-

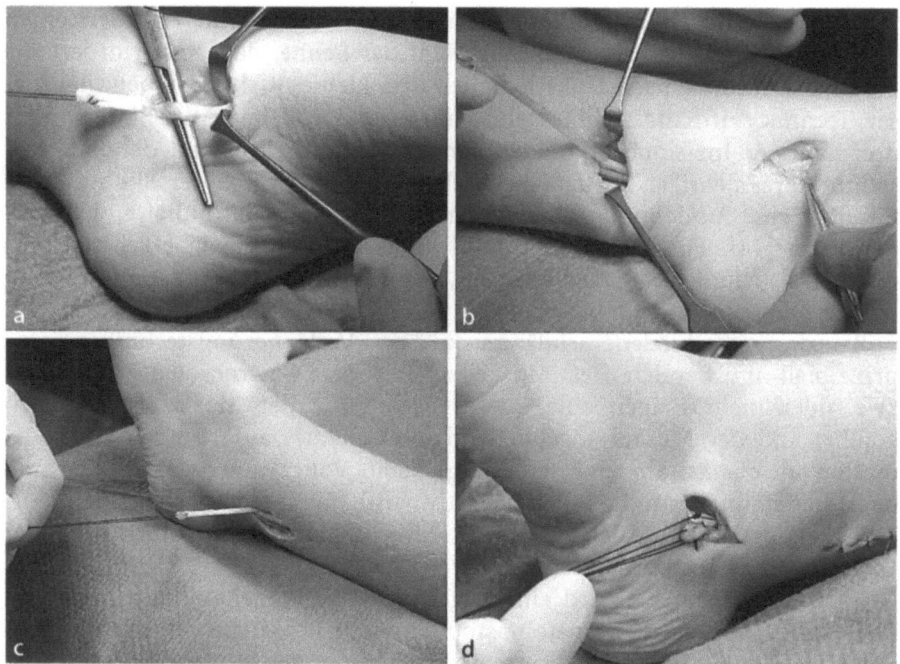

Abb. 2a–d. Intraoperative Schritte des hälftigen Tibialis-posterior-Transfers: (**a**) hälftige Tenotomie der Sehne des Tib. post. (**b**) Zurückziehen der halben Sehne oberhalb des Innenknöchels (**c**) Transponieren der halben Sehne nach lateral direkt dorsal der Tibia und der Fibula (**d**) Naht der halben Tib.-post.-sehne auf die Sehne des M. peroneus brevis

ten. Eine Kombination mit anderen Weichteileingriffen ist ohne erhöhtes Risiko möglich [10, 16].

Überkorrekturen sind mit dieser Technik wesentlich seltener als nach dem vollständigen Transfer des Tib. post. auf den Fußrücken oder den Fußaußenrand, der mit dem Risiko einer Valgusfehlstellung des Rückfußes und dem Risiko einer Subluxation im Talonavikulargelenk behaftet ist. Der vollständige Tibialis-posterior-Transfer auf den Fußrücken kann zu einem guten funktionellen Ergebnis bei Patienten mit einem Lähmungs-Klumpfuß führen, dagegen kommt es bei Patienten mit ICP zu schlechten Ergebnissen, da der transferierte Muskel spastisch bleibt und eine Hackenfußdeformität produzieren kann [10, 16].

Der hälftige Tibialis-anterior-Transfer nach Hoffer [15] auf den lateralen Fußrand in Höhe des 4. oder 5. Strahles korrigiert die Supination und die Adduktion des Mittelfußes aufgrund einer Spastizität dieses Muskels, die gelegentlich bei hemiplegischen Kindern, häufiger jedoch bei Erwachsenen nach einem Schlaganfall auftreten kann.

Mit zunehmendem Patientenalter entwickelt sich die primär dynamische Fußfehlstellung zu einer knöchern fixierten Klumpfußdeformität. Je nach Ausprägung der knöchernen Deformität kann der Fuß über eine Mittelfußosteotomie mit Entnahme eines Keiles mit dorsolateraler Basis, über eine Kalkaneusverschiebeosteotomie oder eine Closed-wedge-Kalkaneusosteotomie in Kombination mit einem hälftigen Tibialis-posterior-Transfer balanziert werden. Schwere fixierte Deformitäten erfordern eine korrigierende subtalare oder eine T-Arthrodese [1, 10, 26].

Postoperativ erfolgt eine 8 bis 10-wöchige Gipsruhigstellung im Unterschenkelgips bis zur knöchernen Durchbauung der Osteotomie. Die Indikation zur Versorgung mit einer Funktionsorthese oder einem orthopädischen Schuh hängt wie oben beschrieben von der Aktivität des M. tibialis anterior ab.

■ Knick-Senk-Fuß

Der spastische Knick-Senk-Fuß tritt bei diparetischen Patienten häufig auf und führt zu mehreren Problemen für die Patienten. Sie berichten häufig über Schmerzen im Bereich des Taluskopfes, der am medialen Fußrand unphysiologisch beim Stehen und Gehen Gewicht aufnimmt, und über einen zunehmenden und schmerzhaften Hallux valgus.

Die Valgusstellung des Rückfußes und die Abduktion des Mittelfußes führen zum Verlust des Hebelarmes Fuß und damit zur Verschlechterung des Gangbildes im Sinne des Kaurganges.

Differentialdiagnostisch muss eine Valgusachsfehlstellung des oberen Sprunggelenkes ausgeschlossen werden, dies geschieht durch ein Röntgenbild des OSG a.p. im Stehen.

Mittels Orthesen können leichte und flexible Knick-Senk-Fußfehlstellungen stabilisiert werden, bei schweren oder kontrakten Deformitäten kommen verschiedene operative Verfahren in Betracht.

Die klassische Therapie des Knick-Senk-Fußes erfolgt nach Grice [11] über eine extraartikuläre subtalare Arthrodese mittels autologem Knochenspan (Abb. 3). Alternativ kann eine Sperrung des talokalkanearen Gelenkes in Korrekturstellung durch eine Schraube erfolgen [5].

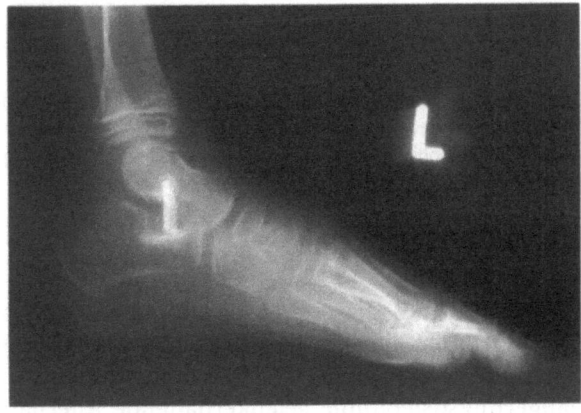

Abb. 3. Extraartikuläre Arthrodese des USG nach Grice bei Knick-Senk-Fuß

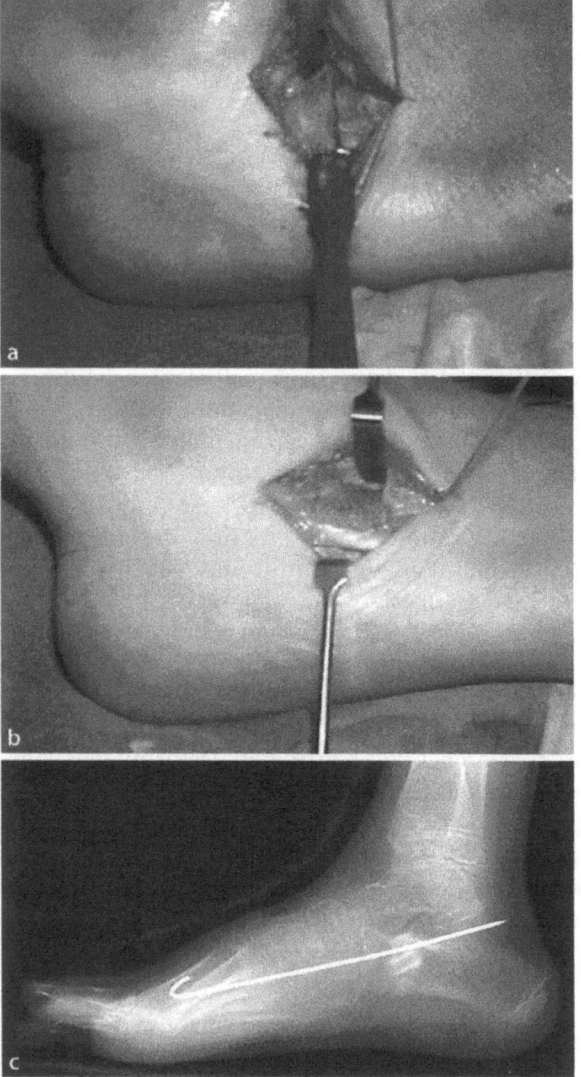

Abb. 4a–c. Kalkaneusverlängerungsosteotomie: Die Osteotomie des Kalkaneus erfolgt ca. 15 mm proximal des Kalkaneo-Kuboid-Gelenkes (**a**), ein Beckenkammspan entsprechender Größe wird eingepasst (**b**). Das Röntgenbild des linken Fußes im seitlichen Strahlengang im Kunststoff-Cast zeigt den mittels K-Draht fixierten Beckenkammspan (**c**)

Der Nachteil dieser Verfahren besteht in der Bewegungseinschränkung im subtalaren Gelenk, so dass bei passiv vollständig korrigierbaren Füßen die mediale Kalkaneusverschiebeosteotomie oder die laterale Kalkaneusverlängerungsosteotomie gelenkerhaltende Alternativen darstellen.

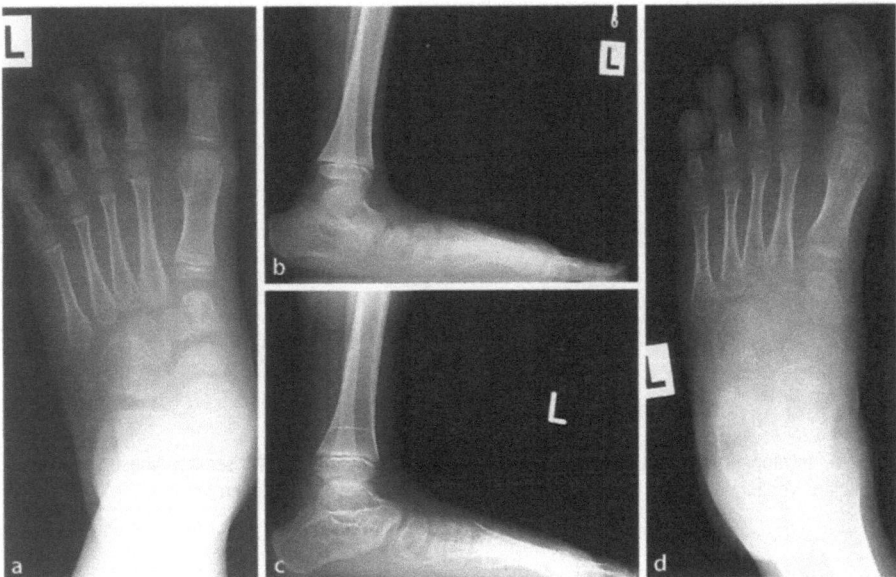

Abb. 5a–d. Kalkaneusverlängerungsosteotomie: Röntgenbilder des linken Fuß in zwei Ebenen vor (**a, b**) und 1 Jahr nach Kalkaneusverlängerungsosteotomie (**c, d**), eine leichte Subluxation im subtalaren Gelenk ist verblieben

Bei der Kalkaneusverlängerungsosteomie nach Evans wird der Kalkaneus ca. 15 mm proximal des Kalkaneo-Kuboid-Gelenkes osteotomiert und mittels eines autologen Beckenkammspanes verlängert (Abb. 4). Diese Verlängerung der lateralen Säule des Fußes stabilisiert das subtalare Gelenk und führt zu einer Anhebung der Längswölbung [20] (Abb. 5). Überkorrekturen mit Entwicklung eines Klumpfuß wurden beschrieben, Langzeitergebnisse und evidenzbasierte Untersuchungen fehlen noch.

Das Knie

■ Der Kauergang

Der Kauergang (engl. crouched gait) wird durch eine spastische Tonuserhöhung und konsekutiv durch eine Verkürzung des M. iliopsoas (Hüftbeugekontraktur), durch eine spastische Verkürzung der ischiokruralen Muskulatur (Kniebeugekontraktur) und durch eine Hackenfußdeformität oder eine starke Valgusdeformität des Fußes verursacht. Meist treffen wir bei der klinischen Untersuchung jedoch alle diese Fehlstellungen mehr oder weniger ausgeprägt in Kombination an.

Eine Verkürzung der Hüftbeugemuskulatur wird über den Thomas-Test in Rückenlage objektiviert, eine Verkürzung der Ischiokruralmuskulatur kann über die Messung des Popliteal-Winkels bestimmt werden. Dabei

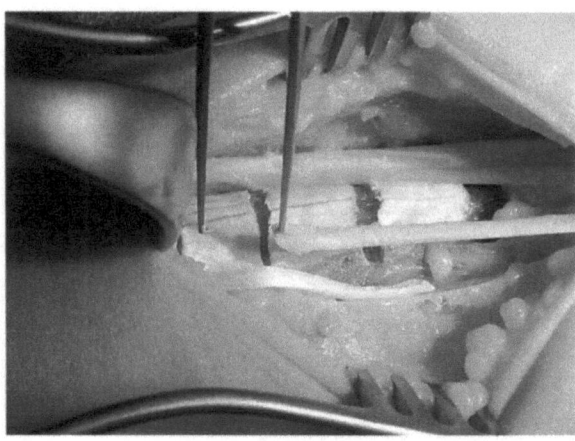

Abb. 6. Intraoperatives Bild: z-Förmige Verlängerung der Sehne des M. semitendinosus und intramuskuläre Verlängerung des M. semimembranosus durch quere Fasziotomien

wird in Rückenlage bei 90°-Hüftbeugung das zu untersuchende Bein im Kniegelenk maximal gestreckt. Der zur vollständigen Streckung fehlende Winkel wird als der Popliteal-Winkel bezeichnet, je größer dieser Winkel, umso verkürzter ist die Ischiokruralmuskulatur [1, 10, 26].

Bei gehfähigen Patienten kommt es durch die Kombination des Muskelzuges der ischiokruralen Muskelgruppe und der erhöhten femoralen Antetorsion zum typischen Innenrotationsgangbild, das zur kompensatorischen Außentorsion der Unterschenkel und zum Pes plano-valgus-abductus führt. Der persisitierende Innenrotationsgang kann über diese Entwicklung zum Verlust des Hebelarmes Fuß führen.

Eine Verkürzung über 10 Grad Beugestellung der Kniegelenke im Stehen sollte operativ korrigiert werden. Dabei werden die Mm. gracilis und semitendinosus intramuskulär oder die Sehnen z-förmig verlängert, der M. semimembranosus kann durch drei quere Fasziotomien intramuskulär verlängert werden [4] (Abb. 6).

Dieser Operationsschritt wird häufig in Kombination mit anderen Eingriffen im Rahmen des Mehretageneingriff durchgeführt [2].

Die Nachbehandlung erfolgt im Oberschenkelgips in Kniestreckung und Neutralstellung der Füße für 2 Wochen, der Gips kann in Abhängigkeit von anderen Operationsschritten sofort voll belastet werden.

■ „Stiff-gait"

Die fehlende Beugung des Kniegelenkes in der Schwungphase des Gangablaufs wird durch eine Spastik des M. rectus femoris verursacht. Dieses Problem besteht bei vielen Patienten im Sinne der Kospastik gemeinsam mit der Tonuserhöhung und Verkürzung der Ischiokruralmuskulatur und tritt nicht selten nach alleiniger Verlängerung der Kniebeuger verstärkt auf.

Die betroffenen Patienten gehen mit gestreckten Knien und sind nicht in der Lage, in der Schwungphase die Füße vom Boden anzuheben [8].

Eine elegante operative Lösung zur Verbesserung der Kniehebung und der Kniebeugefähigkeit in der Schwungphase des Gangbildes stellt der distale Rektustransfer dar [7, 22, 23, 24].

Operationstechnisch wird ein Transfer des M. rectus femoris hinter die Kniegelenksachse durchgeführt. Die vom kranialen Patellapol abgelöste Sehne des M. rectus femoris wird mit der Sehne des M. semitendinosus oder des M. gracilis medial oder dem Tractus iliotibialis lateral vernäht. Wie bei allen Sehnentranspositionen ist die Dosierung des Transfers intraoperativ variabel, dieser Operationsschritt wird häufig in Kombination mit anderen Eingriffen beim Mehretageneingriff durchgeführt.

Die Nachbehandlung erfolgt im Oberschenkelgips in Kniestreckung und Neutralstellung der Füße für 2 Wochen. Der Gips kann in Abhängigkeit von den anderen Operationsschritten sofort voll belastet werden. Um Verklebungen des transferierten Muskels zu vermeiden, muss zwei Wochen nach der Operation aus der Lagerungsschiene heraus mit aktiven und passiven Bewegungsübungen und mit einer Muskelkräftigung begonnen werden.

Langzeitergebnisse des distalen Rektustransfer stehen noch aus.

Die Hüfte

Veränderungen des Hüftgelenkes sind bei neuroorthopädischen Krankheitsbildern häufig und werden kurz unter dem Oberbegriff „neurogene Hüfte" beschrieben, mit der das radiologische Bild der Coxa valga et antetorta in Kombination mit einer Pfannendysplasie charakterisiert ist.

Die Häufigkeit der Hüftluxation bei ICP wird in der Literatur mit bis zu 50% angegeben und ist direkt abhängig vom Ausmaß der motorischen Beeinträchtigung.

Typische Veränderungen bei Patienten mit ICP betreffen aber nicht nur die knöchernen Strukturen, sondern primär die Weichteile und die Muskulatur rund um das Hüftgelenk. Aus der Funktionsstörung der hüftübergreifenden Muskulatur entwickelt sich erst die Hüftdysplasie und dann die Hüftluxation. Belegt ist, dass Weichteileingriffe bei Dezentrierung der Hüftgelenke im frühen Kindesalter Aussicht auf Erfolg haben, wenn noch keine ausgeprägte Dysplasie vorliegt (Abb. 7).

Hüfterkrankungen bei ICP bedürfen daher einer differenzierten Betrachtung.

Die Ziele der Behandlung am Hüftgelenk sind die Vermeidung von Kontrakturen, Subluxationen oder Luxationen, der Erhalt der Gehfähigkeit oder einer guten Sitzposition bei nicht gehfähigen Patienten [1, 10, 26].

Um dies zu erreichen, müssen die Voraussetzungen für eine frühzeitige Vertikalisierung der ICP-Kinder geschaffen werden, da eine normale Hüftentwicklung nur bei einem gewichtsbelasteten Gelenk zu erwarten ist.

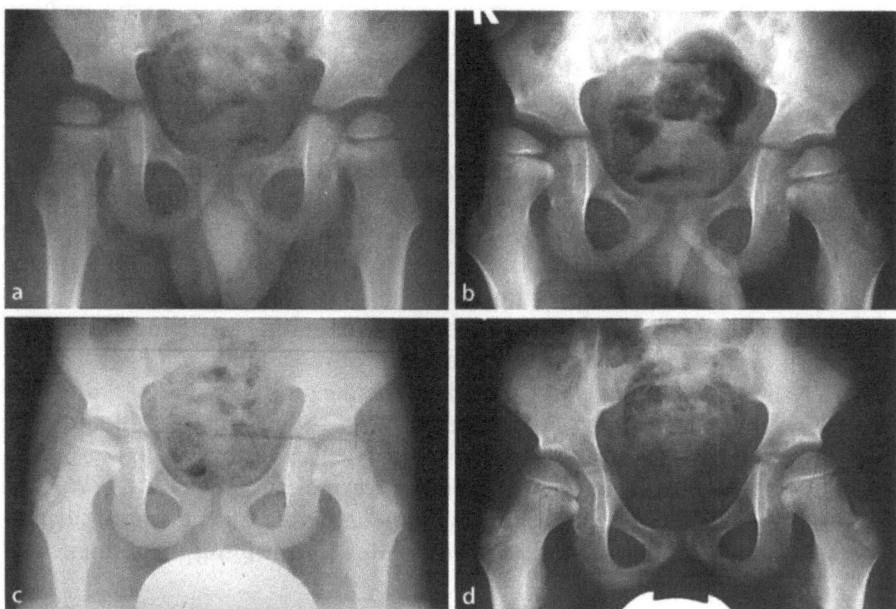

Abb. 7 a–d. Röntgenserie des Pat. M. G. im Alter von 3,3 Jahren (**a**), im Alter von 5,5 Jahren unmittelbar vor dem Weichteileingriff (multifokales Release der Hüftbeuger, der Kniebeuger und der Wadenmuskulatur (**b**), im Alter von 7,5 Jahren (**c**) sowie im Alter von 9,5 Jahren (**d**). Durch den Weichteileingriff und die anschließende Vertikalisierung mit freier Gehfähigkeit erfolgt eine zunehmende Zentrierung des Hüftkopfes und ein Nachreifen der Hüftpfanne

Ein stabiles schmerzfreies Hüftgelenk mit einer guten Beweglichkeit stellt jedoch die Voraussetzung für ein ökonomisches Gangbild dar.

Aber auch der nicht gehfähige Patient ist auf einen guten Funktionszustand der Hüftgelenke angewiesen, um eine stabile Sitzposition zu haben. Daher ist im Einzelfall bei diesen Patienten eine knöcherne Hüftrekonstruktion sinnvoll.

Bezüglich der differenzierten Beschreibung der Hüft- und Wirbelsäulenveränderungen der Patienten mit ICP siehe Kapitel II.2 und II.3.

Obere Extremität

Die typische Fehlstellung im Bereich der oberen Extremitäten ist die spastische Hand, bei der eine Beugestellung im Handgelenk und in den Fingergelenken besteht. Therapeutische Maßnahmen zielen auf eine Stellungsverbesserung dieser Gelenke in die Neutralstellung, um die Hand als sogenannte Beihand einsetzen zu können.

Eine Normalisierung der Handfunktion kann nicht erreicht werden, Funktionsverbesserungen sind direkt von den bestehenden kognitiven Fähigkeiten und der möglichen Perzeption der Patienten abhängig. Auch im

Bereich der oberen Extremitäten bestehen die ersten Ansätze zur Stellungs-verbesserung durch die Injektion von Botulinumtoxin A in die Hand- und Fingerbeugemuskulatur, operative Eingriffe im Bereich der oberen Extre-mitäten werden dagegen sehr viel seltener als an den unteren durchgeführt.

In erster Linie kommen Weichteiloperationen zur Korrektur der Hand- und Fingerdeformitäten zur Anwendung. Gute Ergebnisse werden in der Literatur berichtet nach der Distalisierung des Ursprungs der Hand- und Fingerbeuger nach Scaglietti, der Distalisierung des M. flexor pollicis lon-gus nach Göb, der Ablösung des M. adductor pollicis nach Matev und dem Transfer der Sehne des M. flexor carpi ulnaris auf die Dorsalseite des Handgelenks nach Green [33].

Als knöcherne Operation zur Verbesserung der Greiffunktion dient die Blockarthrodese mit einem Knochenspan zwischen dem Os metacarpale I und II [33].

■ Zusammenfassung

Die Behandlung der Patienten mit infantiler Zerebralparese erfordert eine interdisziplinäre Absprache und Zusammenarbeit, um den häufigen und mannigfaltigen Problemen dieser Patienten gerecht werden zu können. Die Ziele aller Behandlungsschritte sollten unter dem Blickwinkel der Verbes-serung der Funktionen unserer Patienten erfolgen und mit dem Patienten abgesprochen sein, um seine individuellen Wünsche in die Therapieent-scheidung einfließen zu lassen.

■ Literatur

1. Bleck EE (1987) Orthopaedic management in cerebral palsy. McKeith Press, London
2. Brown AO, McManus F (1987) One-session surgery for bilateral correction of low-er limb deformities in spastic diplegia. J Pediatr Orthop 7:259–261
3. Brunner R, Baumann J (1994) Clinical benefit of reconstruction of dislocated or subluxated hip joints in patients with spastic cerebral palsy. J Pediatr Orthop 14:290–294
4. Damron T, Breed AL, Roecker E (1991) Hamstring tenotomies in cerebral palsy: Long-term retrospective analysis. J Pediatr Orthop 11:514–519
5. Dennyson WG, Fulford GE (1976) Subtalar arthrodesis by cancellous grafts and metallic internal fixation. J Bone Joint Surg 58-B:507–510
6. Freeman JM, Nelson KB (1988) Intrapartum asphyxia and cerebral palsy. Pedia-trics 82:240–249
7. Gage JR, Perry J, Hicks RR, Koop Swerntz JR (1987) Rectus femoris transfer to improve knee function of children with cerebral palsy. Devel Med Child Neurol 29:159–166
8. Gage JR (1991) Gait analysis in cerebral palsy. McKeith Press, London
9. Goldberg MJ (1991) Measuring outcomes in cerebral palsy. J Pediatr Orthop 11:682–685

10. Green NE (1991) Cerebral palsy. In: Canale ST, Beaty JH (Eds.) Operative Pediatric Orthopaedics. St. Louis, Mosby-Year Book, pp 611–681
11. Grice DS (1959) The role of the subtalar fusion in the treatment of valgus deformities of the feet. AAOS Instr Course Lect 16:127–150
12. Hadley N, Chambers C, Scarborough PT, Cain T, Rossi D (1992) Knee motion following multiple soft-tissue releases in ambulatory patients with cerebral palsy. J Pediatr Orthop 12:324–428
13. Heinen F, Mall V, Wissel J, Bernius P, Stücker R, Linder M, Philip sen A, Korinthenberg R (1997) Botulinum-Toxin A. Neue Möglichkeiten in der Behandlung spastischer Bewegungsstörungen. Monatsschr Kinderheilkd 145:1088–1092
14. Hoke M (1921) An operation for stabilizing paralytic feet. J Orthop Surg 3:494–507
15. Hoffer MM, Barakat G, Koffman M (1985) 10-year follow-up of split anterior tibial tendon transfer in cerebral palsied patients with spastic equinovarus deformity. J Pediatr Orthop 5:432–434
16. Kling TF, Kaufer H, Hensinger RN (1985) Split posterior tibial tendon transfer in children with cerebral spastic paralysis and equinovarus deformity. J Bone Joint Surg 67-A:186–194
17. Laplaza FJ, Root L, Tassanawipas A, Glasser DB (1993) Femoral torsion and neck shaft angles in cerebral palsy. J Pediatr Orthop 13:192–199
18. Letts RM, Klassen O, Shapiro L, Jurenka S (1982) The windswept hip phenomenon. J Bone Joint Surg 64-B:257
19. Lonstein JE, Beck K (1986) Hip dislocation and subluxation in cerebral palsy. J Pediatr Orthop 6:521–526
20. Mosca V (1992) Calcaneal neck lengthening for severe abducto-valgus flat hindfoot deformity in children. J Pediatr Orthop 12:817
21. Olney BW, Williams PF, Menelaus MB (1988) Treatment of spastic equinus by aponeurosis lengthening. J Pediatr Orthop 8:422–425
22. Ounpuu S, Muik E, Davis RB, Gage JR, DeLuca PA (1993) Rectus femoris surgery in children with cerebral palsy. Part I: The effect of rectus femoris transfer location on knee motion. J Pediatr Orthop 13:325–330
23. Ounpuu S, Muik E, Davis RB, Gage JR, DeLuca PA (1993) Rectus femoris surgery in children with cerebral palsy. Part II: A comparison between the effect of transfer and release of the distal rectus femoris on knee motion. J Pediatr Orthop 13:331–335
24. Perry J (1987) Distal rectus transfer. Devel Med Child Neurol 29:153–158
25. Reimers J (1980) The stability of the hip in children. A radiological study of the results of muscle surgery in cerebral palsy. Acta Orthop Scand (Suppl 184):1–100
26. Renshaw TS, Green NE, Griffin PP, Root L (1995) Cerebral palsy: Orthopaedic management. J Bone Joint Surg 77-A:1590–1606
27. Root L, Laplaza FJ, Brourman SN, Angel DH (1995) The severely unstable hip in cerebral palsy. Treatment with open reduction, pelvic osteotomy and femoral osteotomy with shortening. J Bone Joint Surg 77-A:703–712
28. Scott AC, Chambers C, Vain TE (1996) Adductor transfers in cerebral palsy: Long-term results studied by gait analysis. J Pediatr Orthop 16:741–746
29. Segal LS, Thomas SES, Mazur JM, Mauterer M (1989) Calcaneal gait in spastic diplegia after heel cord lengthening: A study with gait analysis. J Pediatr Orthop 9:697–701
30. Schönecker G (2000) Orthopädische Behandlungskonzepte bei Kindern mit ICP unter funktionellen Gesichtspunkten. In: Hacks M (Hrsg) Das behinderte Kind frühzeitig fördern. Wissenschaftsverlag Wellingsbüttel, Hamburg, S 30–43

31. Schönecker G (2000) Der Stellenwert der Botulinumtoxin-Therapie im Rahmen funktioneller Behandlungskonzepte bei ICP. In: Hacks M (Hrsg) Das behinderte Kind frühzeitig fördern. Wissenschaftsverlag Wellingsbüttel, Hamburg, S 44–51
32. Steel HH (1980) Gluteus medius and minimus advancement for correction of internal rotation gait in spastic cerebral palsy. J Bone Joint Surg 71-A:345–353
33. Stotz S (2000) Therapie der infantilen Cerebralparese. Das Münchner Tageskonzept. Richard Pflaum Verlag, München
34. Yngve DA, Chambers C (1996) Vulpius and Z-lengthening. J Pediatr Orthop 16: 759–764

Infantile Zerebralparese: Die Hüfte

B. WESTHOFF, A. WILD, J. CORRELL, R. KRAUSPE

Neben der Frühdiagnose und der frühen physiotherapeutischen Behandlung stellt die Entwicklung einer neurogenen Dezentrierung oder Luxation der Hüftgelenke bei Kindern mit spastischer Zerebralparese einen wesentlichen Prädiktor für die Funktionen und Entwicklungsmöglichkeiten der Betroffenen dar. Selbst bei schwerbehinderten Kindern, die voraussichtlich nicht gehfähig werden, ist die Symmetrie der Hüftgelenke und eine balancierte Beckenstatik von großer Bedeutung. Hierfür sprechen zahlreiche Gründe: selbst schwerbehinderte Kinder können häufig zumindest für hygienische Verrichtungen oder für Transfers, z. B. vom Rollstuhl auf die Toilette, hingestellt werden und dabei Last übernehmen. Eine stabile Sitzposition setzt ein symmetrisches Becken voraus. Bei Dezentrierung oder Luxation resultiert oft eine einseitige Sitzbelastung und Rumpfasymmetrie. Ferner kann eine Hüftluxation (Abb. 1) erhebliche Schmerzen verursachen, die die Pflege und allgemeine Mobilität, ja auch die Nachtruhe und die Verdauung, erheblich beeinträchtigen können. Nach Cooperman et al. [3] werden mehr 50% aller dislozierten Hüften über kurz oder lang schmerzhaft. Becken- und Rumpfasymmetrien begünstigen die Ausbildung einer Skoliose mit all ihren zusätzlichen, weitreichenden Konsequenzen. Aus diesen Gründen sollten auch bei schwer- und schwerstbehinderten Kindern zentrierte Hüftgelenke und ein symmetrisches Becken angestrebt werden.

Für die Frühdiagnose einer möglichen zerebralen Funktionsstörung hat sich die funktionelle Entwicklungsdiagnostik nach Vojta bewährt. Sie erlaubt bereits im ersten Lebensjahr eine Aussage darüber, ob bei einem Kind behandlungsbedürftige Auffälligkeiten vorliegen oder ob eine altersentsprechende psychomotorische Entwicklung gegeben ist.

Bei einer infantilen Zerebralparese können durch den pathologischen Zug der neurogen fehlgesteuerten Muskulatur auch anfänglich gut entwickelte Hüften im Laufe der Zeit subluxieren oder gar luxieren (Abb. 2). Die **Prävalenz** einer Hüftsubluxation oder -luxation wird mit bis zu 59 Prozent [9] angegeben. Dabei hängt die Inzidenz wesentlich vom Ausmaß der Behinderung ab: während bei Kindern mit spastischer Hemiparese selten sekundäre Hüftdysplasien auftreten, finden sich bei Kindern mit schwerster spastischer Tetraparese in bis zu 59% Hüftgelenkfehlstellungen. Ferner haben Gehunfähige ein wesentlich höheres Risiko als Gehfähige: Lonstein und Beck [12] fanden Hüftluxationen bzw. -subluxationen nur bei 7% der

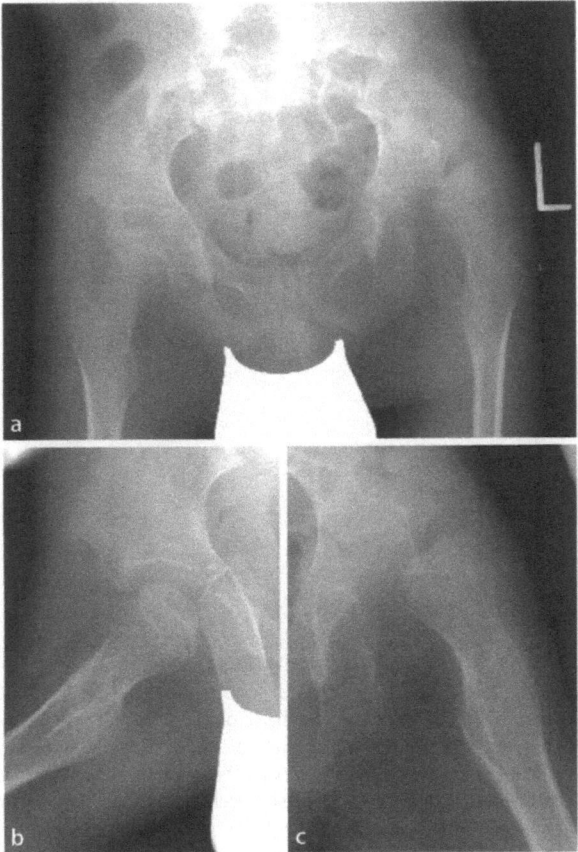

Abb. 1a–c. Röntgenaufnahmen eines 11-jährigen Jungen mit infantiler Zerebralparese vom Typ einer spastischen Tetraparese. Progrediente Beckenasymmetrie, ungleichmäßige Beckenbodenbelastung im Sitzen, beginnende Skoliose und Pflegeprobleme. Die Röntgen-Beckenübersichtsaufnahme (**a**) zeigt die hohe Hüftgelenksubluxation links bei Coxa valga beidseits mit Beckenschiefstand. Die Lauenstein-Projektion zeigt auf der rechten Seite (**b**) eine gute Einstellung des koxalen Femurendes in die Hüftgelenkpfanne, linksseitig (**c**) reitet der Hüftkopf auf dem deutlich deformierten Erker. Der Hüftkopf selbst weist eine typische epiphysäre Deformierung auf

frei-gehfähigen, aber bei 60% derjenigen Kinder, die nicht frei sitzfähig waren.

Ursache für die Dezentrierung des Hüftgelenks ist eine Muskelimbalance zwischen Hüftadduktoren und -beuger einerseits und Hüftextensoren und -abduktoren andererseits. Streckspasmen der Beine und verkürzte mediale ischiokrurale Muskeln gelten als luxationsfördernde Komponente.

Als **Folge** dieser Muskelimbalance und der Spastik entwickeln sich Hüftbeuge- und -adduktionskontrakturen sowie knöcherne Deformitäten: die physiologische Abnahme der Antetorsion bleibt aus, eine Coxa antetorta verbleibt bis ins Erwachsenenalter. Es entwickelt sich eine Coxa valga, der

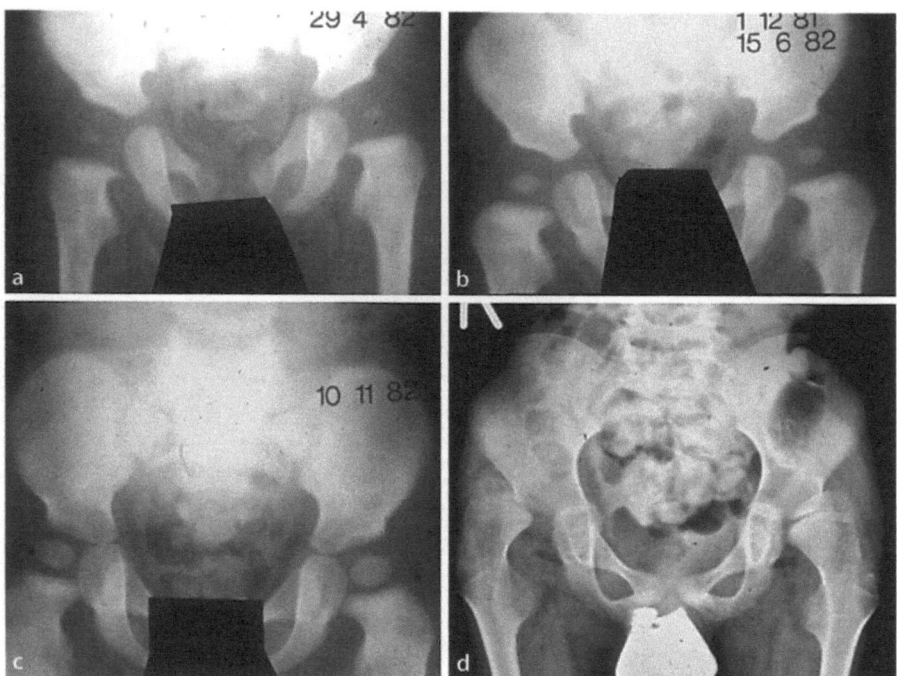

Abb. 2 a–d. Verlaufsserie eines Knaben mit schwerer ICP. Im Säuglingsalter entwickelt sich eine diskrete Hüftgelenkdysplasie zunächst positiv. Im Alter von 5 Monaten (**a**) sowie im Alter von 6 Monaten (**b**) zeigt der AC-Winkel links Werte im 1s-Bereich nach der Normwertetabelle. Im Alter von 11 Monaten zeigt sich eine symmetrische normale Ausbildung der Hüftgelenke (**c**). Bei fortbestehender schwerster Spastik entwickelt sich rechtsseitig eine hohe Hüftgelenkluxation und links eine Subluxation (**d**). Aufgrund externer Empfehlungen wurde eine nichtoperative Behandlung und Pflege durchgesetzt. In den nächsten 3 Jahren entwickelte sich eine dramatische Zerstörung der Hüftköpfe mit massiven Schmerzen, so dass ununterbrochene Ruhephasen von weniger als einer Stunde über einen Zeitraum von vielen Monaten resultierten, bis schlussendlich eine operative Behandlung bei schon massiv zerstörten Hüftgelenken gewünscht wurde

Hüftkopf kann dezentrieren. Mit zunehmender Dezentrierung kommt es zur Dysplasie des Azetabulums, der knöcherne Erker rundet sich ab. Durch Druck der Hüftkapsel und des Lig. capitis femoris sowie der Psoas- und/oder Rektussehne können schwerste Deformierungen des Hüftkopfs entstehen (Abb. 3). Der Hüftkopf verliert seine Sphärizität, degenerative Prozesse setzen ein.

Physiotherapeutische Maßnahmen sollen das aktive Bewegungsvermögen verbessern. Über den optimalen Zeitpunkt der Vertikalisierung des Kindes – insbesondere die passive Vertikalisierung z. B. im Stehständer – wird nach wie vor heftig, teilweise dogmatisch diskutiert. Einerseits wird ein günstiger Effekt auf die Hüftentwicklung erwartet, andererseits sei es aus neurophysiologischen Gesichtspunkten günstiger, wenn Kinder in ihren motorischen Fähigkeiten optimal durch krankengymnastische Behandlung gefördert und

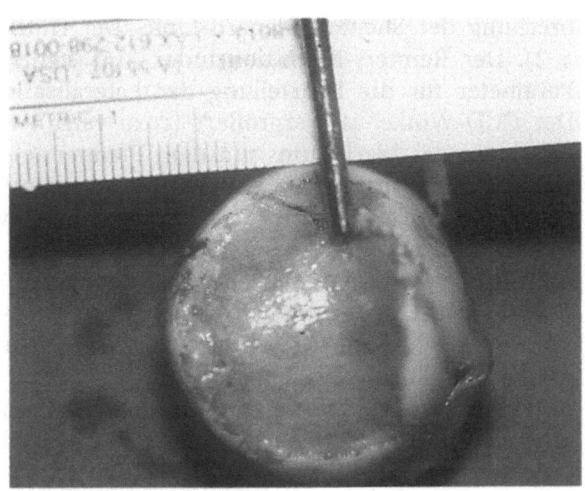

Abb. 3. Darstellung eines zerstörten Hüftkopfes nach Resektion bei einem 14jährigen Mädchen mit hochgradiger spastischer Tetraparese. Die eingeschliffene Defektregion lag unter einer hier pathogenetischen wirksamen Gelenkkapselfalte. Diese schweren Destruktionen gilt es zu verhindern

motiviert werden. Außerdem wird diskutiert, dass bei verkürzten und spastischen ischiokruralen Muskeln der Pathomechanismus der Hüftdezentrierung verstärkt wird, wenn diese Kinder bei bestehender Kniebeugekontraktur passiv hingestellt werden. Das Stehtraining habe dann einen negativen Effekt auf die Hüftentwicklung. Dieser negative Effekt kann eliminiert werden, indem der Kniestand und der Kniegang gefördert werden. Bei dieser Form des Standes oder der Fortbewegung sind die medialen Ischiokruralen im Stadium der sog. aktiven Muskelinsuffizienz, in der sie ihre, bei der Zerebralparese fatale Wirkung auf die Hüftgelenke nicht ausüben können. Allerdings sind Kniestand und Kniegang allenfalls als Zwischenstufe therapeutischer Bemühungen und nicht als terminales Ziel akzeptabel.

Die **Diagnostik** der Hüftgelenke beginnt mit der klinischen Untersuchung, bei der sowohl Bewegungsausmaße wie die Gelenkkontrakturen aufgedeckt werden. Klinisches Zeichen für eine vermehrte Antetorsion ist der Innenrotationsgang. Bei der Überprüfung der Rotationsverhältnisse findet sich insbesondere bei Extension der Hüftgelenke eine vermehrte Innenrotationsfähigkeit zu Ungunsten der Außenrotation. Als klinischen Hinweis für eine Dezentrierung des Hüftkopfs findet man regelmäßig eine Bewegungseinschränkung für die Abduktion sowohl in Hüftextension als auch in Hüftflexion, eine Hüftbeugekontraktur sowie eine verminderte Außenrotation bei erhöhter Innenrotationsfähigkeit. Bei einer vollständigen einseitigen Luxation zeigt sich in der Regel eine funktionelle Beinverkürzung. Die Untersuchung sollte in Rücken- und Bauchlage stattfinden und wenn möglich, das Stehvermögen und Gangbild mit Ganganalyse einschließen.

Die Röntgen-Beckenübersichtsaufnahme erlaubt eine objektive Beurteilung der Hüftsituation. Ein frühes Zeichen der Dezentrierung ist die Unterbrechung der Shenton-Menard-Linie. Der Hüftkopf steht lateralisiert (Abb. 1, 2). Der Reimers-Migrationsindex [16] stellt einen gut reproduzierbaren Parameter für die Beurteilung der Lateralisation im Laufe der Jahre dar. Der CCD-Winkel ist vergrößert (coxa valga). Mittels des AC-Winkels, bei Abschluss des Wachstums mit dem Pfannenneigungs- und CE-Winkel lässt sich die Pfannensituation beurteilen und quantifizierbar beschreiben – dabei ist der AC-Winkel jedoch stark abhängig von der Röntgenaufnahmetechnik und hat eine geringere Reliabilität. Mit der zusätzlichen Aufnahme nach Rippstein II lässt sich die Antetorsion des Schenkelhalses bestimmen.

Für die **therapeutischen Überlegungen** ist es notwendig nochmals festzustellen, dass auch für schwer spastisch gelähmte Kinder mit starker Behinderung eine weitestgehend normale Hüftsituation wichtig ist, da mittel- bis langfristig Probleme entstehen können, die die Lebensqualität zusätzlich erheblich beeinträchtigen (Schmerz, Pflegeprobleme, instabile Sitzposition, Ulzerationen, Beckenasymmetrie, Skoliose). Daher sind mindestens jährliche, radiologische Kontrollen zu fordern, um eine dezentrierende Hüfte rechtzeitig zu erkennen und therapeutische Maßnahmen zu planen und ergreifen zu können.

■ Konservative Behandlung

Zu den konservativen Maßnahmen zählen
- ■ krankengymnastische Übungsbehandlung mit tonusregulierenden Techniken und Dehnung kontrakter Muskeln sowie neurophysiologische Stimulation des Entwicklungspotentials einschließlich der Entwicklung von neuromuskulären und sensomotorischen Kompensationsmechanismen.
- ■ Lagerungsschienen in Hüftabduktion sowie neuerdings
- ■ Hemmung luxationsfördernder, spastischer Muskeln mit z. B. Botulinumtoxin.

Ziel dieser Maßnahmen ist einerseits die Prophylaxe einer Dezentrierung des Hüftkopfs sowie andererseits die Progression einer Subluxation zu vermeiden und möglichst eine Rezentrierung mit Verbesserung des Reimerschen Migrationsindex zu erzielen. Der Effekt von Lagerungsschalen an sich sowie die notwendige Zeit, diese Orthesen anzuwenden, ist nach wie vor umstritten. Compliance-Probleme sowie Schlafstörungen sind häufig. Der Effekt von Botulinumtoxin, das in die Adduktoren, Hüftbeuger sowie die ischiokrurale Muskulatur injiziert wird, wird derzeit analysiert.

Eine vermehrte Antetorsion mit dem klinischen Erscheinungsbild eines Innenrotationsgangs kann durch konservative Maßnahmen nicht gebessert werden.

Zusätzliche Faktoren wie Anfallsleiden, Ernährungsstörungen, gastroösophagealer Reflux oder sensorische Defizite können wesentliche Hemmungsfaktoren für eine erfolgreiche Behandlung von Störungen des Stütz- und Bewegungsapparates darstellen.

■ Operative Behandlung

Weichteileingriffe

Operationen an den Weichteilen der Hüfte umfassen das Adduktorenrelease zur Therapie der Abduktionseinschränkung sowie das Iliopsoasrelease zur Therapie einer Hüftbeugekontraktur. Dabei sollte insbesondere bei Gehfähigen keine vollständige Ablösung des M. ilipsoas oder der Adduktoren erfolgen, sondern eine intramuskuläre Verlängerung, um die Kraft der Muskulatur zu erhalten.

Der Erfolg alleiniger Weichteileingriffe zur Prävention bzw. Therapie der Hüftdezentrierung hängt wesentlich vom präoperativen Migrationsindex ab. Cornell et al. [4] konnten zeigen, dass nach einer Adduktorentenotomie 83% derjenigen Hüften reponiert waren, die präoperativ einen Migrationsindex von unter 40% aufwiesen, aber 77% der Hüften mit einem präoperativen Migrationsindex von über 40% später subluxiert oder disloziert waren. Die durchschnittliche Follow-up-Zeit betrug 5,3 Jahre. Cottalorda et al. [5] kamen zu einem ähnlichen Ergebnis. Das Alter zum Zeitpunkt der Operation habe keinen konstanten Effekt auf das Ergebnis gehabt. Nach Kalen und Bleck [10] wird das postoperative Ergebnis zusätzlich positiv beeinflusst, wenn das Adduktorenrelease mit einer intramuskulären Psoasverlängerung kombiniert wird.

Die Indikation zu einem alleinigen Weichteileingriff mit Adduktoren- und Psoasrelease ist gegeben bei Kindern in einem Alter unter 5 Jahren mit Adduktionskontrakturen, eingeschränkter Abduktion von <30° und einem Migrationsindex von <30% [7].

Bei fortgeschrittenen Subluxationen oder Luxationen werden Weichteileingriffe mit knöchernen Eingriffen kombiniert. Dabei wird in der Regel ein Psoasrelease durchgeführt.

Femurosteotomie

Wie bereits beschrieben, persistiert bei ICP-Patienten aufgrund der Muskelimbalance die femorale Antetorsion. Ab dem 5. Lebensjahr verringert sie sich mit zunehmendem Lebensalter nicht mehr. Klinisch zeigt sich daher ein Innenrotationsgang und eine vermehrte Innenrotationsfähigkeit zu Ungunsten der Außenrotation insbesondere bei extendiertem Hüftgelenk. Die Therapie besteht in einer Korrekturosteotomie intertrochanter oder suprakondylär.

In leichten Fällen der Subluxation kann mit einer alleinigen intertrochanteren Derotations-Varisationsosteotomie der vergrößerte AT- und CCD-Winkel korrigiert und eine Verbesserung der Hüftsituation erzielt werden, die sich in einer Zunahme des CE-Winkels zeigt. Allerdings geht ein Teil der Korrektur mittel- bis langfristig verloren und zwar um so ausgeprägter, je jünger das Kind zum Zeitpunkt der Operation ist: Brunner und Baumann [1] fanden nach einer durchschnittlichen Follow-up-Zeit von 15,4 Jahren in der

Altersgruppe der unter 4jährigen einen Korrekturverlust von 96% bzgl. des CCD-Winkels und von 42% bzgl. der femoralen Antetorsion. Sie konnten auch feststellen, dass sich durch die Umstellungsosteotomie die Hüftzentrierung zwar verbesserte, jedoch mittel- bis langfristig durch alleinige Femurosteotomie keine ausreichende Überdachung erzielt werden konnte.

Komplexe Hüftrekonstruktion mit kombinierter Becken- und Femurosteotomie und Weichteileingriffen

Bei Dezentrierung des Hüftkopfs ist nur durch einen kombinierten Eingriff eine stabile Gelenksituation zu erzielen. Voraussetzung ist ein weitgehend intakter Hüftkopf ohne wesentliche degenerative Zeichen.

■ Gelenkreposition

Zunächst muss der Kopf tief in die Pfanne eingestellt werden. Dazu ist in der Regel eine Kapsulotomie mit Resektion des Lig. capitis femoris und Durchtrennung des Lig. transversum erforderlich. Durch eine intertrochantere Varisations- und Derotationsosteotomie mit ausreichender Verkürzung ist dann eine tiefe Einstellung des Hüftkopfs möglich. Durch die Verkürzung des Femurs kann nicht nur eine Entspannung der ischiokruralen Muskulatur erzielt, sondern eine Druckerhöhung und damit die Erhöhung des Risikos einer avaskulären Hüftkopfnekrose vermindert werden. Durch einen pfannenverbessernden Eingriff wird schließlich eine gute Überdachung des Hüftkopfes und eine Stabilisierung des Gelenks erzielt (Abb. 4, 5). Im Wachstumsalter kann bei offener Y-Fuge entweder eine Azetabuloplastik z.B. nach Dega oder eine Beckenosteotomie nach Salter durchgeführt werden. Gleichzeitig wird zur Reduktion der pathologischen Kräfte ein Psoasrelease und ggf. eine proximale Rektusablösung durchgeführt. Die Nachbehandlung erfolgt mit einem Becken-Bein-Gips für 2 bis 4 Wochen. Bereits im Gips sollte nach wenigen Tagen mit dem Stehtraining begonnen werden. Anschließend wird mit einer vorsichtigen passiven Mobilisation des Gelenks begonnen und in den Ruhephasen die Lagerung in Abduktion mittels einer Lagerungsschiene fortgeführt.

Tripelosteotomien des Beckens zur Verbesserung der Überdachung sind bei Patienten mit spastischen Bewegungsstörungen wegen der hohen pathologischen Kräfte risikoreich und müssen zur Vermeidung einer Fragmentdislokation sicher osteosynthetisch fixiert werden.

Komplikationen nach diesem komplexen Eingriff sind um so häufiger, je ausgeprägter der Grad der Behinderung ist. Stasikelis et al. [19] analysierten die Komplikationen nach hüftnahen Osteotomien: 68% der Kinder mit Tracheo- oder Gastrostoma erlitten Komplikationen, aber nur 7% der übrigen, 8% der Gehfähigen im Vergleich zu 29% der Nichtgehfähigen. Über folgende Komplikationen wird berichtet:

■ avaskuläre Knochennekrose mit einer Häufigkeit von 1,9% [23] bis 22% [18]. Dabei nimmt die Häufigkeit zu, wenn keine ausreichende proximale Femurverkürzung durchgeführt wird [8].

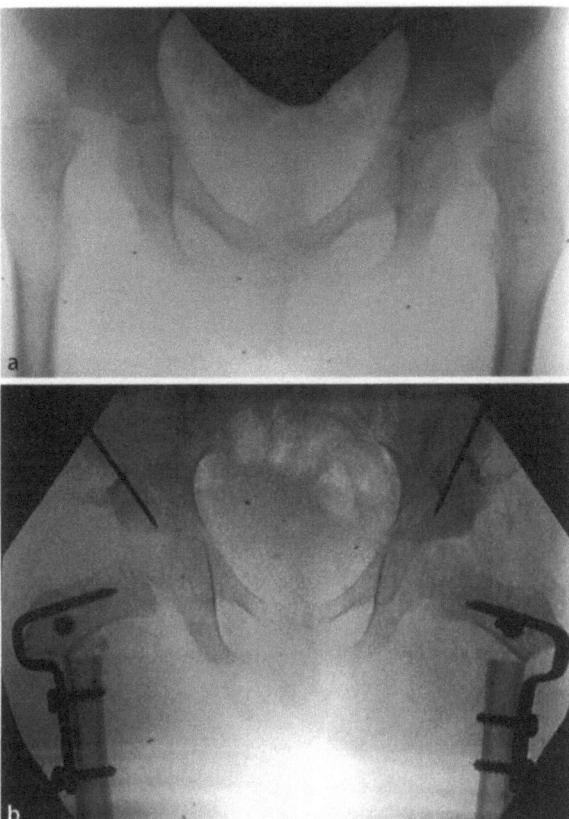

Abb. 4a, b. Röntgen-Beckenübersichtsaufnahme eines 6jährigen Mädchens, tetraspastische zerebrale Bewegungsstörung. Mit Hilfsmitteln steh- und wenige Schritte gehfähig. Die Röntgenaufnahme zeigt eine hohe Subluxation beidseits (**a**). Nach beidseitiger Hüftgelenkrekonstruktion mit offener Gelenkeinstellung, intertrochanterer Derotations-Varisations-Verkürzungsosteomie sowie beidseitiger Pfannendachplastik mit anteriorer M.-iliopsoas-Versetzung zeigt sich eine symmetrische Einstellung der koxalen Femurenden mit guter Aufrichtung des Beckens (**b**)

■ Frakturen mit einer Häufigkeit von 3% [6] bis 29% [20].
  Frakturen treten um so häufiger auf, je geringer der Mobilisationsgrad des Kindes ist. Die Ursache dafür ist in der bereits vorbestehenden Osteopenie zu suchen, die durch die Immobilisation verstärkt wird.
■ Infektionen
■ Redislokation mit einer Häufigkeit von 2% [21] bis 17% [15]
■ Dekubitus über prominenten Knochenvorsprüngen
■ Pulmonale Komplikationen
■ Dezentrierung der kontralateralen Hüfte.

Das Ergebnis nach Hüftrekonstruktionen wird in zahlreichen Studien überwiegend positiv bewertet: bei der Nachuntersuchung von 70 operierten

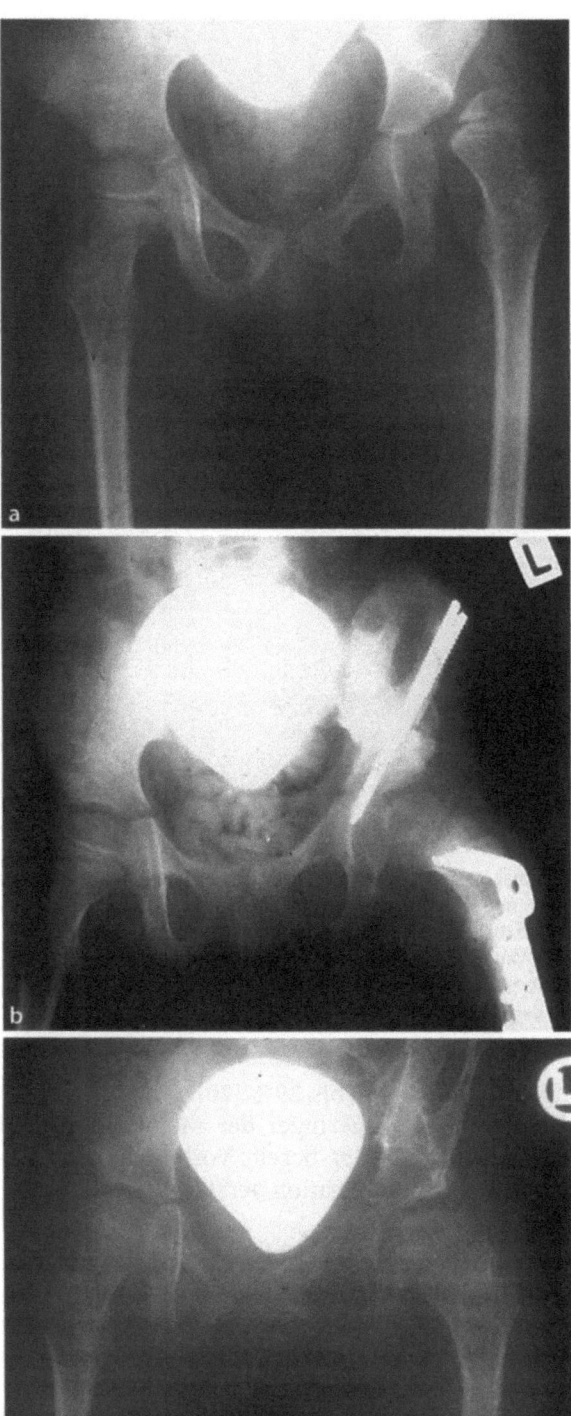

Hüften fanden Miller et al. [14] bei 82% der zuvor schmerzhaften Hüften vollständige Schmerzbeseitigung und bei 13% nur noch geringfügige Schmerzen. Von den Pflegepersonen beurteilten 80% das Ergebnis als positiv und würden es anderen empfehlen, nur 6% meinten, die Operation sei nicht hilfreich gewesen. In einer anderen Studie von Knelles et al. [11] beurteilten 64,7% der Eltern das Ergebnis als sehr gut oder gut und 23,5% als befriedigend, 73,3% der Elten würden die Operation weiter empfehlen.

Aufgrund der positiven Ergebnisse nach operativer Rekonstruktion einerseits und der mittel- bis langfristig zu erwartenden erheblichen Probleme mit zunehmendem Muskeltonus, Schmerzen, Pflegeschwierigkeiten, Beckenasymmetrien, Skoliose, Verlust der Sitzfähigkeit, Ulzerationen etc. andererseits, resümieren viele Autoren, dass eine Rezentrierung luxierender Hüftgelenke die bestmögliche Therapieform darstellt [6, 11, 14, 17].

Ist eine Hüftrekonstruktion aufgrund fortgeschrittener degenerativer Veränderungen nicht mehr möglich, bestehen bei schmerzhaften Hüftgelenken 3 Therapieoptionen:

∎ Implantation einer Hüft-Totalendoprothese
∎ Resektionsarthroplastik
∎ Hüftarthrodese.

Totalendoprothese

Bislang liegen wenig Langzeit-Erfahrungen mit Hüftendoprothesen bei Patienten mit ICP vor (Abb. 6). Wegen der Gefahr der Luxation in der unmittelbaren, postoperativen Phase wird von der Mehrzahl der Autoren ein Becken-Bein-Gips empfohlen. In einer Nachuntersuchung von 18 Patienten mit 19 operierten Hüften mit einer durchschnittlichen Follow-up-Zeit von 10 Jahren (3–17 J.) fanden Buly et al. [2] bei 94% der Patienten Schmerzfreiheit und eine Funktionsverbesserung. Die Implantatüberlebensrate wegen Lockerung betrug 95% über 10 Jahre. Ähnlich positive Ergebnisse berichteten Weber und Cabanela [22] von 16 Patienten.

Resektionsarthroplastik

Die Indikation zu einer Resektionsarthroplastik wird von einigen Autoren dann gestellt, wenn bei gehunfähigen Jugendlichen oder Erwachsenen ausgeprägte Schmerzen vorliegen, die schließlich sogar zur Sitz- und Pflegeun-

◀───────────────────────────────────────

Abb. 5 a–c. Röntgenaufnahme einer 6jährigen Patientin mit einseitiger Hüftgelenksluxation bei Tetraparese. Es hatten sich eine Beckenasymmetrie, erste pflegerische Probleme sowie eine Verschlechterung der hilfsmittelabhängigen Steh- und Gehfähigkeit entwickelt. Die Röntgenaufnahme zeigt eine hohe Luxation im Alter von 6 Jahren (**a**). Im Alter von 7 Jahren Rekonstruktion des Hüftgelenkes mit offener Reposition, intertrochanterer Derotations-Varisations-Verkürzungsosteotomie sowie Pfannendachplastik (**b**). Fünf Jahre postoperativ zeigt sich eine symmetrische Beckenposition (**c**), eine tiefe Einstellung des operierten wie auch des kontralateralen Hüftgelenkes bei klinisch guter Symmetrie im Stehen und Sitzen. Die Patientin hat ihre bedingte Gehfähigkeit erhalten

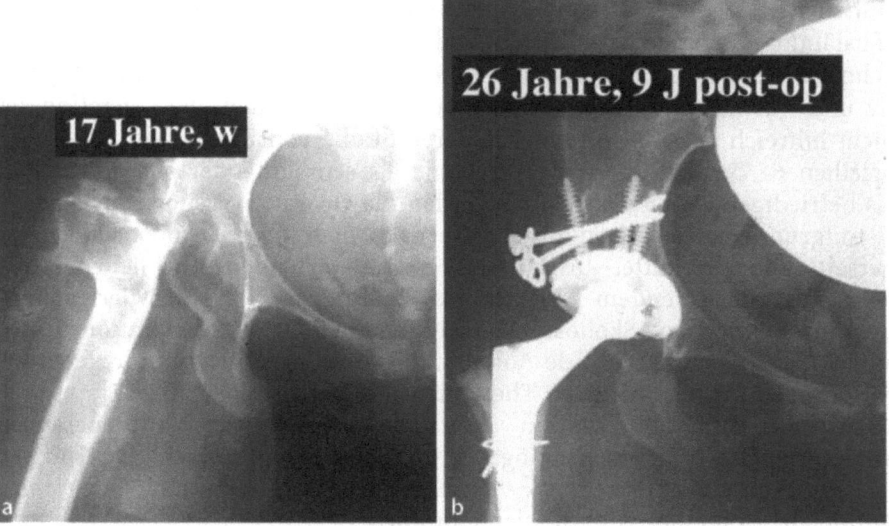

Abb. 6a, b. Fehlgeschlagene proximale Femurresektion mit subtrochanterer Umstellungsosteotomie Typ Schanz. Der Trochanter minor hat sich in die kraniale Pfannenregion nicht nur eingestellt, sondern hineingebohrt. Im Alter von 14 Jahren Resektionsarthroplastik, im Alter von 17 Jahren massive Schmerzen bei einer schwer tetraspastisch behinderten Patientin. Röntgenaufnahme des rechten Beckens im Alter von 17 Jahren (a) und im Alter von 26 Jahren (b), 9 Jahre nach Hüftgelenkersatz mit Hüftpfannenplastik und Implantation einer Spezialendoprothese Die Patientin ist mit Hilfsmitteln gehfähig und schmerzfrei

fähigkeit führen. Entscheidend für den Erfolg der Maßnahme ist eine ausreichende Resektion, die distal des Trochanter major zu erfolgen hat [13]. Andernfalls ist mit einer Schmerzpersistenz zu rechnen.

Das Risiko der Resektionsarthroplastik besteht in perisistierenden Schmerzen aufgrund einer Wanderung des Femurschafts nach proximal, so dass es erneut zu einem Impingement mit dem Azetabulum kommt, sowie in heterotopen Ossifikationen mit nachfolgenden Schmerzen oder einer Einsteifung des Hüftgelenks. Widmann et al. [24] beobachteten bei allen Patienten eine Verbesserung der Schmerzsituation, die allerdings teilweise erst nach über 1 Jahr eintrat. Das Risiko für heterotope Ossifikationen konnte durch postoperative Radiatio gemindert werden.

Zusammenfassend kann festgestellt werden, dass die proximale Femurresektionsarthroplastik bei gehunfähigen Patienten mit ausgeprägten Hüftbeschwerden und nicht rekonstruierbarem Gelenk nach Abwägung der Vor- und Nachteile sowie der möglichen Risiken als Salvage-procedure durchgeführt werden kann, allerdings sollten derartige Entwicklungen nicht mehr beobachtet werden, wenn rechtzeitig die Möglichkeit der Rekonstruktionen genutzt wird. Es muss das Ziel sein, Gelenke zu erhalten und nicht passiv oder aktiv der Destruktion/Resektion anheim fallen zu lassen.

Arthrodese

Eine weitere Alternative der Behandlung schwerer Schmerzsyndrome bei gehunfähigen Patienten stellt die Arthrodese dar. Anders als bei gehfähigen Patienten ist bei spastisch Behinderten, die den Hauptteil des Tages mit Sitzen im Rollstuhl verbringen, als Stellung ca. 50° Flexion und 10° Abduktion anzustreben. Voraussetzung ist, dass das kontralaterale Hüftgelenk einen Normalbefund aufweist und keine Veränderungen der Wirbelsäule vorliegen. Im Vergleich zu ansonsten gesunden Patienten ist bei Patienten mit spastischen Bewegungsstörungen das Risiko einer Pseudarthrosenbildung erhöht [17]. Für die dargestellte Patientengruppe ist eine Arthrodese im Vergleich zu den anderen Verfahren in der Regel ungeeignet und nur in Sonderfällen zu empfehlen.

■ Literatur

1. Brunner R, Baumann JU (1997) Long-term effects of intertrochanteric varus-derotation osteotomy on femur and acetabulum in spastic cerebral palsy: an 11 to 18 year follow-up study. J Pediatr Orthop 17:585–591
2. Buly RL, Huo M, Root L, Binzer T, Wilson PD Jr (1993) Total hip arthroplasty in cerebral palsy. Long-term follow-up results. Clin Orthop 296:148–153
3. Cooperman D, Bartucci E, Dietrick E, Millar E (1987) Hip dislocation in cerebral palsy: Long term consequences. J Pediatr Orthop 11:488–493
4. Cornell MS, Hatrick NC, Boyd R, Baird G, Spencer JD (1997) Clin Orthop 340:165–171
5. Cottalorda J, Gautheron V, Metton G, Charmet E, Maatougui K, Chavrier Y (1998) Predicting the outcome of adductor tenotomy. Int Orthop 22:374–379
6. Gamble JG, Rinsky LA, Bleck EE (1990) Established hip dislocations in children with cerebral palsy. Clin Orthop 253:90–99
7. Herring JA (2002) Tachdjian's Pediatric Orthopedics, 3rd edition. Saunders, Philadelphia
8. Hoffer M, Stein GA, Koffman M, Prietto M (1985) Femoral varus derotation osteotomy in spastic cerebral palsy. J Bone Joint Surg 67-A:1229–1235
9. Howard CB, McKibbin B, Williams LA, Mackie I (1985) Factors affecting the incidence of the hip dislocation in CP. J Bone Joint Surg 67-B:530–532
10. Kalen V, Bleck EE (1985) Prevention of spastic paralytic dislocation of the hip. Dev Med Child Neurol 27:17–24
11. Knelles D, Raab P, Wild A, Müller T, Krauspe R (1999) Komplexe Rekonstruktion subluxierter und luxierter Hüftgelenke bei spastisch behinderten Kindern. Z Orthop 137:409–413
12. Lonstein JE, Beck K (1986) Hip dislocation and subluxation in cerebral palsy. J Pediatr Orthop 6:521–526
13. McCarthy RE, Simon S, Douglas B, Zawacki R, Reese N (1988) Proximal femoral resection to allow adults who have severe cerebral palsy to sit. J Bone Joint Surg 70-A:1011–1016
14. Miller F, Girardi H, Lipton G, Ponzio R, Klaumann M, Dabney KW (1997) Reconstruction of the dysplastic spastic hip with peri-ilial pelvic and femoral osteotomy followed by immediate mobilization. J Pediatr Orthop 17:592–602
15. Pope DF, Bueff HU, De Luca PA (1994) Pelvic osteotomies for subluxation of the hip in cerebral palsy. J Pediatr Orthop 14:724–730

16. Reimers J (1980) The stability of the hip in children. A radiological study of the results of muscle surgery in cerebral palsy. Acta Orthop Scand 184 (Suppl):1–100
17. Root L, Goss JR, Mendes J (1986) The treatment of the painful hip in cerebral palsy by total hip replacement or hip arthrodesis. J Bone Joint Surg 68-A:590–598
18. Root L, Laplaza FJ, Brourman SN, Angel DH (1995) The severely unstable hip in cerebral palsy. Treatment with open reduction, pelvic oteotomy and femoral osteotomy with shortening. J Bone Joint Surg 77-A:703–712
19. Stasikelis PJ, Lee DD, Sullivan CM (1999) Complications of osteotomies in severe cerebral palsy. J Pediatr Orthop 19:207–210
20. Sturm PF, Alman BA, Christie BL (1993) Femur fractures in institutionalized patients after hip spica immobilization. J Pediatr Orthop 13:246–248
21. Tylkowski CM, Rosenthal RK, Simon SR (1980) Proximal femoral osteotomy in cerebral palsy. Clin Orthop 151:183–192
22. Weber M, Cabanela ME (1999) Total hip arthroplasty in patients with cerebral palsy. Orthopedics 22:425–427
23. Wenz W (1998) persönliche Mitteilung
24. Widmann RF, Do TT, Doyle SM, Burke SW, Root L (1999) Resection arthroplasty of the hip for patients with cerebral palsy: an outcome study. J Pediatr Orthop 19:805–810

KAPITEL II.3 **Die operative Behandlung bei neuromuskulären Skoliosen**

E. NAGEL, K.-ST. DELANK, P. EYSEL

■ Einleitung

Bei verschiedenen neuromuskulären Erkrankungen kommt es im Verlauf des Lebens zu einer teilweise ausgeprägten Verkrümmung der Wirbelsäule. Diese Form unterscheidet sich von der idiopathischen Skoliose vor allem in der Ätiologie und dem Verlauf, so dass für die Behandlung der neuromuskulären Skoliose eigene Therapieprinzipien gelten.

Die neuromuskulären Skoliosen treten früher auf, schreiten schneller voran als idiopathische Skoliosen und verlaufen über den Wachstumsabschluss hinaus progredient. In den meisten Fällen liegt die Lokalisation thorakal oder thorakolumbal vor. Bei den neuromuskulären Skoliosen kommt es häufig in Folge der teilweise erheblichen Thoraxdeformitäten und der zusätzlichen Insuffizienz der Atemmuskulatur zu Einschränkungen der pulmonalen und kardialen Leistungsfähigkeit. Lonstein [37] hat gezeigt, dass eine konservative Behandlung zum Beispiel durch eine Orthesenversorgung höchstens auf die Geschwindigkeit der Progredienz einen Einfluss hat. Eine Orthese ist jedoch weder in der Lage, die Progredienz generell aufzuhalten, geschweige denn zu einer Verbesserung der Winkelverhältnisse zu führen [27]. Eine große schwedische Studie von Olafsson [45] konnte einen allenfalls leicht verbessernden Effekt durch die Orthesenbehandlung bei gehfähigen muskelhypotonen Patienten mit wenig ausgeprägter (<40°) kurzbogiger thorakolumbaler Skoliose beobachten. So wird eine Orthesenversorgung nur in den Fällen als Interimslösung angewandt, in denen die Operation bei noch sehr geringer Körpergröße auf einen späteren Zeitpunkt verschoben werden sollte [28].

■ Definition und Klassifikation

Die Scoliosis-Research-Society definiert die Skoliose als eine laterale Verkrümmung der Wirbelsäule von mehr als 10° verbunden mit einer Rotation der Wirbelkörper. Die dorsalen Anteile rotieren mit Dornfortsatz immer in die Konkavseite. Zu einer neuromuskulären Skoliose kommt es durch eine Störung des gerichteten Wachstums und der physiologischen motorischen

Kontrolle der Wirbelsäule durch eine Schädigung des Nervensystems und/
oder der Muskulatur.

Die Störung im Bereich des Nervensystems kann auf jeder Ebene zwischen der Impulsentstehung im motorischen Kortex und der Impulsüber-
tragung an der motorischen Endplatte liegen. Auch für die Kraftentfaltung
innerhalb des Muskels sind eine Reihe von klinischen Störungsmöglichkei-
ten bekannt.

Die Skoliosis-Research-Society unterteilt die verschieden Formen der
neuromuskulären Skoliose daher wie folgt systematisch (Tabelle 1).

■ Inzidenz

Die Inzidenz zur Skolioseentwicklung ist bei den verschiedenen Erkrankungen unterschiedlich hoch (Tabelle 2), jedoch einzeln untersucht immer
deutlich höher als in der Normalbevölkerung (Inzidenz der idiopathischen
Skoliose: 1,8% in der allgemeinen Bevölkerung, 7–11% bei Verwandtschaft

Tabelle 1. Klassifikation der neuromuskulären Skoliosen nach der Ätiologie

1. Neurogen
  1.1. Oberes motorisches Neuron
    a. Infantile Zerebralparese
    b. Spinozerebellare Degeneration
       – Friedreich-Ataxie
       – Charcot-Marie-Tooth
       – Roussy-Levy
    c. Syringomyelie
    d. Rückenmarkstumor
    e. Rückenmarkstrauma

  1.2. Unteres motorisches Neuron
    a. Poliomyelitis
    b. Andere virale Myelitiden
    c. Trauma
    d. Spinale Muskelatrophie
       – Werning-Hofmann
       – Kugelberg-Welander
    e. Myelomeningocele
    f. Familiäre Dysautonomie
2. Myogen
  2.1. Arthrogrypose
  2.2. Muskeldystrophie
    a. Duchenne
    b. Rumpfgürtel
    c. Fazioskapulohumeral
  2.3. Kongenitale Faser-Typ-Disproportion
  2.4. Kongenitale Hypotonie
  2.5. Myotonia dystrophica

Tabelle 2. Skolioseinzidenzrate in Abhängigkeit von der Grunderkrankung [5]

Traumatische Querschnittslähmung (Alter bei Trauma <10 Jahre)	100%
Duchenne'sche Muskeldystrophie	90%
Friedreich'sche Ataxie	80%
Spinale Muskelatrophie	67%
Myelomeningozele	50%
Poliomyelitis	40%
Infantile Zerebralparese	25%

1. Grades). Innerhalb jeder Krankheitsgruppe variiert die Inzidenzrate jedoch stark und hängt von dem Schweregrad der Schädigung und im Zusammenhang damit mit der Fähigkeit der physiologischen Kontrolle der Rumpfaufrichtung ab. Bei einer erworbenen Grunderkrankung ist der Zeitpunkt der Krankheitsentstehung entscheidend für die Inzidenz der Skoliose. Kommt es zum Beispiel zur traumatischen Querschnittslähmung vor dem 10. Lebensjahr, so ist bei noch erhaltenem Wachstumspotential der Wirbelsäule das Auftreten einer skoliotischen Wirbelsäulenveränderung sicher. Eine sekundäre Skoliose bei neuromuskulären Erkrankungen, die erstmals nach Wachstumsabschluss manifest wird, ist dagegen kaum zu erwarten.

■ Klinische Begleitcharakteristika

Durch die schnell voranschreitende, langandauernde Progression und die zusätzlichen Kontrakturen der unteren Extremitäten kommt es in den meisten Fällen bei den neuromuskulären Skoliosen zu einer Einbeziehung des Sakrums in die Krümmungskurve. Nach Dubousset [10] kann das Becken als letzter Wirbelkörper der Wirbelsäule verstanden werden.

So kommt es zu einem zunehmendem Beckenschiefstand in allen Ebenen des Raumes, der bei starker Ausprägung zum Verlust der Sitz- oder auch Gehfähigkeit führen kann. Verstärkt wird der Beckenschiefstand noch durch die häufig im Zusammenhang mit der Grunderkrankung eintretende einseitige Hüftluxation, die durch die asymmetrische Innervation der beckenstabilisierenden Muskulatur meist konkavseitig auftritt. Die einseitig auftretenden Belastungsspitzen führen im Sitzbeinbereich oft zu Druckulzera, die je nach Grunderkrankung bei teilweise aufgehobener Sensibilität unter Umstände lange unbemerkt bleiben oder aber zu starken Schmerzen führen können. Bei einem ausgeprägtem Beckenschiefstand muss die Gegenneigung durch starken Rumpfüberhang kompensiert werden, welcher ebenfalls die Sitz-, Geh- und Stehfähigkeit beeinträchtigen kann. In schweren Fällen wird eine Abstützung mit Hilfe des Armes nötig, wodurch die Autonomie des Patienten stark beeinträchtigt ist.

Bei den neuromuskulären Erkrankungen handelt es sich nicht um eine Erkrankung der Wirbelsäule allein, sondern um eine funktionell komplexe

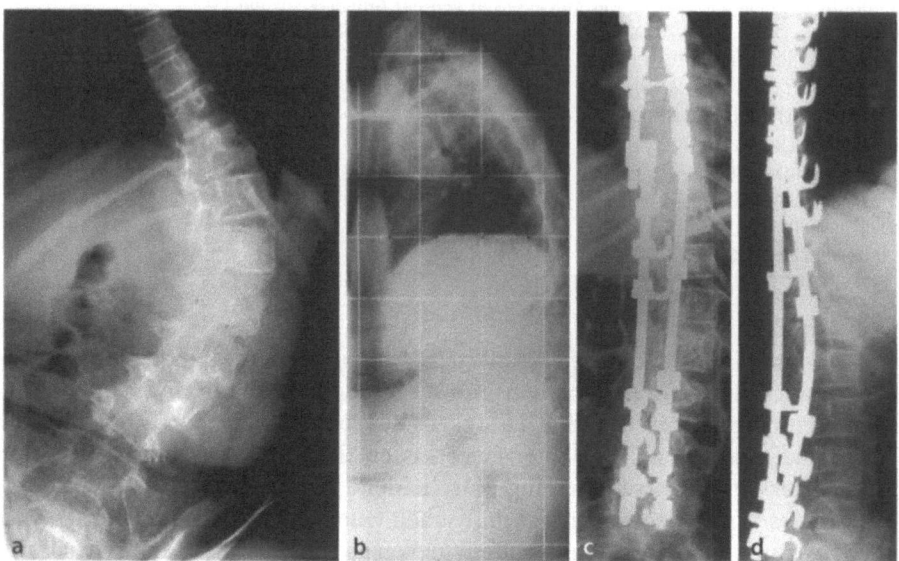

Abb. 1 a–d. Männlicher Patient, 13 Jahre, großbogige Skoliose bei ICP. Prä- und postoperative Wirbelsäulenganzaufnahmen bei langstreckiger dorsaler Versorgung ohne Beckeneinschluss

Störung des gesamten Bewegungsapparates. Für die geplante Therapie der Skoliose ist es daher entscheidend, die verschiedenen Gesichtspunkte der Erkrankung zu berücksichtigen. So ist die Frage des Mobilitätsanspruches zu stellen. Soll und kann die Gehfähigkeit erhalten bleiben oder besteht nur der Anspruch auf Sitzfähigkeit? Geht es um die Verbesserung der Sitzposition oder wird die Therapie ausschließlich aufgrund pflegerischer Probleme notwendig? Vor einer Therapie sind eine eventuelle Ventilationsstörung, kardiale Probleme, Liquorabflussstörungen und nicht zuletzt auch die Prognose quo ad vitam zu klären. Diese Fragen sind jedoch nur interdisziplinär zusammen mit Pädiatern, Krankengymnasten und Orthopädietechnikern zu beantworten.

■ Diagnostik

Zu den Routineröntgenaufnahmen gehört eine Wirbelsäulenganzaufnahme in zwei Ebenen sowie eine Übersichtsdarstellung des Beckens im Sitzen oder Stehen. Eine Liegendaufnahme sollte lediglich dann angefertigt werden, wenn keine Sitz- oder Stehfähigkeit besteht, da bei dieser Aufnahme dann das Krümmungsausmaß unterschätzt wird. Anhand der a.p.-Aufnahme sollte der Skoliosewinkel nach Cobb sowie das Rotationsausmaß nach Nash und Moe vermessen werden. Gleichzeitig ist die Beurteilung des Beckenschiefstandes möglich. Die seitliche Aufnahme zeigt das sagittale Profil. Zur Abschätzung der noch verbliebenen Flexibilität der Wirbelsäule und damit auch der notwendigen Spondylodesestrecke werden Seitneigungsaufnahmen angefertigt.

Zur präoperativen Routineuntersuchung gehört bei dem Verdacht einer intraspinalen Pathologie die Kernspintomographie. Dabei wird nach Veränderungen im Sinne eines Tethered-cord, einer Syringomyelie oder einer kraniozervikalen Übergangsstörung gesucht.

Die zum Teil bereits erwähnten Begleiterkrankung wie Kardiomyopathie und Einschränkung der pulmonalen Leistungsfähigkeit sowie häufig auftretende Urogenitaltraktinfektionen sollten zur Abschätzung des operativen Risikos präoperativ interdisziplinär genau beurteilt werden. Dazu gehört ein Elektrokardiogramm, bei ausreichend möglicher Mitarbeit des Patienten die Lungenfunktionsdiagnostik – ansonsten wird die nächtliche Sauerstoffpartialdurckmessung notwendig – sowie eine urologische Beurteilung.

Bei inkompletten Paraparesen kann auch die Erhebung des neurophysiologischen Status sinnvoll sein. Dies gilt insbesondere dann, wenn ein intraoperatives neurophysiologisches Monitoring erwünscht ist.

■ Konservative Therapie

Wie bereits in der Einleitung erwähnt, sind bei der neuromuskulären Form der Skoliose die konservativen Therapiemaßnahmen nicht sehr erfolgversprechend. Ein positiver Effekt von physiotherapeutischen Maßnahmen in Bezug auf die Progredienz oder sogar im Sinne einer Verbesserung der Wirbelsäulenverkrümmung ist nicht bekannt. Es ist eine leichte Verbesserung der Vitalkapazität sowie der Atembreite zu erwarten. Eine wesentliche Bedeutung fällt der Physiotherapie in Bezug auf die Behandlung der Kontrakturen der unteren Extremitäten zu. Auch eine ergotherapeutische Behandlung ist bei den meist mehrfach funktionell behinderten Patienten hilfreich. An dieser Stelle sei jedoch bemerkt, dass durch die Grunderkrankung häufig eine Mitarbeit des Patienten erschwert, wenn nicht sogar unmöglich ist. Bezüglich der Orthesenversorgung bei der neuromuskulären Skoliose gibt es durch wenige Studien mit geringer Patientenzahl und kurzen Nachuntersuchungszeiträumen Hinweise für einen leicht verbessernden Effekt [45]. Meist handelt es sich jedoch nur um einen vorübergehenden Erfolg, so dass durch die Orthesenbehandlung allenfalls von einer Verlangsamung der Skolioseentwicklung gesprochen werden kann [9]. Eine Indikation zur Orthesenbehandlung kann jedoch bei noch geringem Körperwachstum bestehen, womit der Operationszeitpunkt hinausgezögert werden kann.

Bei rollstuhlpflichtigen Kindern würde eher eine Versorgung mit Sitzschalen, gegebenenfalls mit okzipitaler Abstützung, empfohlen werden. Aus pflegerischen Gründen kann bei zusätzlichen Kontrakturen der unteren Extremität eine Nachtlagerungsschale mit Einbeziehung der Hüft- und Kniegelenke notwendig werden.

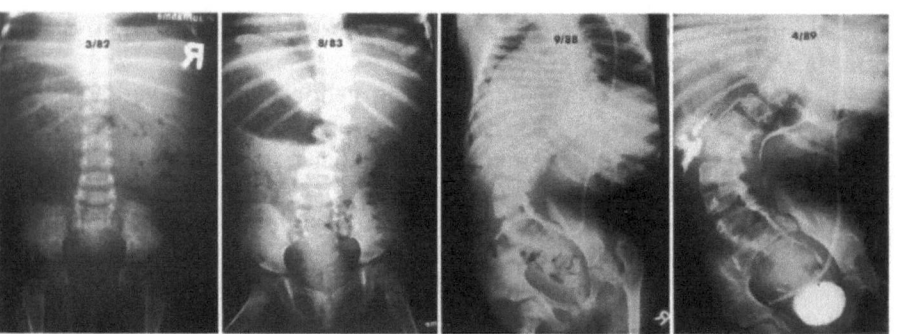

Abb. 2. Weibliche Patientin, Jahrgang 1982, Skoliose bei Meningomyelozele. Spontanverlauf über 7 Jahre mit progredienter Beckenkippung und Sitzunfähigkeit

■ Operative Therapie

1. Ziele der operativen Behandlung

Die nachfolgend genannten Ziele müssen eingehend mit den Patienten, Eltern und den Betreuungspersonen besprochen werden, um falsche Erwartungen an die Operation und die damit verbundenen Enttäuschungen zu vermeiden. Das erste wichtige Ziel ist die Verhinderung der Progredienz und die bestmögliche Korrektur der Krümmung. Die Gehfähigkeit beziehungsweise die Sitzfähigkeit sollen auch nach der Operation erhalten bleiben. Bei einer ausgeprägten thorakalen Krümmung ist als weiteres Ziel die Verbesserung der Ventilation und damit der Lungenfunktion zu nennen. Bei der Aufklärung ist darauf hinzuweisen, dass die Operation keinerlei Einfluss auf die neurologische Grunderkrankung nehmen kann.

2. Operationsindikation

Wichtig für die Indikationsstellung ist die möglichst exakte Prognose des individuellen Spontanverlaufes. Dies gelingt durch eine zusammenhängende Bewertung der einzelnen Einflusskomponenten, wie Grunderkrankung, Schädigungszeitpunkt sowie Alter und Ausmaß der Skoliose bei Erstdiagnose. Die Indikation zur Operation weist keine wesentlichen Unterschiede zu der bei der idiopathischen Skoliose auf [25]. So ist diese indiziert bei starker Progression, bei einem Cobb-Winkel >40° (bei der Muskeldystrophie Duchenne bereits bei noch kleinerem Cobb-Winkel >20° [28]), bei Verschlechterung der Lungenfunktion und bei Verlust der Sitzfähigkeit durch zunehmenden Beckenschiefstand. Die letztgenannten Punkte treten bei der neuromuskulären Skoliose häufig sehr früh auf, so dass auch schon bei geringeren Cobb-Winkeln zu operativen Maßnahmen gegriffen werden sollte.

Der frühzeitigen Fusion wird häufig das spondylodesebedingte beeinträchtigte Körperwachstum entgegengehalten. Hierzu ist jedoch zu bemerken, dass der Größengewinn durch die Aufrichtung in vielen Fällen den Verlust durch den Wachstumsstopp ausgleicht, so dass der Sitzgrößenverlust meist deutlich geringer ausfällt als erwartet. Das verbleibende Restwachstum lässt sich durch die Kenntnis abschätzen, dass ein Lendenwirbel pro Wachstumsjahr etwa 1,2 mm und ein Brustwirbel etwa 0,8 mm an Höhe zunimmt.

Für einen frühen Zeitpunkt spricht auch die bei zunehmender Immobilität progrediente Osteoporose, die eine Implantatverankerung erschwert und daher für das Operationsergebnis ungünstig ist.

Da die operative Aufrichtung und Stabilisierung für den Patienten eine große körperliche Belastung darstellt, ist es anzustreben, die Operation zu einem Zeitpunkt durchzuführen, an dem die pulmonale und kardiale Situation möglichst gut sind. Dies ist jedoch bei starken Krümmungsradien selten der Fall, so dass auch dies für einen frühzeitigen Eingriff gewertet werden muss. Die Rigidität nimmt mit der Dauer der Erkrankung sowie mit vergrößertem Cobb-Winkel deutlich zu. Dies führt zu erhöhten Anforderungen an den Operateur sowie zur erhöhten Belastung für den Patienten.

3. Operationsplanung

In der Vergangenheit wurde häufig die präoperative Halo-Traktion angewandt. Die Studie von Flierl [18] hat jedoch gezeigt, dass der Haloapparat zwar zunächst eine gewisse Aufrichtung der Skoliose erbringt, dann jedoch der Grad der Aufrichtung durch die Operation nicht mehr so ausgeprägt ist, so dass die Summe der Korrekturen denen ohne präoperative Halotraktion entspricht.

Sie konnten auch nachweisen, dass es bei Skoliosen, denen ein pathologischer Muskelzug aufgrund seitenungleicher Tonuserhöhung zugrunde liegt, sogar zu einer Zunahme des spastischen Muskelzuges und damit zur einer Krümmungsverstärkung kommen kann.

Präoperativ ist die Länge der Fusion festzulegen. Zahlreiche Untersuchungen haben gezeigt, dass eine dauerhafte Stabilität ohne Korrekturverlust und Entwicklung einer Sekundärkrümmung nur bei einer langstreckigen Fusion zu erzielen ist. Es wird empfohlen, als obersten Wirbel Th2 oder Th3 und als untersten Wirbel L5 oder S1 zu instrumentieren. Ob das Sakrum in die Fusion miteinbezogen wird, hängt von verschiedenen Faktoren ab [55].

Ist der Patient gehfähig, kann er von der lumbosakralen Beweglichkeit profitieren, so dass auf eine Fusion wenn möglich verzichtet werden muss. Andernfalls ist mit dem Verlust der Gehfähigkeit zu rechnen. In einigen Fällen kommt es jedoch bei verstärktem Beckenschiefstand (>15°) durch das Drehgleiten zu einer sekundären Dekompensation zwischen L5 und S1. Ein besonderes Augenmerk muss auf die Hüftgelenksbeweglichkeit gelegt werden. Bei einer Hüftkontraktur sind die Patienten oft nur durch eine

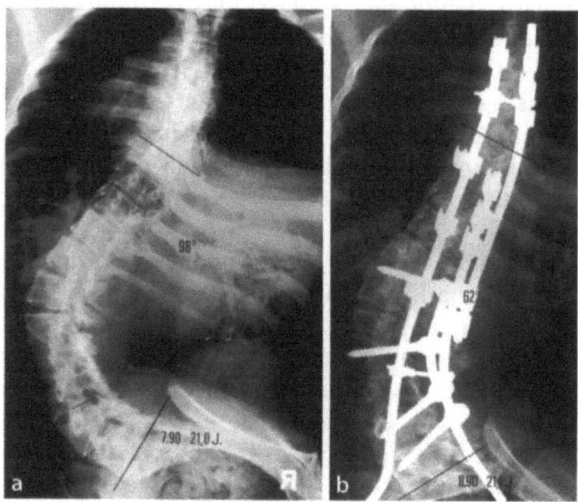

Abb. 3. Weibliche Patientin, 21 Jahre, Lumbalskoliose mit hochgradiger Beckenkippung. Operative Fusion mit Einbeziehung des Beckens

lumbale Hypermobilität in der Lage zu sitzen oder zu gehen. Daher kann durch eine lumbale Spondylodese dem Patienten diese Möglichkeit genommen werden. Oft kommt die Hüftkontraktur durch eine ein- oder beidseitige Hüftluxation zustande, die dann **vor** der geplanten Skolioseoperation operativ behandelt werden sollte. Bei paralytischen Luxationen ist eine operative Therapie nur selten notwendig.

Umgekehrt wird jedoch auch beobachtet, dass durch eine Verbesserung des Skoliosegrades und des Beckenschiefstandes und damit des aufrechteren Sitzens und Gehens die Wahrscheinlichkeit einer nachfolgenden Hüftluxation verkleinert werden kann [8]. Ein weiterer Gesichtspunkt, ob das Becken in die Spondylodese miteinbezogen werden sollte, ist, dass dieser zusätzliche Eingriff einen höheren Blutverlust bei längerer OP-Zeit nach sich zieht.

■ Operationstechnik

Wichtig ist die dreidimensionale Korrektur der Deformität der Wirbelsäule und des Beckens [15]. Die Fusion muss die gesamte Deformität in der Frontal- und der Sagittalebene einschließen.

Der Zugangsweg und damit auch das Spondylodeseverfahren gestaltet sich je nach Grunderkrankung und individuellem präoperativen Zustand des Patienten unterschiedlich und wird gesondert dargestellt. Grundsätzliche Therapieprinzipien sind die folgenden:

■ Der Blutverlust ist bei der ventralen Instrumentation bei einem geübten Operateur etwas niedriger als bei der dorsalen Instrumentation.

- Mit der ventralen Instrumentation ist eine größere Korrektur erreichbar, so dass bei größeren Fehlstellungen eher hierauf zurückgegriffen werden muss.
- Durch die ventrale Fusion ist eine höhere Primärstabilität erreichbar, da bei der ventralen Fusion 2/3 der Wirbelkörper miteinbezogen werden, während dies bei der dorsalen nur zu einem Drittel erfolgt.
- Die dorsale Instrumentation birgt bei sehr jungen Patienten das Problem des Crankshaft-Phänomens (ventrales Weiterwachsen des Wirbelkörpers bei dorsaler Fusion). Dieses Phänomen wir jedoch kontrovers diskutiert [49, 52].
- Ein ausgeprägter Beckenschiefstand ist nur durch eine dorsale Stabilisation therapierbar.
- Bei schweren rigiden Skoliosen erlaubt eine ventrale Inzision bzw. Resektion der Bandscheiben eine verbesserte Korrektur mit verringerten Anforderungen an das dorsale Implantat.
- Bei starker Osteoporose ist die Verankerung im weichen Wirbelkörper nicht sicher durchführbar, so dass eine zusätzliche dorsale Instrumentation notwendig wird.

1. Die dorsale Instrumentation

Ein bekanntes Verfahren ist das dorsale Harrington-Instrumentarium. Es hat jedoch den Nachteil der Abflachung des sagittalen Wirbelsäulenprofiles [26]. Thomson und Renshaw [53] haben gezeigt, dass eine Abflachung des Fusionsbezirkes zu einer kompensatorischen Hyperlordose der angrenzende Bezirke und damit zu einer vorzeitigen Bandscheibendegeneration führt. Die segmentalen Verfahren führen dagegen zu einer dreidimensionalen Korrektur der Krümmung. Ein bewährtes Verfahren ist die von Luque entwickelte Segmentale-Spine-Instrumentation (SSI) [38]. Mit dem Instrumentarium wird eine gute Korrektur der Wirbelsäulenkrümmung und des Beckenschiefstandes sowie eine hohe Primärstabilität durch transversale Kräfte erzielt, so dass postoperativ auf eine externe Fixation und Stabilisation verzichtet werden konnte. Der Nachteil dieses Verfahrens sind die hohen neurologischen Risiken und die Gefahr des Materialversagens vornehmlich der sublaminären Drähte. Hiervon gab es zahlreiche Modifikationen [39]. Das Cotrel-Dubousset-Instrumentarium (CDI) [11] erreicht die dreidimensionale Korrektur der Krümmung sowohl durch Distraktions-, Rotations-, als auch durch Translationskräfte [32]. Durch zwei Stäbe, unterschiedliche Haken und Schrauben gelingt eine multisegmentale Fixation mit hoher Primärstabilität, so dass auf eine postoperative externe Fixation verzichtet werden kann. Die Verbindung mit der Instrumentation auch des Sakrums ist bei dem CDI erleichtert.

2. Die ventrale Instrumentation

Notwendig wird die ventrale Instrumentation bei allen schweren und vor allem sehr rigiden skoliotischen und kyphoskolitischen Deformierungen [14]. Der Schwerpunkt der Wirbelsäulenkrümmung und vor allem der Fehlrotation liegt in den Wirbelkörpern, die von einem dorsalen Zugang aus nur etwa zu einem Drittel erreichbar sind. Dies ist der Hauptvorteil einer ventralen Instrumentierung. Durch den ventralen Zugang wird die Bandscheibendissektion möglich, so dass die Rigidität der Krümmung und damit die Korrekturmöglichkeit positiv beeinflusst wird. Zusätzliche Indikationen stellen MMC-Patienten mit dorsalen Hautproblemen dar, bei denen in Folge einer dorsalen Instrumentation ausgeprägte Wundheilungsstörungen zu erwarten wären. Eine ventrale Instrumentation empfehlen wir jedoch nur bei Patienten mit ausreichend guter Vitalkapazität und gutem Allgemeinzustand, da das Operationstrauma relativ groß ist. Es ist darauf hinzuweisen, dass im ventralen Operationsgebiet alle lebenswichtigen Organe und Gefäße liegen und bei der Operation prinzipiell gefährdet sind. Das Instrumentarium darf nicht stark auftragen, da es sonst zur Irritation der Gefäße oder der inneren Organe kommen kann.

Als ventralseitig zu verwendendes Verfahren wurde zunächst die ventrale Derotations-Spondylodese (VDS) nach Zielke [24] verbreitet. Im Vergleich zu dorsalen Techniken ist ein größerer Korrekturerfolg der Seitverbiegung wie auch des Rotationsfehler [44] zu erzielen. Postoperativ ist jedoch eine externe Stützung oder eine zusätzliche dorsale Instrumentation unvermeidbar, da eine Primärstabilität nicht erzielt werden kann [33]. Weitere Nachteile sind die postoperative Kyphose, der Korrekturverlust, das Implantatversagen und die Pseudarthrose [36]. Nach Mason [40] kommt es in bis zu 30% der Fälle zu einer Überkorrektur der thorakolumbalen oder lumbalen Hauptkrümmung. Die nachfolgenden Systeme von Dunn [12], das Kaneda-Instrumentarium [34, 35] sowie das TSRH-Instrumentarium [4] zeigten eine verbesserte Stabilität. Das Dunn-System musste jedoch bei vermehrten hämorrhagischen Komplikationen vom Markt genommen werden. Bei dem Kaneda-Instrumentarium wie auch dem TSRH-Instrumentarium ließ sich ebenfalls eine postoperative Kyphosierung nachweisen [54]. Aus diesem Grunde empfehlen die Autoren heute das Cotrel-Dubousset-Hopf-Instrumentarium [29, 30]. Dieses wurde speziell unter der Vorstellung der dreidimensionalen Korrektur bei erhöhter Primärstabilität entwickelt, so dass eine postoperative externe Stabilisation überflüssig wurde. Dieses System eignet sich besonders zur Korrektur der Rotation, zur Kompression und zur Wiederherstellung der Lordose bei mono- und multisegmentaler Anwendung. Die weiteren Vorteile dieses Systems sind die Verfügbarkeit der Implantate in Titan, die verminderte Implantatgröße durch Verklemmung zwischen Stäben und Wirbelsäulenblöcken und die außerordentlich hohe Stabauszugskraft.

3. Kombinierte Operationen

Kombinierte Operationen empfehlen wir bei Patienten mit neuromuskulären Skoliosen in der Regel nicht, da diese Patienten in Folge des hohen Blutverlustes häufig mit pulmonalen Problemen reagieren [41]. Die Nachbeatmungszeiten und damit die Intensivpflichtigkeit verlängern sich teilweise um ein Vielfaches.

Notwendig wird die zweizeitige Operation bei Patienten mit Zerebralparese und ausgeprägtem Beckenschiefstand genauso wie Patienten mit MMC und schwerem Beckenschiefstand. Ebenfalls eine Kombination von dorsal und ventral erfordern die Wirbelsäulendeformitäten von Patienten mit der Neurofibromatosis Recklinghausen mit ausgeprägter Kyphose, um eine spätere sekundäre Verschlechterung der Krümmung zu vermeiden.

4. Die zusätzliche lumbosakrale Fusion

Im Zusammenhang mit einer neuromuskulären Grunderkrankung kommt es fast immer neben der skoliotischen Fehlbildung auch zu einem Beckenschiefstand. Ob der Beckenschiefstand die Folge der Skoliose oder die Folge einer Hüftfehlstellung ist, wird in der Literatur kontrovers diskutiert [20]. Bei neuromuskulären Skoliosen wird eine lange Fusionsstrecke benötigt. Endet die Fusion zu weit kaudal, kann es oberhalb der Spondylodese zu einer progredienten Kyphose kommen. Die Entscheidung, ob das Sakrum mit in die Fusion eingeschlossen werden soll, hängt von der Gehfähigkeit des Patienten sowie von dem Grad des Beckenschiefstandes ab. Bei Patienten, die die lumbosakrale Beweglichkeit zum Gehen benötigen und einen Beckenschiefstand aufweisen, der $10°$ nicht wesentlich überschreitet, sollte die Fusion bei L5 enden. Bei allen anderen Fällen wird der Sakrumeinschluss empfohlen. Bei ausgeprägtem Beckenschiefstand und infolge dessen Verlust der Wirbelsäulenstabilität kann die Sakrumfusion sogar zu einer Verbesserung der Gehfähigkeit führen. Das Problem der Verschraubung in diesem Bereich besteht in dem hohen mechanischen Stress und der verminderten Knochenresistenz. Letzteres ist durch die mit der neuromuskulären Grunderkrankung verbundene Osteoporose noch deutlich verstärkt.

Im Wesentlichen existieren zwei Techniken zur lumbosakralen Verschraubung. Zum einen handelt es sich um die Isola-Galveston-Instrumentation [1]. Hierbei werden Stäbe zur Fixation in die Beckenschaufel eingebracht. Diese Form hat zwar eine hohe Primärstabilität, durch die feste Verschraubung auch des Iliosakralgelenkes kommt es bei der Rotation des Rumpfes hier jedoch zu hohen Scherkräften, die zum Ausreißen des Implantates führen können.

Die zweite Operationstechnik verwendet Pedikel oder Sakralschrauben. Dabei erfolgt die Verankerung im Sakrum, die Iliosakralfuge bleibt frei. Die Richtung der Iliosakralschrauben sollte den Flexionskräften genau entgegengesetzt sein, da sonst durch die Zugkräfte eine hohe Ausrissgefahr besteht. Die Korrektur des Beckenschiefstandes erfolgt durch die Distraktion und Kompression im lumbalen Bereich. Dies wird durch eine perioperative Traktion unter Zuhilfenahme eines Traktionstisches wesentlich erleichtert.

▪ Therapieempfehlungen bezogen auf die Grunderkrankung

1. Duchenne Muskeldystrophie (DMD) und spinale Muskelatropie (SMA)

An der Muskeldystrophie Duchenne erkrankte Kinder bilden zu 90% eine kyphoskoliotische Wirbelsäulendeformität. Dies geschieht in aller Regel zu dem Zeitpunkt, an dem die Kinder rollstuhlpflichtig werden, also um das 10. Lebensjahr [21, 47]. Bei Nichtbehandlung weisen diese Skoliosen einen Krümmungsgrad von über 100° auf. Neben dem progredienten Verlauf der Skoliose kommt es bei diesen Patienten zu einer sukzessiven Abnahme der Vitalkapazität, die mit dem Krümmungsgrad negativ korreliert. Es handelt sich meist um eine großbogige C-förmige Thorakolumbalskoliose mit einer – unabhängig vom Wachstumsalter – jährlichen Zunahme von 15–30° [46]. Es folgt der Verlust des Wirbelsäulengleichgewichtes über dem schräg stehendem Becken mit konsekutivem Rumpfüberhang und Schwierigkeiten beim Sitzen und der Kopfkontrolle. Die Arme müssen als Rumpfstütze fungieren und sind daher für andere Tätigkeiten blockiert, was die Selbstständigkeit der Patienten erheblich einschränkt.

Die Prävalenz einer Skoliose beträgt bei der autosomal–rezessiv vererbten Muskelatrophie (SMA) deutlich mehr als 60%. Sie entsteht meist auf thorakolumbaler Ebene. Die jährliche Progression korreliert mit dem Ausmaß der Muskelschwäche und beginnt ebenfalls meist mit dem Verlust der Gehfähigkeit [25]. Dieser Zeitpunkt ist bei den verschiedenen Ausprägungsgraden der SMA unterschiedlich terminiert. Durch den Verlust der Geh- oder Sitzfähigkeit ist vor allem auch die respiratorische Funktion erheblich eingeschränkt. Aus diesem Grund halten es viele Autoren [22, 48] für wichtig, die Geh- und/oder die Stehfähigkeit so lange wie irgend möglich durch Orthesen zu erhalten. Unbehandelt entwickeln auch diese Patienten eine hochgradige Skoliose.

Wie bereits oben erwähnt kann eine konservative Korsettbehandlung nur eine Übergangslösung für DMD- und auch SMA-Patienten darstellen [19]. Die operative Stabilisierung der Skoliose gilt heute als Behandlung der Wahl. Die Indikation zur Operation besteht bei gehunfähigen Patienten bereits ab einem Cobb-Winkel von 20–30° bei nur geringer Lungenfunktionseinschränkung [31]. Bei einem geringen Lebensalter besteht noch eine günstige kardiopulmonale Ausgangssituation. Dies kann vor allem die postoperative Beatmungspflichtigkeit zeitlich deutlich abkürzen. Bei geringer Rigidität ist eine vollständige Korrektur der Skoliose wie auch des Beckenschiefstandes möglich, wodurch die Sitzqualität gesteigert werden kann. Als Operationsmethode bietet sich das Segmental-spinal-Instrumentation nach Luque (SSI) oder das Cotrel-Dubousset-Instrumentarium an. Das Becken sollte bei einem Schiefstand von mehr als 10° in die Fusion eingeschlossen werden, wenn möglich mit Hilfe der Pedikel- oder Sakrumschrauben. Die sogenannte Galvestontechnik [1], bei der paravertebrale Stäbe in der Beckenschaufel verankert werden, führt zu einer Überbrückung des Kreuz-Darmbeingelenkes. Bei Rumpfdrehung kommt es zu einem Verschieben der Stäbe und damit zu hohen Scherkräften gegeneinander. Als Modifikation des CD-Instrumentariums entwickelte Duport [13] das Duchennesche Instrumentarium (DI). Es bietet den Vorteil der starren knöchernen Fusionierung lumbosakral, thorakal wird die sagittale Flexibilität ohne Fusionierung optimiert.

Bei sehr rigider Krümmung lumbal und erheblichem Beckenschiefstand ist ein ventrodorsales Vorgehen zu empfehlen. Voraussetzung dafür ist ein ausreichend guter Allgemeinzustand der Patienten, was oftmals durch die Gesamtsituation nicht gewährleistet ist. Miller et al. [43] und Bellen et al. [3] zeigten in einer Untersuchung eine hohe Akzeptanz und Verbesserung der Lebensqualität bei operativ versorgten Patienten.

2. Myelomeningozele (MMC)

Die Myelomeningszele ist eine Fehlentwicklung des Ektoderms. Die Prävalenz der Entwicklung einer Skoliose beträgt bei diesem Krankheitsbild ca. 50% [16]. Diese hängt von dem Lähmungsniveau, vom Alter des Patienten und der Lokalisation des Laminadefektes ab [28]. Die meisten Wirbelsäulendeformitäten sind schwere thorakolumbale oder lumbale Krümmungen. Es besteht ein deutlicher Beckenschiefstand. Bekannt ist, dass im Rahmen dieser Grunderkrankung weitere Abschnitte des Zentralnervensystems Fehlbildungen aufweisen können. Im Wesentlichen sind das die Arnold-Chiari-Malformation und das Tethered-cord. Daher ist, wie bereits erwähnt, bei diesem Krankheitsbild präoperativ eine kernspintomographische Untersuchung der gesamten Wirbelsäule notwendig. Im Vergleich zu einer idiopathischen Skoliose finden sich bei MMC-Patienten einige Besonderheiten, die für die operative Therapie von entscheidender Bedeutung sind.

Es zeigen sich häufig Wirbelkörperfehlbildungen [7]. Diese kommen wahrscheinlich durch die enge Verflechtung von Ektoderm und Mesoderm zustande. Bei einem hohen lumbalen oder sogar thorakolumbalen Lähmungsniveau ist der wirbelsäulenstabilisierende Einfluss der Rumpfmuskulatur stark reduziert. Eine verminderte Hüftgelenksbeweglichkeit infolge proximaler Paresen wird durch eine vermehrte lumbale Hypermobilität kompensiert, so dass möglicherweise hierdurch die Gehfähigkeit erhalten geblieben ist. Daher ist von einer Versteifung in diesem Bereich eher abzusehen. Durch zahlreiche Voroperationen (Zelenverschluss oder urologische Operationen) gestalten sich dorsale wie auch ventrale Operationen schwieriger, so dass es häufiger zu einer Duraverletzung kommt. Aus dem gleichen Grund kommt es durch das dorsal vorbestehende Narbengewebe bei

nicht ausreichend subtiler Präparationstechnik häufig zu Wundheilungsstörungen in diesem Bereich.

Die Operationsindikation besteht spätestens zu dem Zeitpunkt, an dem
es zu einer deutlichen Progredienz der Rumpfinstabilität, der abnehmenden
Sitzfähigkeit und der pulmonalen Leistungsfähigkeit gekommen ist [6]. Der
Knochen dieser Patienten ist häufig sehr osteoporotisch und das Gewicht
deutlich höher als in der Normbevölkerung. Aus diesem Grunde ist eine
hohe Primärstabilität postoperativ sehr wichtig, so dass ein dorsales und
ventrales Vorgehen gegebenenfalls unter Einschluss des Beckens empfohlen
wird.

3. Neurofibromatose Recklinghausen

Aufgrund der klinischen Manifestation werden zwei Arten der Erkrankung
unterschieden. Dies sind die Neurofibromatosis 1 (peripherer Typ, Gende-
fekt auf Chromosom 17) und die Neurofibromatosis 2 (zentrale Form, Gen-
defekt auf Chromosom 22). In ca. 45% zeigt sich im Laufe der Erkrankung
eine schwere Skoliose oder Kyphoskoliose, die mit dysplastischen Veränderungen der Wirbelkörper und einer konsekutiven Spinalkanalenge einhergehen. Intraspinal lokalisierte Neurome können bei der operativen Versorgung häufig Schwierigkeiten bereiten. Man unterscheidet bei der Skoliose im Zusammenhang mit dieser Grunderkrankung zwei Formen [17]: die
Skoliose durch die Neurofibromatose (NF) und die Skoliose bei NF. Die
letzte Form zeigt keine dysplastischen Veränderungen und ist bezüglich
der Therapie der idiopathischen Skoliose gleichzusetzen. Eine weitere Un-
terteilung kann nach radiologischen Kriterien erfolgen [42].

Die Prognose und das weitere Vorgehen ist im Wesentlichen von der Art
und Lokalisation der dysplastischen Erscheinungen abhängig, so dass vor
jeder Operation eine MRT-Untersuchung erfolgen sollte.

Die operative Behandlung ist mit der bei der idiopathischen Skoliose
vergleichbar. Wichtig ist, dass auch bei dieser Skolioseform eine frühzeitige
Therapie zu empfehlen ist, da durch die zunehmende Kyphose die neurologischen Probleme eine deutlich höhere Progredienz haben. Die Länge der
Fusion sollte großzügig gewählt werden und die gesamte Strecke der Deformität mit einschließen. Die Entscheidung über ein dorsales und/oder ventrales Vorgehen hängt von der Rigidität, dem Ausmaß der Krümmung sowie von der Anzahl und Größe der dysplastischen Veränderungen ab.

Metz-Stevenhagen [42] empfiehlt bei besonders schweren Formen die
konkavseitige Kostothorakoplastik. Durch das Ablösen der dysplastischen
Rippen in Form eines dorsalen Release werden die Distraktionskräfte über
viele Segmente verteilt und die Thoraxdeformität günstig beeinflusst.

Besteht eine Verdrängung des Myelons durch einwachsende Neurofibro-
me, so müssen diese vor einer Distraktion entfernt werden, um neurologische Störungen durch Zug am Myelon zu vermeiden. Bei dem radiologischen Stadium-Grad-III (vgl. Tabelle 3) muss das ventrale Substanzdefizit

Tabelle 3. Radiologische Einteilung der Wirbelsäulenveränderungen bei NF [42]

Radiologisches Stadium	Radiologischer Befund
Grad I	Im Röntgenbild idiopathisch erscheinende Skoliose oder pathologische Kyphose. Die axiale Rotation liegt unter 50%. NF-typische Veränderungen sind in der weiteren bildgebenden Diagnostik erkennbar (MRT oder CT).
Grad II	Typische kurzbogige Skoliose ohne ausgeprägte Rotations- oder Dysplasiekyphose mit fortgeschrittenen nativröntgenologisch erkennbaren Destruktionen der betreffenden Wirbelkörpersegmente.
Grad III	Kurzbogige Skoliokyphosen mit ventralem Substanzdefekt durch Destruktion mit maximaler Rotation und schwerer Wirbelsäulenimbalance.

mittels autologer und homologer Fibulaimplantate oder Titancages ausgeglichen werden.

4. Zerebralparese

Die Prävalenz zur Skoliose beträgt bei der Zerebralparese ungefähr 25%. Bei Tetraspastikern erscheint sie jedoch teilweise bedeutend höher zu sein. Das Ausmaß der Wirbelsäulenveränderung ist sehr variabel. Meist befindet sich die Krümmung thorakal oder thorakolumbal. Der Hauptgrund der muskuloskeletalen Dysfunktion ist die unvermeidliche Entwicklung von Kontrakturen. Aus diesem Grund muss die medikamentöse und physikaltherapeutische Behandlung begleitend weitergeführt werden. Die Indikation zur operativen Behandlung der Skoliose bei diesem Krankheitsbild wird kontrovers diskutiert. Die Therapie gehfähiger Diplegiker muss unter verschiedenen Gesichtspunkten geplant werden. Hier muss die Form der Gehfähigkeit, die Sitzfähigkeit, die Form der Zerebralparese und die mentale Leistungsfähigkeit in die Überlegungen mit eingebracht werden. Das Hauptproblem ist der Verlust der Gehfähigkeit bei langstreckigen Fusionen bei Hüftkontraktur und lumbaler Hyperlordose.

Umstritten wird die Operationsindikation gestellt bei Kindern, die nicht gehfähig sind. Durch die Auswirkung der spastischen Kontrakturen bei häufig ausgeprägten skoliotischen Veränderungen wird ein ventrales **und** dorsales Vorgehen mit gleichzeitiger Versorgung des Beckenschiefstandes notwendig.

Bei noch wachsenden Patienten, deren Krümmung noch flexibel ist, kann unter Umständen auf die ventrale Operation verzichtet werden. Die Indikationsstellung hängt daher nicht allein von dem Cobb-Winkel ab, sondern vielmehr von dem Funktionsverlust im Alltag. Dies beginnt meist ab einer Krümmung von mehr als 50° und dem Auftreten von Schmerzen. In diesen Fällen wird eine relativ kurzstreckige Fusion zur Vermeidung von postoperativen Bewegungseinbußen empfohlen. Banta [2] empfiehlt bei einer sehr steifen Wirbelsäulendeformität zuerst die Operation der Wirbelsäule, bei sehr rigider Hüftdeformität zuerst die operative Versorgung dieser Veränderungen. Dies unter der Vorstellung, dass sich der jeweils flexiblere Teil nach der Operation passiv korrigiert. Bei verminderter oropharyngealer Kontrolle ist eine präoperative Optimierung des Ernährungszustandes zur Vermeidung der postoperativen Morbidität anzustreben. Aus diesem Grunde stellt eine sehr schlechte oropharyngeale Kontrolle mit häufigen respiratorischen Infekten eine Kontraindikation zur operativen Skoliosebehandlung dar, da eine postoperative Extubation häufig unmöglich wird. Wichtig in der präoperativen Vorbereitung ist daneben auch die endoskopische Abklärung des bei diesem Krankheitsbild bestehenden gastroösophagealen Refluxes, um das Ausmaß der Ulzerationen beurteilen zu können. Diese Ulzerationen können durch den Operationsstress zu schwer stillbaren Blutungen führen.

5. Syringomyelie

Die Syringomyelie zeigt sich bei verschiedenen neurologischen Erkrankungen wie zum Beispiel spinale Dysraphien, Chiari-Maldeformation, Myelitis, Meningitis und Arachnoiditis. Zu einer skoliotischen Fehlbildung kommt es in über 85% der Fälle. Die Krümmungen sind meist leicht, erreichen jedoch auch 50° und finden sich meist linkskonvex thorakal oder thorakolumbal. Die primäre Behandlung der Syrinx ist notwendig. Hier kommt bei einer primären Syrinx die Drainage zum Einsatz, bei einer sekundären muss die Ursache gefunden und beseitigt werden. Die operative Behandlung der Skoliose besteht in der Stabilisation der Krümmung, eine Verbesserung des Cobb-Winkels ist nicht immer möglich. Indiziert ist die operative Therapie der Skoliose jedoch nur bei deutlicher Progression und nicht zu behebender Syrinx.

6. Traumatische Querschnittslähmung

Als Spätfolge nach einer traumatischen Querschnittslähmung entwickeln viele Kinder eine progressive spinale Deformität. Verschiedene Ursachen können hierfür gefunden werden. Einerseits kommt es kaudal des Querschnittniveaus zu einer Lähmung der wirbelsäulenstabilisierenden Muskulatur. Ein direktes Trauma der Wirbel mit Verletzung der Wirbelkörperwachstumsfuge kann ebenfalls zu einer Deformität führen [51]. Der wesentliche Faktor ist jedoch das Alter des Kindes zum Zeitpunkt des Traumas. Ist die Wirbelsäulenverletzung vor Beginn des präpubertalen Wachstumsschubes entstanden, ist die Wahrscheinlichkeit einer Skolioseentwicklung auf fast 100% festzulegen. Eine prophylaktische Orthesenversorgung verbessert die Sitzfähigkeit und kann unter Umständen die Progression etwas verlangsamen. Dennoch wird in den allermeisten Fällen eine operative Stabilisation mit Aufrichtung der Krümmung notwendig. Die Entscheidung über den Zugangsweg hängt von der Rigidität und der Stärke der Krümmung sowie von dem Allgemeinzustand des Patienten ab.

■ Literatur

1. Allen BL, Ferguson RL (1982) The Galveston technique for L Rod instrumentation of the scoliosis spine. Spine 7:276–284
2. Banta JV (1992) Spinal disorders in cerebral palsy: Surgical procedure. Orthopäde 21:309–315
3. Bellen P, Hody JL, Clairbois J, Denis N, Soudon P (1993) The surgical treatment of spinal deformities in Duchenne muscular dystrophy. J Orthop Surg 7:48–57
4. Benzel EC, Kerstson L, Marchand EP (1991) Texas Scottish Rite Hospital rod instrumentation for thoracic and lumbar spine trauma. J Neurosurg 75:382–387
5. Carstens C (1999) Die neuromuskuläre Skoliose. Orthopäde 28:622–633
6. Carstens C, Vetter J, Niethard FU (1990) Die Entwicklung der Lähmungsskoliose bei der Myelomeningozele. Z Orthop 128:174–182
7. Carstens C, Wiederspohn J (1989) Wirbel- und Rippenfehlbildung bei der Myelomeningocele. Z Orthop 127:653–660
8. Chan KG, Galasko CS, Delaney C (2001) Hip subluxation and dislocation in Duchenne muscular dystrophy. J Pediatr Orthop Part B 10:219–225
9. Drummond DS (1996) Neuromuscular scoliosis: Recent concepts. J Pediatr Orthop 16:281–283
10. Dubousset J (1990) CD-Instrumentarium bei Beckenschiefstand. Orthopäde 19:300–309
11. Dubousset J, Cotrel Y (1989) Die CD-Instrumentation in der Behandlung von Wirbelsäulendeformitäten. Orthopäde 18:118–127
12. Dunn HK (1984) Anterior stabilization of thoracolumbar injuries. Clin Orthop 189:116–124
13. Duport G, Gayet E, Pries P, Thirault C, Renardel Irani A, Fons N, Bach JR, Rideau Y (1995) Spinal deformities and wheelchair seating in Duchenne muscular dystrophy: Twenty years of research and clinical experience. Semin Neurol 15:29–37
14. Eysel P (1998) Die ventrale Instrumentation der Rumpfwirbelsäule. Enke, Stuttgart
15. Eysel P (2000) Biomechanische Korrekturprinzipien ventraler und dorsaler Instrumentationen bei Skoliose. Orthopäde 29:507–517
16. Eysel P, Hopf C, Schwarz M, Voth D (1993) Development of scoliosis in Myelomeningocele. Differences in the history caused by idiopathic pattern. Neurosurg Rev 16:301–306
17. Fauchet MR (1968) Traitment chirurical des scolioses. Rev Lyonaise de med 17:415
18. Flierl S, Carstens C (1997) Der Effekt der Halo-Schwerkraft-Traktion bei der präoperativen Behandlung der neuromuskulären Skoliose. Z Orthop 135:162–170
19. Forst R, Forst J, Heller KD, Hengstler K (1997) Besonderheiten in der Behandlung von Skoliosen bei Muskelerkrankungen. Z Orthop 135:95–105
20. Frischhut B, Krismer M, Stoeckl B, Landauer F, Auckenthaler T (2000) Pelvic tilt in neuromuscular disorder. J Pediatr Orthop Part B 9:221–228
21. Galasko CS, Delaney C (1995) Scoliosis and lung function in Duchenne muscular dystrophy. Eur Spine J 4:263–267
22. Galasko CS, Delaney C, Morris P (1992) Spinal stabilisation in Duchenne muscular dystrophy. J Bone Joint Surg 74-B:210–214
23. Gepstein R, Oren Q, Hallel T (1987) Ventilation perfusion lung scan after C.D. for scoliosis. Cotrel-Dubousset instrumentation. Sauramps Medical, Montpellier

24. Giehl JP, Zielke K, Hack H-P (1989) Die ventrale Derotaionsspondylodese nach Zielke. Orthopäde 18:101–117
25. Granata C, Merlini L, Magni E, Marini ML, Stagni SB (1989) Spinal muscular atrophy: Natural history and orthopaedic treatment of scoliosis. Spine 14:760–762
26. Halm H, Castro WHM, Jerosch J, Winkelmann W (1994) Reprofilierung der Wirbelsäule bei idiopatischer Skoliose durch die Cotrel-Dubousset-Instrumentation. Orthop Praxis 30:732
27. Herron LD, Westin GW, Dawson EG (1978) Scoliosis in arthrogryposis multiplex congenita. J Bone Joint Surg 60-A:293–299
28. Hopf C, Eysel P (2000) One-stage versus two-stage fusion in neuromuscular scoliosis. J Pediatr Orthop Part B 9:234–243
29. Hopf C, Eysel P, Dubousset J (1995) CDH – vorläufiger Ergebnisbericht über ein primärstabiles ventrales Wirbelsäuleninstrumentarium. Z Orthop 133:274 –281
30. Hopf C, Eysel P, Dubousset J (1997) Operative treatment with Cotrel-Dubousset-Hopf instrumentation: New anterior spinal device. Spine 22:618–627
31. Hopf C, Forst R Stürz H, Carstens C, Metz-Stavenhagen P (1993) Indikation zur Operation bei kongenitalen und neuromuskulären Skoliosen. Dt Ärzteblatt 90B: 2107–2113
32. Hopf C, Hopf W, Eysel P, Heine J (1994) Das CD-Instrumentarium bei der operativen Behandlung von Skoliosen verschiedener Ätiologien: Ergebnisse nach 150 Fällen. Z Orthop 132:45–55
33. Horten W, Leatherman K, Holt R, Johanson R (1988) Zielke instrumentation in idiopathic scoliosis: Late effects and minimizing complications. Orthop Trans 11:1145–1149
34. Kaneda K, Abumi K, Fujiya M (1984) Burst fractures with neurologic deficits of the thoracolumbar spine: Results of the anterior decompression and stabilization with anterior instrumentation. Spine 9:788–795
35. Kaneda K, Asano S, Hashimoto T, Satoh T, Fujiya M (1992) The treatment of osteoporotic posttraumatic vertebral collaps using the Kaneda device and a bioactive ceramic vertebral prosthesis. Spine 17:295–303
36. Krismer M, Bauer R (1990) Indikationen und Ergebnisse der operativen Skoliosetherapie mit dem VDS-Instrumentarium. Beitr Orthop Traumtol 37:391–400
37. Lonstein JL (1995) The spine in cerebral palsy. Curr Orthop 9:164–177
38. Luque ER (1989) Segmental spinal instrumentation SSI bei neuromuskulären Skoliosen. Orthopäde 18:128–133
39. Marchesi D, Arlet V, Stricker U. Aebi I (1997) Modification of the orginal Luque technique in the treatment of Duchenne's neuromuscular scoliosis. J Pediatr Orthop 17:743–749
40. Mason DE, Malcolm JR, van Dam BE (1990) Spinal decompensation in Cotrel-Dubousset instrumentation. Presented at the annual meeting of scoliosis research Society, Honolulu, Hawai
41. McDonnell MF, Glassmann SD, Simar JR, Puno RM, Johnason JR (1996) Perioperative complications of anterior procedures on the spine. J Bone Joint Surg 78-A:839–847
42. Metz-Stevenhagen P, Krebs S, Seidel Th, Krämer F, Völpel HJ (2000) Behandlung der Skoliose und Skoliokyphose bei Neurofibromatosis Recklinghausen. Orthopäde 29:524–534
43. Miller F, Moseley CF, Koreska J (1992) Spinal fusion in Duchenne muscular dystrophy. Develop Med Child Neuol 34:775–786
44. Moe MD, Purcell GA, Bradford DS (1983) Zielke instrumentation VDS for correction of spinal curvature. Clin Orthop 180:133–149
45. Olafsson Y, Saraste H, Al-Dabbagh Z (1999) Brace treatment in neuromuscular spine deformity. J Pediatr Orthop 19:376–379

46. Robin GC, Brief LP (1971) Scoliosis in childhood muscular dystrophy. J Bone Joint Surg 53-A:466–476
47. Rodillo E, Fernandez-Bermejo E, Heckmatt JZ, Dubowitz V (1988) Prevention of rapidly progressive scoliosis in Duchenne muscular dystrophy by prolongation of walking with ortheses. J Child Neurol 3:269–274
48. Rodillo E, Marini ML, Heckmatt JZ, Dubowitz V (1989) Scoliosis in spinal muscular atrophy: Review of 63 cases. J Child Neurol 4:118–123
49. Sanders JO, Herring JA, Browne RH (1995) Posterior arthrodesis and instrumentation in the immature spine in idiopathic scoliosis. J Bone Joint Surg 77-A:39–45
50. Sarwahi V, Sarwark JF, Schafer MF, Backer C, Lee M, King E, Aminian A, Grayhack J (2001) Standards in anterior spine surgery in pediatric patients with neuromuscular scoliosis. J Pediatr Orthop 21:756–760
51. Sawin PD, Menezes H (1997) Neuromuscular scoliosis: Diagnostic und therapeutic considerations. Sem Pediatr Neurol 3:224–242
52. Smucker JD, Miller F (2001) Crankshaft effect after posterior spinal fusion and unit rod instrumentation in children with cerebral palsy. J Pediatr Orthop 21:108–112
53. Thomson JD, Renshaw TS (1989) Analysis of lumbar lordosis in posterior spine fusions for idiopathic scoliosis. J Spinal Disord 2:93–98
54. Turi M, Johnston CE, Richards BS (1993) Anterior correction of idiopathic scoliosis using the TSRH instrumentation. Spine 18:623–628
55. Whitaker C, Burton DC, Asher M (2000) Treatment of selected neuromuscular patients with posterior instrumentation and arthrodesis ending with lumbar pedicle screw anchorage. Spine 25:2312–2318
56. Zeller R (2000) Neuromuskuläre Skoliosen. Orthopäde 29:518–523

**Rehabilitationsergebnisse
bei Jugendlichen
mit infantiler Zerebralparese
im Berufsbildungswerk
des Spastiker-Zentrums München**

R. LAMPE, S. STOTZ

■ Entwicklung des Berufsbildungswerks des Spastiker-Zentrums München

1956 wurde auf Initiative von Professor Alfred Göb, damals leitender Oberarzt der Orthopädischen Universitäts-Poliklinik München, der Verein zur Förderung spastisch gelähmter Kinder und Jugendlicher gegründet. Sein Ziel war es, den mehrfach behinderten frühkindlich hirngeschädigten Kindern und Jugendlichen eine ärztliche, therapeutische, pädagogische und schulische Betreuung zu ermöglichen. Dazu wurde im Jahre 1957 in den Räumen der Orthopädischen Universitäts-Poliklinik München das *Spastiker-Zentrum München* eingerichtet. Da bald der Platz zu klein war, stellte die Stadt München dem Förderverein ein Gelände in Erbpacht zur Verfügung, wo in der Folgezeit das Spastiker-Zentrum auf- und ausgebaut wurde [9, 10]. Träger ist auch heute noch der Verein zur Förderung spastisch gelähmter Kinder und Jugendlicher e.V.

Das Grundkonzept des Hauses als einer Rehabilitationseinrichtung für Kinder und Jugendliche mit infantiler Zerebralparese (ICP) unter ärztlicher Leitung beinhaltet die ganzheitliche Förderung der Jugendlichen im Rahmen eines Tageskonzeptes, wobei alle Betreuungsgruppen der Therapie, Pädagogik und Schule in einem Team zusammenarbeiten. Vorrangiges Ziel ist es, im Rahmen des Rehabilitationsauftrages den mehrfach behinderten Kindern und Jugendlichen die Teilnahme am Leben in der Gemeinschaft zu ermöglichen und zu erleichtern [9, 10].

In konsequenter Fortsetzung dieses Grundkonzeptes ergab sich die Dringlichkeit, die Jugendlichen auch in beruflicher Hinsicht zu fördern, um sie zu größtmöglicher Selbstständigkeit zu führen. Es wurde deshalb das *Berufsbildungswerk des Spastiker-Zentrums München* gegründet und 1974 eröffnet. Hier werden seitdem sowohl berufsvorbereitende Maßnahmen als auch Berufsausbildungen für behinderte Jugendliche mit ICP angeboten. Die Auszubildenden sind interne Schulabgänger mit Hauptschulabschluss der privaten Schule des Spastiker-Zentrums München und extern zugewiesene Jugendliche nach Anmeldung über die Arbeitsämter.

Die Ausbildung erfolgt im dualen System, d.h. an zwei Lernorten: in der Lehrwerkstatt des Berufsbildungswerks und in der öffentlichen Berufsschule. Das Spastiker-Zentrum München ist auch Träger einer privaten Förderberufsschule nach den Maßgaben der Sonderberufsschulordnung, die in Verbindung mit den speziellen Ausbildungsbereichen es jenen Jugendlichen, die den Anforderungen der Regelberufe nicht genügen, ermöglicht, einen auf die Behinderung abgestimmten Beruf zu erlernen.

■ Berufsvorbereitende Maßnahmen und Einheiten der Förderschulen

Die unterschiedliche Qualifikation sowie die Art und Schwere der Behinderung der einzelnen Jugendlichen erfordern ein sehr vielseitiges sowie individuell abgestimmtes Konzept an berufsvorbereitenden Lehrgängen, auf die das Spastiker-Zentrum spezialisiert ist. Ziel dieser Lehrgänge ist die intensive Vorbereitung auf die anschließende Ausbildung in einem anerkannten Beruf. Es bestehen folgende Möglichkeiten berufsvorbereitender Maßnahmen:

Das *berufsvorbereitende Jahr* bietet eine gute Grundlage für eine spätere qualifizierte Berufsausbildung. Angeboten wird ein berufsvorbereitendes Jahr im kaufmännischen und gewerblichen Berufsbereich. Ein berufsvorbereitendes Jahr empfiehlt sich für Jugendliche, die vor Beginn der Ausbildung einer besonderen Schulung bedürfen.

Bei der *Arbeitserprobung* handelt es sich um eine Kurzmaßnahme (bis 20 Arbeitstage). Sie dient der Abklärung grundsätzlicher und theoretischer Fertigkeiten und Fähigkeiten in einem bestimmten Berufsfeld; Arbeits- und Sozialverhalten werden beobachtet. Das Ziel ist, bei bestehendem Berufswunsch konkrete Ausbildungsanforderungen zu klären.

■ **Berufsfindung:** Drei bis vier Berufsfelder werden in einer Arbeitserprobung durchlaufen, dabei werden Fähigkeiten und Neigungen gesucht sowie die Eignung geprüft. Ziel ist, einen Berufsvorschlag zu erarbeiten. Die Berufsfindung dauert in der Regel drei Monate, d.h. 60 Arbeitstage.

Förderlehrgänge F1–F4

■ **F1:** Der Förderlehrgang dauert in der Regel 1 Jahr, kann aber bei Bedarf um 1 Jahr verlängert werden. Er gliedert sich in jeweils 6 Monate Berufsfindungs- und Vertiefungsphase. Ziel ist, den Rehabilitanden an die volle Berufsreife in einem Ausbildungsberuf heranzuführen.

■ **F2 und F3:** Der Schwerpunkt dieser beiden Förderlehrgänge liegt im gezielten Einüben von Fertigkeiten für Helfertätigkeiten im regionalen Arbeitsmarkt.

■ **F4:** Dieser Sonderförderlehrgang wurde speziell für jene jugendlichen Rehabilitanden eingerichtet, die unmittelbar nach der Schulentlassung keine Berufsausbildung aufnehmen können, z.B. infolge einer laufenden medizinischen Rehabilitationsmaßnahme [7, 10].

■ Angebotene Ausbildungsberufe im Berufsbildungswerk des Spastiker-Zentrums München

Die Berufsausbildung wird nach dem Berufsbildungsgesetz (BBiG) geregelt, die Ausbildung erfolgt nach § 25 BBiG nach einer einheitlichen Berufsausbildung in staatlich anerkannten Ausbildungsberufen. Jugendliche, die den Anforderungen der Regelberufe nach § 25 BBiG nicht genügen, haben dann die Möglichkeit, einen auf Behinderung abgestimmten Beruf nach § 48 BBiG zu erlernen; er regelt die *berufliche Bildung Behinderter* mit reduzierten Anforderungen *unter Berücksichtigung der besonderen Verhältnisse der Behinderten.*

Nach Eröffnung des Berufsbildungswerkes im Jahre 1974 wurden Ausbildungsberufe zunächst in den zwei Berufsfeldern *Elektro* und *Metall* angeboten. Im Jahre 1977 konnte das Ausbildungsangebot für die Bereiche *Büro, Hauswirtschaft* und *Siebdruck* und im Jahre 1984 auf den Bereich *Orthopädietechnik* erweitert werden. Zur Zeit werden in fünf Berufsfeldern 17 verschiedene anerkannte Ausbildungsberufe angeboten. Voraussetzung ist eine ausreichende Funktion der Motorik, insbesondere der Hände, sowie der Wahrnehmungsintegration und Kognition. Zu berücksichtigen ist ferner, dass nur Rehabilitanden, deren Ausbildungsberuf nach § 48 BBiG geregelt ist, die hauseigene Förderberufsschule besuchen können; Jugendliche mit einer Berufsausbildung nach § 25 BBiG besuchen die öffentliche Berufsschule in München. Die Auszubildenden müssen für diese Anforderungen genügend belastbar sein, worüber im Aufnahmeverfahren und durch den Ärztlichen Leiter entschieden wird. Die Ausbildungsdauer erstreckt sich über 2–3½ Jahre. Die angebotenen Berufe haben sich nach langjähriger Erfahrung gerade bei Jugendlichen mit ICP bewährt [10].

■ **Büro:** Der Ausbildungsbereich *Büro* (Abb. 1) untergliedert sich in fünf verschiedene Ausbildungsberufe:
- Bürokaufmann/frau
- Bürokraft (§ 48 BBiG)
- Kaufmann/frau im Einzelhandel

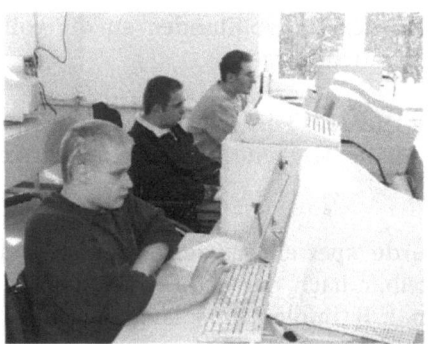

Abb. 1. Jugendliche am Ausbildungsplatz Büro

- Kaufmann/frau für Bürokommunikation
- Kaufmann/frau im Groß- und Einzelhandel.

Im Ausbildungsbereich *Büro* fällt der Ausbildungsberuf *Bürokraft* unter § 48 BBiG, die anderen vier Ausbildungsberufe werden nach § 25 BBiG geregelt. Alle oben angeführten fünf Ausbildungsberufe erstrecken sich über eine Ausbildungszeit von 3 Jahren. Die Abschlussprüfung wird bei der Industrie- und Handelskammer (IHK) München und Oberbayern abgelegt.

- **Druck:** Im Ausbildungsbereich *Druck* (Abb. 2) werden die Jugendlichen zum/r Siebdrucker/in ausgebildet. Die Ausbildungszeit dauert 3 Jahre. Die Abschlussprüfung wird vor der IHK München und Oberbayern abgelegt.

- **Hauswirtschaft:** Der Ausbildungsbereich *Hauswirtschaft* (Abb. 3) untergliedert sich in zwei Ausbildungsberufe: Hauswirtschafter/in und hauswirtschaftstechnische/r Helfer/in. Letzterer Ausbildungsberuf fällt unter § 48 BBiG. Die Ausbildungsdauer erstreckt sich über 3 Jahre. Die Prüfung wird bei der Regierung von Oberbayern abgelegt.

- **Metall:** Der Ausbildungsbereich *Metall* (Abb. 4) unterteilt sich in acht Ausbildungsberufe:
- Industriemechaniker/in Fachrichtung Geräte- und Feinwerktechnik
- Zerspanungsmechaniker/in Fachrichtung Drehtechnik
- Zerspanungsmechaniker/in Fachrichtung Frästechnik
- Fräser/in
- Teilezurichter/in
- Metallfeinbearbeiter/in
- Werkzeugmaschinenspaner/in (§ 48 BBiG) Drehen
- Werkzeugmaschinenspaner/in (§ 48 BBiG) Fräsen.

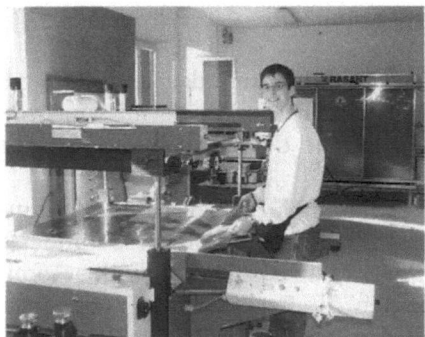

Abb. 2. Jugendlicher in der Ausbildung zum Siebdrucker

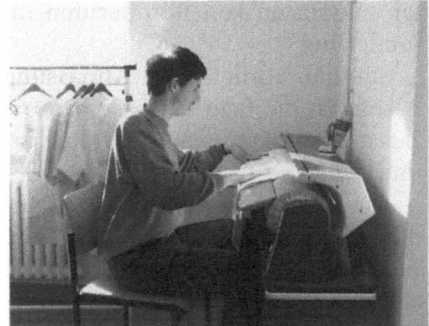

Abb. 3. Jugendlicher im Ausbildungsbereich Hauswirtschaft

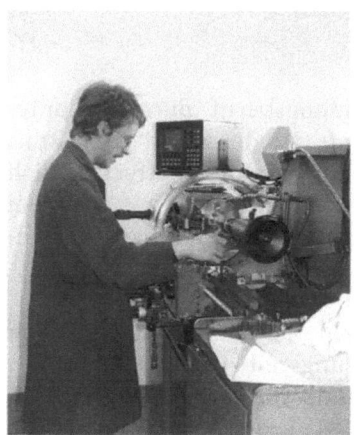

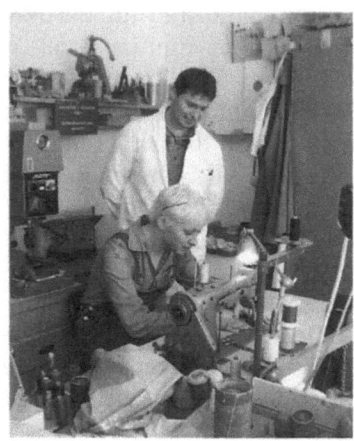

Abb. 4. Auszubildender im Fachbereich Metall

Abb. 5. Auszubildende im Fachbereich Orthopädietechnik

Die Ausbildungsdauer erstreckt sich über 2 bis zu 3½ Jahre. Die Abschlussprüfung erfolgt vor der IHK München und Oberbayern.

■ **Orthopädietechnik:** Ausbildungsberufe sind Orthopädiemechaniker/in und Bandagist/in (Abb. 5). Die Prüfung wird nach 3½ Jahren Ausbildungszeit vor der IHK München und Oberbayern abgelegt.

■ **Elektro:** Dieser Ausbildungsbereich wurde bis 1998/99 geführt und untergliederte sich in die Berufszweige Industrieelektroniker/in Fachrichtung Gerätetechnik, Kommunikationselektroniker/in, Nachrichtengerätemechaniker/in. Die Ausbildungszeit lag zwischen 3 und 3½ Jahren. Die Prüfung wurde vor der IHK München und Oberbayern abgelegt.

Eingestellt wurde dieser Ausbildungsbereich wegen des rückläufigen Interesses der Jugendlichen an Ausbildungen in gewerblich-technischen Berufen zugunsten von Büroberufen infolge der Zunahme der Schwere der Behinderung.

Ständig erfolgt eine Anpassung und Überarbeitung der Ausbildungsberufe an die Erfordernisse des freien Arbeitsmarktes. Die Vermittlung von Zusatzqualifikationen stellt eine zentrale Aufgabe des Berufsbildungswerks und seiner Mitarbeiter dar.

Die Ausbildungsstätten des Spastiker-Zentrums München sind vom Landesarbeitsamt Südbayern als Spezialeinrichtung für spastisch behinderte Jugendliche im Sinne des Berufsbildungswerks anerkannt. Es finden somit alle Gesetze, Verordnungen und Vorschriften für Berufsbildungswerke Anwendung. Die Kostenträger für die laufenden Ausgaben für alle Rehabilitationsmaßnahmen sind das zuständige Arbeitsamt, die Berufsgenossenschaften und die Rentenversicherungen.

Aufnahmeverfahren

Die Voraussetzungen für eine Aufnahme werden in einem speziellen Aufnahmeverfahren abgeklärt. Vom Heimatarbeitsamt des jeweiligen Jugendlichen geht ein Eingliederungsvorschlag mit ärztlichen und psychologischen Gutachten dem Spastiker-Zentrum München zu. Im Hinblick auf die Spezialisierung wurde von der Arbeitsverwaltung die Aufnahmekompetenz dem leitenden Arzt des Spastiker-Zentrums übertragen. Nach einer gründlichen ärztlichen Eingangsuntersuchung durch den Ärztlichen Leiter wird der Rehabilitand einzelnen Fachabteilungen (Psychologischer Dienst, Internatsleitung, Ausbildungsleiter) vorgestellt. Das Aufnahmeverfahren schließt mit einem im Spastiker-Zentrum München entwickelten Handfunktionstest ab, der von geschulten Physiotherapeuten durchgeführt wird. Hier werden mit einem Blatt Papier Handbewegungskombinationen in zahlreichen Variationen durchgeführt. Der Handfunktionstest soll motorische Bewegungsabläufe analysieren und Auskunft über mögliche Defizite der Wahrnehmung, Verarbeitung und Planung geben [10, 12].

Ausbildungsbegleitende Fachabteilungen

Zu den besonderen Merkmalen und Vorzügen des Berufsbildungswerks des Spastiker-Zentrums München gehört eine intensive ausbildungsbegleitende ärztliche und therapeutische Betreuung. Der spezielle strukturelle Aufbau des Spastiker-Zentrums München gewährleistet eine umfassende Fürsorge der auszubildenden Jugendlichen: Zum einen sind die therapeutischen Abteilungen, Schulen und Berufsausbildungsstätten in einem Gebäudekomplex vereint, weiterhin die Mitarbeiter aller Abteilungen unter ärztlicher Leitung mit spezieller Ausrichtung auf das Krankheitsbild der infantilen Zerebralparese eng koordiniert. Die in der Regel mehrfach behinderten Jugendlichen werden von den therapeutischen Fachabteilungen, wie Ergotherapie, Physiotherapie, Sprachheilpädagogik und Psychologie unter Ärztlicher Leitung behandelt und gefördert. Der medizinische Bereich und die Fachabteilungen stehen in ständigem Austausch mit den Bereichen Ausbildung, Schule und Wohnheim. So können Probleme schnell erkannt und bearbeitet werden.

Diese konzentrierte ärztliche und therapeutische Obhut und Versorgung verbessern oder ermöglichen vielen Jugendlichen mit einer ausgeprägten zerebralparetischen Behinderung, die in anderen Einrichtungen nicht gefördert werden konnten, eine berufliche Ausbildung.

In den ausbildungsbegleitenden Fachabteilungen des Berufsbildungswerks erstreckt sich die Betreuung darüber hinaus auch auf Jugendliche, die mit Zerebralparesen anderer Ätiologie wie Schädelhirnverletzungen, Apoplex, Meningomyelozele oder anderen neurologischen Affektionen zur Ausbildung aufgenommen werden. Bei den Rehabilitanden, deren Hirnschädigung zu einem späteren Zeitpunkt als bei der infantilen Zerebralparese eintrat, werden die Behandlungsstrategien modifiziert, da in diesen Fällen auf schon einmal vorhandene Funktionen und Lerninhalte zurückgegriffen werden kann. Der Rehabilitand arbeitet aktiver an den therapeutischen Maßnahmen mit, manchmal aber auch gegen eine therapeutische Einflussnahme. Er leidet häufig nicht nur unter sensomotorischen, sondern auch neuropsychologischen Defiziten [10].

Die *Physiotherapie* der Auszubildenden ist auf die spezielle Situation des Jugendlichen angepasst. Dem Jugendlichen wird seine Rolle als junger Erwachsener mit Zerebralparese begreiflich gemacht. Körperliche und sensorische Einschränkungen werden behutsam und so früh wie möglich erklärt, um die persönliche Mitarbeit bei den therapeutischen Maßnahmen zu motivieren und zu fördern. Die Physiotherapie erfolgt berufsbegleitend einzeln und in der Gruppe. Ihre Hauptziele sind Selbstständigkeit und Sicherheit, Ausdauer und Geschicklichkeit im Unterricht und am Arbeitsplatz.

Arzt und Psychologe stehen dem Physiotherapeuten bei medizinischen, Verhaltens- und psychotherapeutischen Problemen zur Seite. In dieser fachlich begleitenden Situation kann er Behandlungspläne entwerfen und durchführen.

Bei Auszubildenden mit frühkindlichen und später erworbenen Hirnschädigungen (z.B. nach Schädelhirntraumata) werden Einzelbehandlungen nach traditionellem Übungsaufbau angeboten und durchgeführt. Das Vorgehen im Umgang mit Anfallsbereitschaft und anderen Begleitsymptomen erfolgt nach Rücksprache mit dem Arzt [10, 11].

Therapeutische Schwerpunkte sind:

- Kontrakturprophylaxe
- Nachbehandlung nach einer durchgeführten Operation
- Schienenversorgung und deren Akzeptanz
- sichere Ausgangsstellung am Arbeitsplatz
- Bewusstmachen einer Fehlhaltung
- Ausgleichstraining in einer Gruppe, evtl. Sport.

Die *Ergotherapie* bemüht sich insbesondere, „Hilfe zur Selbsthilfe" zu geben. Deshalb legen die Ergotherapeuten großen Wert darauf, den Arbeitsplatz jedes Rehabilitanden individuell entsprechend seiner speziellen Behinderung zu gestalten und den Auszubildenden mit nötigen Hilfsmitteln zu versorgen.

Im Mittelpunkt der ergotherapeutischen Maßnahmen steht die individuelle Diagnostik der motorischen, sensomotorischen und kognitiven Leistungen. In Einzel- und Gruppentherapie erfolgen Training der grob- und feinmotorischen Handfunktionen sowie Wahrnehmungs-, Bewegungs- und Selbsthilfetraining. Unter besonderer Berücksichtigung der auszubildenden Tätigkeit werden in speziellen Übungen z.B. die Schreibkompetenz, das Arbeiten an der Schreibmaschine oder dem Computer sowie die Handlungsplanung durch handwerkliche Aufgabenstellung gefördert [1, 6, 10].

Die *Sprachheilpädagogik* setzt ihren Schwerpunkt auf eine strukturierte, zielgerichtete und wissenschaftliche Sprachtherapie, sie konzentriert sich auf die Prävention und Kompensation von Defiziten des Erwerbs und Anwendung sprachlicher Fertigkeiten. Grundgedanke der Sprachheilpädagogik ist, dass Sprache sich nicht nur auf den motorischen Vorgang des Sprechens beschränkt, sondern auch die Funktionen als Wissensspeicher, Träger des konkreten und abstrakten Denkens sowie als Mittel der Kommunikation umfasst. Sprache ist somit eines der wichtigsten Mittel der Koexistenz, und ihre Störung bzw. ihr Fehlen beeinträchtigt zwischenmenschliche Beziehungen, die Eingliederung als sozial kompetente, gleichberechtigte Mitbürger in die Gesellschaft erheblich. Mit gezielten Programmen werden die sprech- und/oder sprachgestörten, lese- und rechtschreibschwachen Jugendlichen des Berufsbildungswerks gefördert. In der Sprachtherapie spielt dafür die Entwicklung behindertengerechter Computer („sprechende PC's" oder Sprachausgabegeräte mit spezieller Tastatur) eine bedeutende Rolle [5, 10].

Das *pädagogisch-psychologische Team* sieht sein Ziel in der Förderung der individuellen Entwicklung zur späteren Eingliederung in die Arbeitswelt. Im Mittelpunkt der Bemühungen steht deshalb die positive Beeinflussung von Reifung und Lernen der anvertrauten Jugendlichen, von denen die meisten auf psychologische Unterstützung und Hilfen angewiesen sind.

Eine der Grundlagen für die psychologische Unterstützung bildet die differentialdiagnostische Erfassung des Entwicklungszustandes und der augenblicklichen emotionalen Belastungssituation. In der klinisch-psychologischen Untersuchung zeigen sich relativ häufig – je nach Art und Schweregrad der zerebralen Schädigung – Beeinträchtigungen in einzelnen Wahrnehmungsbereichen sowie spezifische Aufmerksamkeits- und Lernschwierigkeiten.

Die *klinische Psychologie* legt deshalb ihr Augenmerk darauf, besondere Verhaltensschwierigkeiten möglichst frühzeitig zu erkennen und durch einzelne therapeutische Schritte in positiver Weise zu verändern. Die spezifisch-psychologische Aufgabe besteht darin, über die Hilfe in einer Krisensituation hinaus den positiven Entwicklungsprozess des behinderten auszubildenden Jugendlichen gezielt zu fördern.

Einen großen Teil ihrer Bemühungen verwendet die klinische Psychologie auf eine Beratungstätigkeit für den Arzt, Pädagogen, Physio-, Ergo- und Sprachtherapeuten sowie der Eltern.

Im *medizinischen Bereich* wird die psychologische Mitarbeit dann besonders wichtig, wenn Beschwerden nach gründlicher medizinischer Untersuchung nicht auf organische Ursachen zurückgeführt werden können. Nicht selten findet der betreuende Psychologe die Ursache der Beschwerden in Belastungen oder Ängsten, wie z. B. vor einer Prüfung. Solche Ängste können auch zu einer Verstärkung der Spastik und damit zu Missempfindungen und Schmerzen führen. Dieses als Somatisieren beschriebene Phänomen kommt bei zerebralparetischen Patienten immer wieder vor.

Bei der *Beratung der Pädagogen* gilt es, Verhaltensauffälligkeiten richtig zu bewerten und gemeinsam sinnvolle Maßnahmen zu planen, um eine Verbesserung zu erreichen. Ein weiterer Beratungsbereich betrifft das Begabungspotential einzelner Auszubildender abzuklären. Bestimmte Probleme (im Unterricht z. B. Konzentrationsschwäche) kann der klinische Psychologe oft durch die Ergebnisse einer Intelligenztestung genauer erklären.

Bei der *Beratung der Physio-, Ergo- und Sprachtherapeuten* stehen die Fragen nach der Leistungsfähigkeit und der Mitarbeit in der Einzeltherapie im Mittelpunkt, denn bei vielen Jugendlichen kommt es immer wieder zu Compliance-Problemen. Hier sind austauschende Gespräche zwischen Therapeut, Rehabilitand und klinischem Psychologen von großer Bedeutung, um dem Rehabilitanden wirklich gerecht zu werden und ihn zur Mitarbeit bei den Therapiemaßnahmen stärker zu motivieren.

Für die *Eltern* ist der Psychologe ein wichtiger Ansprechpartner, der helfen kann, die eigenen, häufig negativen Gefühle gegen sich selbst wahrzunehmen und zu bearbeiten, der die Zweifel ausräumt, ob sie das Richtige und genug für ihr behindertes Kind tun. Für viele Eltern ist es dann wichtig, dass jemand erkennt, wie viele Mühe und Sorgen sie sich um ihr Kind machen – dies fördert den unbefangeneren Umgang der Eltern mit ihrem Kind. Es hebt die seelische Verfassung aller Beteiligten und motiviert den Jugendlichen zu verstärkter Mitarbeit in seinem Ausbildungsberuf [2].

Trainingsprogramme zur späteren Eingliederung in das gesellschaftliche Alltagsleben und die Arbeitswelt

Ein wesentliches Anliegen während der Ausbildungszeit im Berufsbildungswerk ist die psychosoziale Betreuung der Jugendlichen und jungen Erwachsenen, um größtmögliche Selbstständigkeit zu erreichen, aber auch den Schwerstbehinderten weiterhin die notwendige Unterstützung zu geben. Dies ist Vorraussetzung für die Eingliederung in die Berufswelt und das gesellschaftliche Alltagsleben.

Deshalb bemüht sich der sozialpädagogische Dienst, dem Rehabilitanden insbesondere die richtige Berufswahl und einen positiven Berufsverlauf zu ermöglichen sowie seine individuelle Entwicklung und Selbstbestimmung zu fördern.

Zur Selbstbestimmung gehört auch, sich im Umgang mit Behörden zurechtzufinden. Deshalb zieht sich das Thema „Umgang mit Behörden" durch die gesamte Ausbildungszeit. Hier ist die Hilfestellung in sehr unterschiedlicher Form gefragt: Formulierungen müssen erklärt, das Ausfüllen von Formularen oder das Aufsetzen formloser Anträge von Fall zu Fall erneut geübt werden. Der Besuch auf einer Behörde wird geplant und gelernt; dabei gewinnt der junge Mensch die neue Erfahrung, nicht nur Empfänger von Maßnahmen, also Objekt, zu sein, sondern – z.B. als Antragsteller – auch aktiv „mitreden" und damit mitgestalten zu können.

Jedes Jahr findet parallel zur Prüfungsvorbereitung für die Abschlussjahrgänge eine Entlassungsvorbereitung statt, deren Inhalte gemeinsam mit den Fachdiensten Klinische Psychologie und Arbeitsassistenz festgelegt werden. Spezielle Trainingsprogramme sollen dem Rehabilitanden helfen, sich auf dem freien Arbeitsmarkt einzugliedern. Es beginnt mit einem gezielten Bewerbungstraining. Aufgezeigt wird, wie und wo Stellenangebote gefunden werden, worauf beim Lesen von Stellenangeboten zu achten ist. Geübt wird, was formal und inhaltlich bei der Erstellung der Bewerbungsunterlagen wichtig ist und worauf sich die Rehabilitanden beim Bewerbungsgespräch konzentrieren müssen, zu dem sie teilweise von der Arbeitsassistenz begleitet werden [10].

Berufsbegleitende Arbeitsassistenz

Seit 1996 verfügt das Berufsbildungswerk des Spastiker-Zentrums über den Fachdienst Arbeitsassistenz. Er arbeitet als psychosozialer Beratungs- und Betreuungsdienst zur Sicherung der Eingliederung Schwerbehinderter in Arbeit, Beruf und Gesellschaft im Auftrag der Hauptfürsorgestelle. Der Aufgabenbereich der Arbeitsassistenz ist die Vermittlung von Arbeitsplätzen und Integration der Absolventen des Berufsbildungswerks ins Berufsleben sowie zunehmend, die angebahnten Arbeitsverhältnisse zu erhalten und einer Ausgrenzung der Behinderten vorzubeugen. Hauptkriterien für Vermittlung und Arbeitsplatzerhaltung werden künftig noch mehr die unverzichtbaren „Schlüsselqualifikationen" wie Teamgeist, Selbstständigkeit und Verantwortung, Lernfähigkeit und Lernbereitschaft, Ausdauer und Belastbarkeit, Kreativität und Flexibilität sein.

Für die Arbeitgeber hat sich die berufsbegleitende Arbeitsassistenz bei Abstimmung und Anpassung von Arbeitsplatzanforderungen und Fähigkeitsprofil des Bewerbers bewährt. Die kontinuierliche und langfristige Unterstützung durch betriebliche Begleitung der Arbeitsassistenz hilft bei Anfangsschwierigkeiten sowie beim Auf- und Ausbau der Leistungsfähigkeiten des Berufsanfängers. Eine sehr große Rolle spielt dabei häufig das Verständnis der Mitarbeiter. Die Arbeitsassistenz legt deshalb besonderen Wert darauf, die Mitarbeiter gezielt über Fähigkeiten, besondere Qualifikationen und Grenzen ihres behinderten Kollegen zu informieren. In Krisensituationen ist es für den Arbeitgeber sehr hilfreich, eine schnelle und effiziente Unterstützung zur Seite zu haben. Die Arbeitsassistenz informiert den Arbeitgeber auch über finanzielle (Lohnkostenzuschüsse, Mehrfachanrechnung) und technische Hilfen (in enger Zusammenarbeit mit dem Arbeitsamt und der Hauptfürsorgestelle).

Gesetzliche Grundlage des Fachdienstes Arbeitsassistenz ist der § 31 des Schwerbehindertengesetzes. Durch dieses wird der Hauptfürsorgestelle ermöglicht, freie gemeinnützige Einrichtungen und Organisationen, wie das Berufsbildungswerk des Spastiker-Zentrums München, bei der Durchführung der begleitenden Hilfen im Arbeits- und Berufsleben Schwerbehinderter zu beteiligen [3].

Operative Eingriffe zur Verbesserung motorischer Funktionen

Eine entscheidende Hilfe für die Berufsausbildung können operative Eingriffe sein, die die motorischen Funktionen verbessern. Eine operative Korrektur ist angezeigt, wenn eine Fehlstellung sich durch konservative Maßnahmen nicht beheben, sie jedoch eine Funktionsverbesserung im Arbeitsablauf erwarten lässt und damit eine berufliche Ausbildung erst möglich macht. Bewährt haben sich insbesondere weichteilentspannende Handoperationen zur Funktionsverbesserung (z. B. nach Scaglietti) und stabilisierende Fußoperationen (z. B. subtalare Arthrodesen).

Ist eine Operation indiziert, müssen sich Arzt, Lehrer und Therapeut über einen Zeitplan einigen. Da der Auszubildende schon nach kurzer Zeit zur postoperativen Behandlung ins Spastiker-Zentrum zurückverlegt wird, verliert er nur wenig Unterrichtszeit. Die Durchführung der Nachbehandlung wird in den Arbeitsalltag eingegliedert [10].

■ Ausbildungsergebnisse

Unter den an die Behinderung individuell angepassten Ausbildungsschritten durch erfahrene Ausbilder und aufgrund der ausbildungsbegleitenden Therapie und Betreuung konnten seit Bestehen des Berufsbildungswerks erfreuliche Rehabilitationsergebnisse erzielt werden.

Im Zeitraum von 1974 bis 2000 wurden im Berufsbildungswerk des Spastiker-Zentrums München 508 Jugendliche mit Zerebralparese in sechs Berufsbereichen ausgebildet.

Aus der Tabelle 1 wird ersichtlich, dass sich die Ausbildung in den angebotenen Berufen unterschiedlich verteilte. Der größte Anteil entfällt auf das Berufsfeld Büro, weil die Berufe in diesem Bereich auch für Rollstuhlfahrer und Behinderte mit stärkeren Funktionsstörungen der Hände ausführbar sind; des Weiteren zeichnet sich ein Trend ab, dass immer mehr Jugendliche, bedingt durch die Zunahme an Schwere der Behinderung wie auch durch den Strukturwandel in der Wirtschaft einen Büroberuf anstreben. Rückläufig ist dagegen die Nachfrage der Jugendlichen nach gewerblichtechnischen Berufen.

Von den 508 Absolventen des Berufsbildungswerks des Spastiker-Zentrums bestanden 97% erfolgreich die Prüfung vor den zuständigen Behörden unter den selben Bedingungen wie Nichtbehinderte. Die Prüfungsämter sehen die Möglichkeit vor, dass bei erheblichen motorischen Beeinträchtigungen ein Antrag auf Verlängerung der Prüfungszeit gestellt werden kann. Auch die Rehabilitanden ohne erfolgreiche Abschlussprüfung werden stets durch besondere Fördermaßnahmen für eine Tätigkeit auf dem freien Arbeitsmarkt vorbereitet.

Tabelle 1. Prozentuale Verteilung der einzelnen Ausbildungsbereiche im Berufsbildungswerk des Spastiker-Zentrums München von 1974 bis 2000

Büro	32%
Hauswirtschaft	20%
Metall	19%
Elektro	14%
Druck	6%
Orthopädietechnik	3%

Eine statistische Erhebung über die Vermittelbarkeit aller unserer Absolventen seit Bestehen des Berufsbildungswerkes zeigte, dass 70% nach Abschluss der Ausbildung auf dem allgemeinen Arbeitsmarkt in eine Arbeitsstelle vermittelt werden konnten. Die Jugendlichen fanden zwar nicht in allen Fällen einen ihrer Ausbildung entsprechenden Arbeitsplatz, sie konnten aber aufgrund der erfolgreichen Abschlussprüfung ihre Fähigkeiten für andere Tätigkeiten unter Beweis stellen.

Dass ein so hoher Prozentsatz unserer Abgänger in die Arbeitswelt integriert werden konnte, wäre nicht möglich ohne das Zusammenwirken mehrerer Faktoren, vor allem des großen Einsatzes des Betreuerteams des Spastiker-Zentrums mit qualifizierten Mitarbeitern in allen Bereichen, der fördernden Atmosphäre in Werkstätten und Internat dank des besonders geschulten Personals mit viel Einfühlungsvermögen, der ausbildungsbegleitenden medizinischen Betreuung und der guten Zusammenarbeit aller beteiligten Dienstellen, wie Arbeitsvermittlung, Berufsberatung, Arbeitsassistenz und letztendlich auch auf den günstigen Standort München.

Dank des spezifischen, medizinisch-therapeutischen Förderkonzeptes, konnten viele auch schwerer behinderte Zerebralparetiker ausgebildet werden. Als Spezialeinrichtung für zerebralparetisch Behinderte bietet das Münchner Berufsbildungswerk auch für viele Hauptschulabgänger von Sonderschulen aus dem gesamten Bundesgebiet oft die einzige realistische Ausbildungsmöglichkeit. Die Nachfrage nach Ausbildungsplätzen im Berufsbildungswerk des Spastiker-Zentrum ist in den letzten Jahren ständig angewachsen und hat durch die neuen Bundesländer weiter zugenommen. Derzeit kommt rund ein Viertel der Auszubildenden aus den neuen Bundesländern. Ein Schwerpunkt der Gespräche mit Berufsberatern und Arbeitsämtern vor Ort ist stets die Integration der Absolventen in den heimatlichen Arbeitsmarkt [1].

■ Ausblick

Die Berufs- und Lebenschancen Behinderter hängen in noch höherem Maß von der Qualität ihrer beruflichen Ausbildung ab als die von Nichtbehinderten. Die Vermittlung einer bestmöglichen Qualifikation ist jedoch noch keine Garantie für einen späteren Arbeitsplatz. Ohne gute, arbeitsmarktgerechte Qualifikation ist die Eingliederung Behinderter in das Arbeitsleben ständig gefährdet. Dies gilt ganz besonders in der gegenwärtigen schwierigen Situation auf dem Arbeitsmarkt. Um auch fortan stets ihrem Auftrag als Ausbildungsstätte für Behinderte mit Zerebralparese nachzukommen, sind das Berufsbildungswerk des Spastiker-Zentrums München und seine Mitarbeiter deshalb besonders gefordert, die berufliche Rehabilitation kontinuierlich weiterzuentwickeln und der Arbeitswelt von morgen anzupassen, zu überarbeiten sowie Zusatzqualifikationen zu vermitteln. Um das Ausbildungsangebot auch in Zukunft attraktiv und verantwortungsbewusst zu gestalten, müssen sich die Mitarbeiter in den kommenden Jahren verstärkt mit der

Einführung neuer und geeigneter Ausbildungsberufe auseinandersetzen. Geplant ist der Ausbau auf 154 Ausbildungsplätze.

Den behinderten jungen Menschen mit Zerebralparese kann aber nur dann eine berufliche Perspektive eröffnet und Hoffnung gegeben werden, wenn das Mitarbeiterteam sich bemüht, stets die neuesten Erkenntnisse in der Medizin, Psychologie, Ergotherapie, Physiotherapie und Sprachheilpädagogik bei der therapeutischen und pädagogischen Betreuung der anvertrauten behinderten Jugendlichen zu übertragen.

Das Ziel des Berufsbildungswerks des Spastiker-Zentrums München ist, einem behinderten Menschen ein weitgehend selbstständiges Leben in der Gesellschaft zu ermöglichen und für den Rehabilitanden eine soziale und berufliche Integration anzustreben. Diese Ziele leiten jeden Mitarbeiter bei seiner Arbeit. Um diese Ziele zu erreichen, legte im September 2000 das Mitarbeiterteam im Rahmen eines Qualitätsmanagements Qualitätsstandards für ihre Arbeit fest. Die Einhaltung dieser Qualitätsstandards wird in Zukunft u.a. durch Zertifizierung nach DIN ISO 9000 nachgewiesen werden. Die Mitarbeiter und eine spezielle Qualitätsbeauftragte sind seither mit der Aufgabe betraut, ihre Arbeit durch das Qualitätsmanagement zu definieren und das Bewusstsein für die an das Berufsbildungswerk gestellten Anforderungen von Rehabilitanden, Eltern und Berufsberatern zu schärfen. Begleitende Schulungen vermitteln den Mitarbeitern die Bedeutung ihrer Arbeit im Rahmen des Qualitätsmanagements [1].

■ Literatur

1. Jahresberichte (1995–2000) Spastiker-Zentrum, München
2. Claus-Lermer M (2000) Komplexe Aufgaben des klinischen Psychologen innerhalb des Tageskonzepts. In: Stotz S (Hrsg) Therapie der infantilen Cerebralparese. Pflaum, München, S 288–302
3. Ferst U (1995–2000) Arbeitsassistenz. In: Jahresberichte. Spastiker-Zentrum, München
4. Hinum G (1995–2000) Sprachheilpädagogik. In: Jahresberichte. Spastiker-Zentrum, München
5. Hinum G (2000) Die Sprachheilpädagogik innerhalb des Münchner Tageskonzepts auf neurophysiologischer Grundlage. In: Stotz S (Hrsg) Therapie der infantilen Cerebralparese. Pflaum, München, S 270–287
6. Menzel I (1995–2000) Ergotherapie. In: Jahresberichte. Spastiker-Zentrum, München
7. Niebler R (1994) Ausbildungskonzept des Berufsbildungswerkes im Spastiker-Zentrum München. In: Spastiker-Zentrum München (Hrsg) Festschrift „20 Jahre Berufsbildungswerk Spastiker-Zentrum München", S 34–41
8. Niebler R (1995–2000) Ausbildungsleitung. In: Jahresberichte. Spastiker-Zentrum, München
9. Stotz S (1994) 20 Jahre Berufsbildungswerk im Spastiker-Zentrum München. In: Spastiker-Zentrum München (Hrsg) Festschrift „20 Jahre Berufsbildungswerk Spastiker-Zentrum München", S 22–33
10. Stotz S (2000) Therapie der infantilen Cerebralparese. Pflaum, München

11. von Zawadzky R-M (2000) Komplexe Aufgaben des Physiotherapeuten für den Säugling, den Jugendlichen und Erwachsenen innerhalb des Tageskonzepts. In: Stotz S (Hrsg) Therapie der infantilen Cerebralparese. Pflaum, München, S 144–151

12. von Zawadzky R-M (2000) Handfunktionstest zur Verifizierung motorischer und perzeptiver Defizite bei Kindern und Jugendlichen. In: Stotz S (Hrsg) Therapie der infantilen Cerebralparese. Pflaum, München, S 232–243

III Hüftdysplasie

KAPITEL **III.1** **Verlaufsbeobachtungen der Inzidenz der Hüftdysplasie nach 14-jähriger Anwendung eines sonographischen Neugeborenenscreenings**

Th. Wirth, F. Hinrichs, L. Stratmann

■ **Entwicklung des sonographischen Neugeborenenscreenings**

Die sogenannte angeborene Hüftdysplasie, die im englischen Sprachgebrauch ihren pathophysiologischen Entstehungsmechanismen entsprechend präziser „developmental dysplasia of the hip (DDH)" genannt wird, ist auch im Zeitalter des Ultraschallscreenings die häufigste und wichtigste kongenitale Gelenkerkrankung geblieben.

Die in früheren Jahren große Zahl an verspätet diagnostizierten schweren Hüftgelenksdysplasien und -luxationen mit ihren teilweise schlimmen Folgen für die betroffenen Patienten haben schon in den 60er und 70er Jahren zur Etablierung eines klinischen Neugeborenenscreenings geführt [3, 17, 21]. Dadurch ergab sich eine bessere Früherkennung luxierter Hüften, eine Reduktion der verspätet diagnostizierten Hüftluxation auf das erstrebte Minimum gelang aber nicht [1].

Erst mit der Einführung der Sonographie zur Diagnostik der Hüftreifungsstörung des Neugeborenen war ein Werkzeug gefunden, welches die exakte und reproduzierbare Darstellung und Bilddokumentation des reifen oder dysplastischen Hüftgelenks unmittelbar nach der Geburt erlaubte [10, 11]. Es war naheliegend, dass vielerorts die Idee eines flächendeckenden neonatalen Hüftultraschallscreenings geboren wurde. Man verknüpfte damit die Hoffnung, die Zahl der später entdeckten und zu therapierenden Restdysplasien stark zu senken und die verspätet diagnostizierten Luxationen gänzlich auszurotten. So wurden eine Fülle von klinischen Verlaufsstudien durchgeführt, die sich mit dem Wert des sonographischen Neugeborenenscreenings der Hüfte befassten. Die ganz überwiegende Zahl der Untersuchungen konnten die folgenden Effekte des Screenings belegen. Früh erkannte und therapierte Hüftdysplasien können frühzeitig und schnell zur vollständigen Ausheilung gebracht werden [27]. Je früher eine rezentrierende Therapie bei der Hüftdysplasie zum Einsatz kommen kann, desto zuverlässiger und eher kommt es zur völligen Ausheilung und desto kürzer ist die Behandlungszeit [27, 30]. Die Früherkennung führt auch zu einer vermehrten Anwendung „milderer Therapiemittel", d.h. weniger Retentionsgipse, dafür verbesserte erfolgreiche Therapie mit einfachen Abspreiz- oder Hüftbeugeschienen [30]. Dadurch werden sekundäre, durch bestimmte Therapieformen bedingte Komplikationen, wie z.B. die Hüftkopfnekrose, minimiert [8, 12]. Verspätet diagnostizierte Hüftluxationen gehen deutlich zurück [13].

Diese positiven Effekte haben dazu geführt, dass in den deutschsprachigen Ländern Österreich und Deutschland in den Jahren 1992 bzw. 1996 ein flächendeckendes sonographisches Hüftscreening des Neugeborenen gesetzlich vorgeschrieben wurde. Während die positiven Effekte des Ultraschallscreening der Neugeborenenhüfte in Österreich bereits publiziert wurden [13], liegen aus Deutschland bisher nur vorläufige Ergebnisse über einen kurzen Zeitraum vor [14, 22].

Allerdings gibt es Erfahrungen aus den Gebieten, die in Deutschland sehr früh ein regionales Hüftultraschallscreening eingeführt haben [25, 30]. In Marburg und Umgebung konnte seit 1985 ein flächendeckendes regionales sonographisches Screening der Neugeborenenhüfte erfolgreich etabliert werden, das trotz des gesetzlich festgelegten späteren Untersuchungszeitpunkts bis zum heutigen Tag noch in gleicher Weise die Neugeborenen der Universitätsfrauenklinik innerhalb der ersten Lebenstage erfasst. Durch die zentrale Bedeutung der orthopädischen Universitätsklinik für die gesamte Region und den ländlichen Charakter Oberhessens mit der damit verbundenen Treue der Patienten liegen ideale Bedingungen vor, die Auswirkungen des langjährigen sonographischen Hüftscreenings auf die Inzidenz der Hüftluxation, das Auftreten verspäteter Luxationen und die Entwicklung operativer Eingriffe zur Korrektur verbliebener Restdysplasien zu bewerten.

■ Das sonographische Neugeborenenscreening in Marburg und Umgebung

Seit dem Jahr 1985 wird auf Initiative der Klinik für Orthopädie und Rheumatologie der Philipps-Universität Marburg für die Neugeborenen der Stadt Marburg und angrenzenden Umgebung ein Hüftultraschallscreening angeboten. Das Screening besteht aus zwei Pfeilern: 1. Kinder, die in der Universitätsfrauenklinik geboren werden, werden dort im Rahmen eines Konsiliardienstes innerhalb der ersten Lebenstage klinisch und sonographisch untersucht und nach Abschluss der Hüftreifung nach 12 Wochen ein zweites Mal kontrolliert. 2. Kinder, die in anderen Kliniken der Region geboren werden, werden in einer eigens mehrmals wöchentlich abgehaltenen Ultraschallsprechstunde in unserer Poliklinik angesehen. Auch diese Kinder werden so geburtsnah wie möglich und mit 12 Wochen abschließend nochmals sonographiert. Ziel ist es, möglichst alle Neugeborenen so früh wie möglich klinisch und sonographisch zu untersuchen.

Die Universitätsstadt Marburg ist als Zentrum Oberhessens im Herzen des Bundeslands Hessen in einer ländlichen Gegend gelegen. Die Bevölkerung ist in dieser Gegend stark verwurzelt und hat eine vergleichsweise geringe Mobilität. Die Menschen der Region zeigen eine große Treue zu den lokalen Kliniken. Dies macht die vorliegende Untersuchung wertvoll und sehr authentisch. Es darf aber nicht außer Acht gelassen werden, dass die Resultate nur für ähnlich in sich geschlossene Gebiete Gültigkeit haben können.

■ Datenerhebung

Die Bewertung der Auswirkungen und des Erfolges eines sonographischen Screenings der Neugeborenenhüfte auf die Hüftdysplasie basiert auf der retrospektiven Erfassung aller relevanten Parameter zu Schwangerschafts- und Geburtsverlauf, Familienanamnese, Risikofaktoren, klinischem Befund, sonographischem Befund (Einteilung nach Graf) und gegebenenfalls Therapie. Diese wurde in einer relationalen Datenbank abgelegt und nach verschiedenen Kriterien ausgewertet. Parallel dazu wurden im gleichen Zeitraum alle Kinder und Jugendliche bis zum 16. Lebensjahr erfasst, die zur operativen Therapie einer Hüftdysplasie stationär behandelt werden mussten, aber nicht an einem sonographischem Screening der Neugeborenen teilgenommen hatten.

■ Ergebnisse

Demographische Parameter

Im benannten Zeitraum wurden bei insgesamt 12 683 Patienten 18 331 sonographische Untersuchungen ausgewertet. Darunter waren 5828 männliche und 6855 weibliche Patienten. Über den Beobachtungszeitraum von 1985–1998 lag eine ungleichmäßige Häufigkeitsverteilung der bei uns untersuchten Neugeborenen vor (Abb. 1). Die zunehmende Verbreitung des

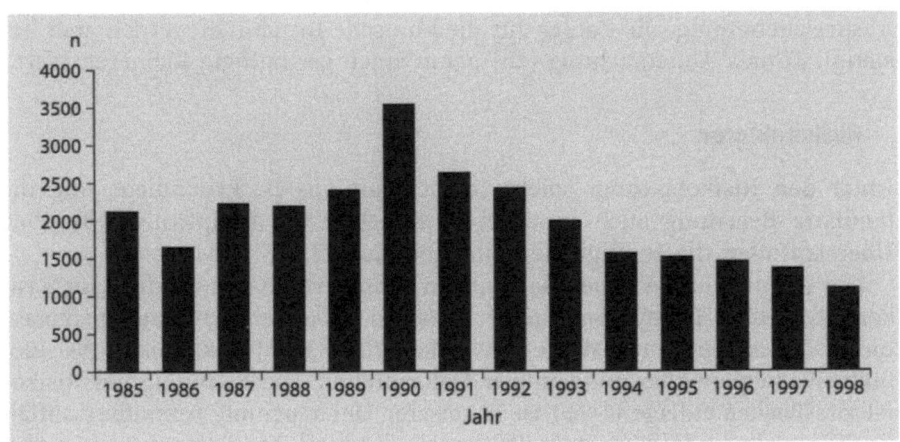

Abb. 1. Verteilung der Untersuchungshäufigkeit der Hüftgelenksonographien in den Jahren 1985 bis 1998

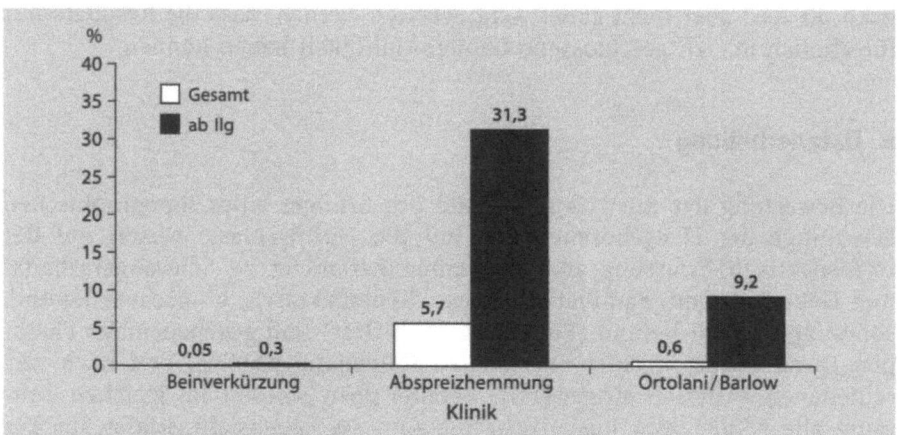

Abb. 2. Prozentuale Häufigkeit der pathologischen Befunde der klinischen Untersuchung

Ultraschalls unter Orthopäden und Pädiatern wirkte sich insbesondere auf die Anzahl der bei uns in der Säuglingsultraschallsprechstunde vorgestellten Kinder aus, während die Zahl der in der Frauenklinik gescreenten Kinder weitgehend konstant blieb.

Klinische Befunde

Die wichtigsten klinischen Befunde, die dokumentiert wurden, waren Abspreizhemmung, Beinverkürzung und Instabilität, durch das Ortolani- oder Barlow-Zeichen verifiziert. Die Verteilung ist in Abbildung 2 dargestellt.

Der Literaturvergleich zeigt teilweise übereinstimmende, teilweise deutlich variierende Befunde. Dorn gibt die Häufigkeit der Abspreizhemmung mit 2,64% an [3]. Bei Falliner et al. [6] finden sich nur 1,4% an Fällen mit Abspreizhemmung, die Zahlen für die klinische Instabilität werden aber bestätigt. Tönnis' Untersuchung [26] nennt einen geringfügig kleineren Wert.

Risikofaktoren

Unter den Risikofaktoren spielen die Geburt aus Beckenendlage und die familiäre Belastung auch in unserem Kollektiv die Hauptrolle [18]. Eine Übersicht über die Häufigkeiten gibt Abbildung 3.

Die Geburt aus Beckenendlage gilt in allen verfügbaren Studien zur Risikoanalyse der Hüftdysplasie oder -luxation als einer der Hauptrisikofaktoren. Die angegebenen Werte schwanken von 8,8% [3, 20] bis 15,3% [26] inklusive begleitender kongenitaler Deformitäten. Die Betonung des Risikofaktors Beckenendlage (14%) ist in unserer Untersuchung besonders auffällig. Ein weiterer bedeutsamer Faktor ist die familiäre Belastung. In unserem Patientengut war eine positive Familienanamnese in 8,1% unter den schweren Fällen mit Hüftdysplasie erkennbar. Dies ist eine erheblich gerin-

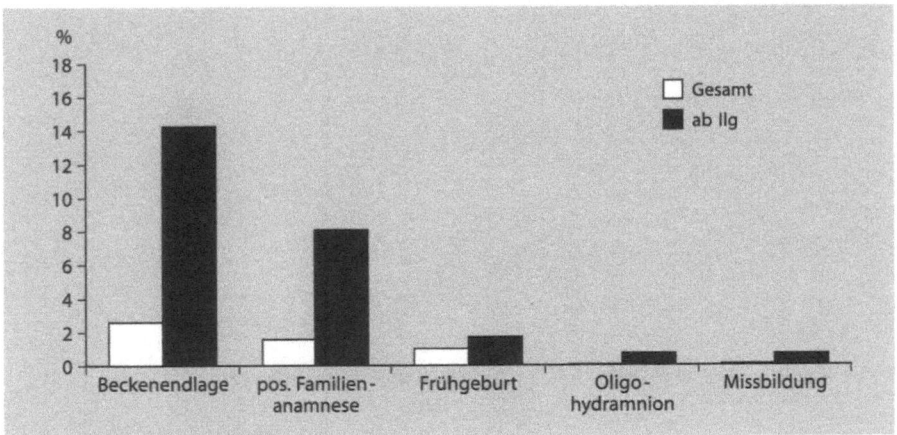

Abb. 3. Vergleich der prozentualen Häufigkeit der Risikofaktoren des gesamten Kollektivs und der Patienten mit Hüfttypen > IIg

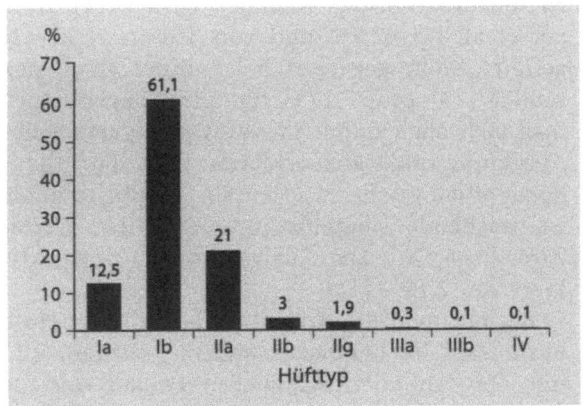

Abb. 4. Prozentuale Verteilung der sonographischen Hüfttypen nach Graf innerhalb des Gesamtkollektivs

gere Zahl als bei Tönnis et al. [26] angegeben, aber sie ist fast doppelt so groß wie in der Studie von Marks [20]. Diese großen Schwankungen spiegeln die unterschiedliche regionale Inzidenz der Hüftdysplasie wider.

Sonographische Hüfttypen

Die Verteilung der sonographischen Hüfttypen bei Erstuntersuchung ist in Abbildung 4 angegeben. Die pathologischen Hüfttypen (IIg bis IV) machten in unserem Krankengut 2,4% (n = 633) aus.

Die prozentuale Verteilung der Hüfttypen ist den in der Literatur mitgeteilten Angaben sehr ähnlich [3]. Allerdings findet man eine starke Va-

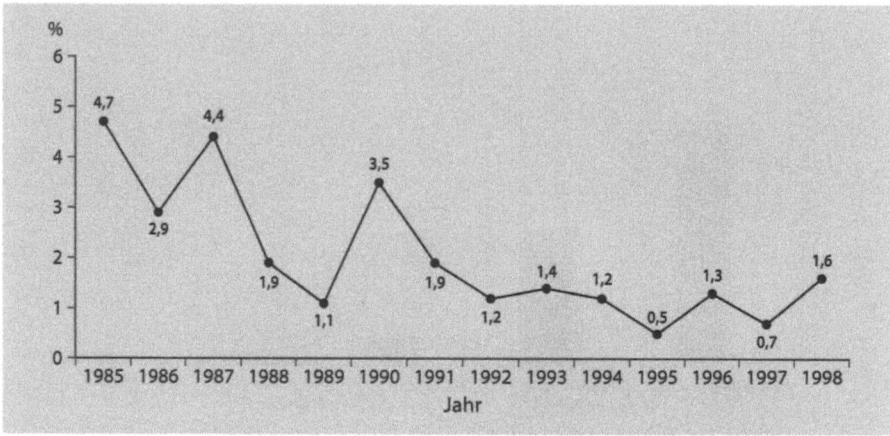

Abb. 5. Entwicklung des prozentualen Anteils der Hüfttypen > IIg im Beobachtungszeitraum 1985 bis 1998 bezogen auf die Geburtenrate im Landkreis Marburg-Biedenkopf

riationsbreite in den Angaben zu den Typ IIa-Hüften. So werden von Ganger et al. [8] 47,9% und von Tönnis et al. [26] 30% Typ IIa-Hüften aufgeführt, wohingegen es bei Falliner et al. nur 14,3% sind [6]. Grill und Müller [13] geben 27% für alle Neugeborenen an. Die große Variabilität mag sich auch durch Messungenauigkeiten in Folge eines unzureichenden Abbildungsmaßstabs erklären [29]. Für die Häufigkeitsangaben zu den hochpathologischen Hüften ab IIg gibt es unter den einzelnen Studien eine weitreichende Übereinstimmung. Diese Werte liegen zwischen 1,1% und 2,6% [6, 8, 26]. Die Analyse von 20 prospektiven Studien erbrachte einen Wert von 2,15% [13].

Bezieht man die Anzahl pathologischer Hüfttypen IIg bis IV auf die Geburtenzahl im Landkreis Marburg-Biedenkopf, so ergibt sich eine Reduktion der Zahl von anfänglich 3–4% auf Werte, die zwischen 1 und 2% pendeln (Abb. 5).

Stationäre Therapie

Die Anzahl der wegen einer Hüftdysplasie stationär therapierten Patienten im Alter bis 16 Jahre hat im Beobachtungszeitraum stark abgenommen. In die Auswertung wurden Kinder und Jugendliche mit teratologischen Luxationen oder neuromuskulär erklärbaren Hüftgelenkveränderungen nicht mit einbezogen. Aus Abbildung 6 geht der Einfluss des Ultraschallscreening auf die stationäre Therapienotwendigkeit hervor. Ähnliche Trends wurden auch aus Österreich nach längerer Screeningphase berichtet [13].

Von den gescreenten Patienten mussten je 0,2% aller Patienten durch Overheadextension und Redressionsgipsbehandlung therapiert werden. Dies entsprach 9,5% bzw. 8,2% der Kinder mit sonographisch hochpathologischen Hüften (IIg bis IV). 0,02% aller oder 0,7% der Hüfttypen IIg bis

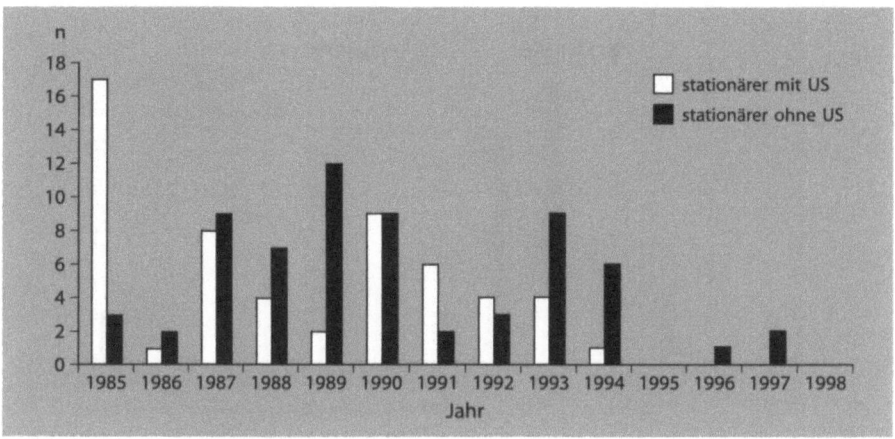

Abb. 6. Zahlenmäßige Entwicklung der zwischen 1985 und 1998 wegen Hüftdysplasie stationär therapierten Kinder ohne und mit Ultraschallscreening

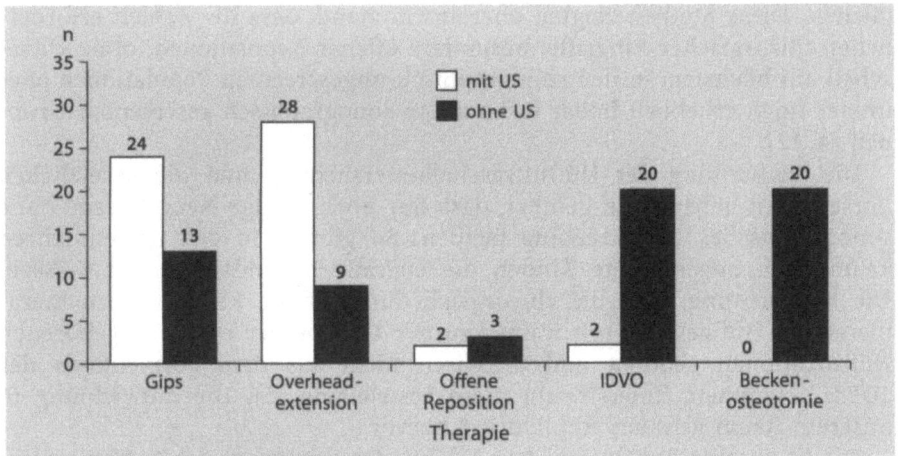

Abb. 7. Verteilung der Therapien der stationär behandelten Kinder ohne und mit Ultraschallscreening

IV benötigten eine offene Reposition oder intertrochantere varisierende Derotationsosteotomie.

Vergleicht man die Therapieverfahren, die bei Kindern mit Ultraschallscreening der Hüfte zur Anwendung kamen, mit denen bei Kindern, die daran nicht teilnahmen, stellt man fest, dass bei dem ungescreenten Kollektiv die Zahl knöcherner Eingriffe viel größer war (Abb. 7).

Diese Ergebnisse werden unterstützt durch Angaben von Eggl [4] und Graf [12], die Patientengruppen aus der Vor-Ultraschallära sowie ungescreente und gescreente Patienten aus der Ultraschallära miteinander ver-

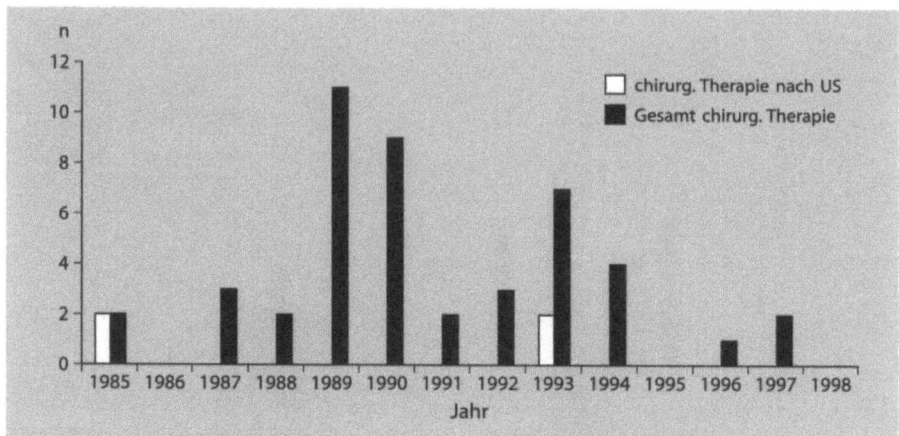

Abb. 8. Darstellung der im Beobachtungszeitraum wegen Hüftdysplasie chirurgisch therapierten Patienten ohne und mit sonographischem Screening

glichen. Diese Studien zeigten übereinstimmend, dass die Zahlen erforderlicher chirurgischer Eingriffe, besonders offener Repositionen, ohne Ultraschall am höchsten, in den sonographisch ungescreenten Populationen aber immer noch erheblich höher lagen als in sonographisch gescreenten Gruppen [4, 12].

Die Verbreitung der Hüftultraschalluntersuchung und die gesetzlichen Vorschriften haben dazu geführt, dass nur noch wenige Neugeborene ohne sonographisches Hüftscreening bleiben. So gibt es in den letzten Jahren kaum noch ungescreente Kinder, die operativ behandelt werden müssen. Die Beobachtung, dass die chirurgisch durch offene Reposition zu therapierenden Hüftgelenke fast immer zu der Gruppe der echten angeborenen Hüftluxationen gehören und praktisch nicht aus dem Formenkreis der „DDH" stammen, unterstreicht diese Feststellung [5]. Die Entwicklung in unserem Raum geht aus Abbildung 8 hervor.

Die in unserer Region erzielten Effekte des sonographischen Neugeborenenscreenings der Hüfte wurden auch anderenorts, insbesondere in Österreich, gefunden. Graf [12] gab eine drastische Reduktion von chirurgischen Prozeduren nach Hüftultraschallscreening an. Auch die Gesamtanalyse des österreichischen Hüftultraschallscreenings kam zum gleichen Resultat [13].

Verspätet diagnostizierte Hüftluxationen

Eines der herausragenden Ziele eines sonographischen Neugeborenenscreenings der Hüfte ist die Vermeidung spät diagnostizierter Luxationen, die einerseits schwerer und aufwendiger therapierbar sind und die sehr oft zu lebenslänglichen Hüftproblemen führen. Die meisten dieser Patienten blicken auf eine Vielzahl chirurgischer Interventionen im Laufe ihres Lebens zurück. Aus unserem Krankengut geht hervor, dass ein sonographisches

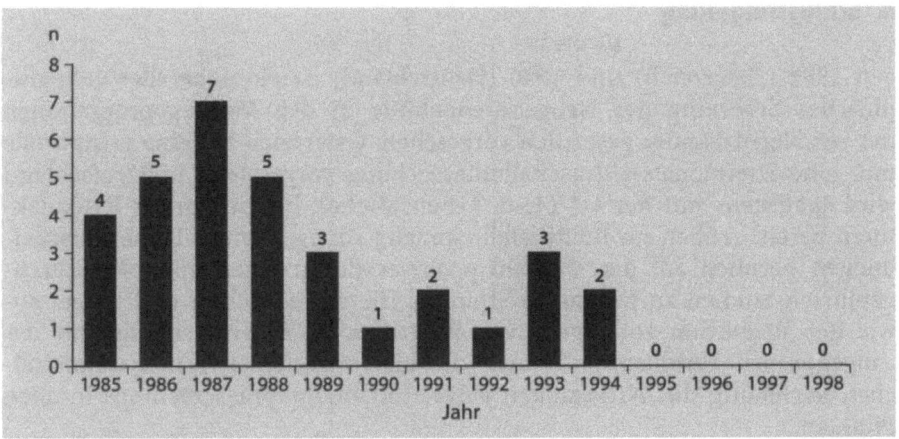

Abb. 9. Entwicklung der Patientenzahl mit verspätet diagnostizierter Hüftluxation im Beobachtungszeitraum 1985 bis 1998

Hüftultraschallscreening zu einer starken Reduktion dieses Problems führen kann. Allerdings konnte auch in unserer Umgebung die verspätet diagnostizierte Hüftluxation nicht völlig beseitigt werden. Derzeit blicken wir nach einer sehr positiven Entwicklung in den Jahren 1995 bis 1998 auf eine jährliche Behandlungshäufigkeit von durchschnittlich zwei spät diagnostizierten Hüftluxationen pro Jahr (Abb. 9).

Es gibt eine Reihe von Berichten, die eine Reduzierung verspätet aufgetretener Hüftluxationen durch ein sonographisches Hüftscreening belegt haben. Eggl et al. folgerten aus ihrer Studie, dass die Vorverlegung des Therapiebeginns bei Hüftdysplasie Luxationen signifikant reduziert [4]. Diese Behauptungen fanden ihre Bestätigung in einer Untersuchung von Graf et al. [12]. Auch Marks et al. [20] bemerkten, dass durch ein Routine-Ultraschallscreening Fälle entdeckt worden wären, die sich anderenfalls verspätet gezeigt hätten. Allerdings haben die beiden erstgenannten Untersuchungen auf diesen Sachverhalt aus dem Rückgang der operativen Therapien bei der gescreenten Patientengruppe geschlossen, während unsere Studie die tatsächlichen Zahlen innerhalb des Beobachtungszeitraums erfasst hat. Demgegenüber steht eine Untersuchung von Rosendahl et al. [24], die zu dem Schluss kam, dass ein generelles Screening die Prävalenz verspäteter Hüftluxationen nur marginal verringern kann, dabei aber einen enormen diagnostischen und therapeutischen Aufwand in Kauf nimmt. Bei Durchführung eines selektiven Hüftsonographiescreenings ist die Vermeidung verspätet diagnostizierter Hüftluxationen inkonklusiv. Clarke et al. [2] fanden keine Wirksamkeit eines selektiven Screenings, während in anderen Untersuchungen das Auftreten verspäteter Luxationen durch Screening der High-Risk-Babies stark reduziert bzw. verhindert werden konnte [19, 28].

■ Schlussfolgerung

Seit 1992 (Österreich) und 1996 (Deutschland) ist ein generelles sonographisches Screening der Neugeborenenhüfte in den Vorsorgeprogrammen der jeweiligen Länder gesetzlich vorgesehen. Österreich hat eine postpartale und eine Dreimonats-Ultraschalluntersuchung vorgesehen, in Deutschland wird spätestens mit der U3 (4.–6. Lebenswoche), bei bekannten Risikofaktoren bereits früher, im Routinefall einmalig sonographiert. Diese Entscheidungen beruhen auf der Vielzahl positiver Erfahrungen mit lokal durchgeführten Studien zu Diagnosezeitpunkt, Therapiezeitpunkt und -dauer sowie der Reduktion von operativen Eingriffen in Zusammenhang mit der „angeborenen Hüftluxation". Auch die hier vorgelegten Daten unterstreichen nachhaltig die Wirksamkeit eines Hüftsonographiescreenings in allen Punkten.

Von besonderer Wichtigkeit sind die starke Reduktion von chirurgischen Interventionen, die mit der Hüftluxation in Verbindung stehen, also der offenen Repositionen, den intertrochanteren Femur- und Beckenosteotomien. Andere Autoren schlossen indirekt auf eine Reduktion verspätet auftretender Luxationen, diese Studie zeigt wie die von Marks et al. [20] eine tatsächliche Verringerung dieser Patienten.

Der Hauptvorwurf gegen ein generelles Screening liegt in der erhöhten Therapierate [15, 16], dem erhöhten Aufwand [23] und damit verbunden in erhöhten Kosten [9, 15]. Zunehmend wird insbesondere der Kostenfaktor neu bedacht. Bei Durchführung eines klinischen Hüftdysplasiescreenings waren die direkten Kosten für die konservative Behandlung von 6 bis 15 positiven DDH-Fällen/1000 Neugeborene beträchtlich niedriger als die Kosten für die offene oder geschlossene Reposition von 1,5 Säuglingen/1000 ungescreenten Neugeborenen [7]. Ein prospektiver Vergleich dreier Screening-Strategien für DDH unter Nutzung der Sonographie ergab bei ähnlicher Kostenverteilung in der generellen Screeninggruppe einen Anteil von 22% der Gesamtkosten, die für verspätet gefundene Luxationen zu Buche schlugen, gegen 65% in den beiden Gruppen ohne generelles sonographisches Screening [24]. Die Analyse des österreichischen Hüftultraschallscreeningprogramms förderte neben einer Reduzierung der Therapiequote um 50% auch eine Verringerung der Behandlungskosten bei der funktionellen Therapie zu Tage. Die anfänglich höheren Kosten für die Durchführung des sonographischen Screenings rechnen sich nach Jahren kontinuierlicher Verringerung der Folgetherapiekosten zu spät diagnostizierter Fälle [13].

Unter Berücksichtigung der hier vorgelegten Daten, der österreichischen Erfahrungen [13] und der seit 1996 in Deutschland gewonnenen Erkenntnisse [14] ist ein generelles Hüftultraschallscreening des Neugeborenen bis zur sechsten Lebenswoche sinnvoll, bei Kindern mit bekannten Risikofaktoren zum frühest möglichen Zeitpunkt.

■ Literatur

1. Clarke NMP (1992) Diagnosing congenital dislocation of the hip (editorial). Br Med J 305:435-436
2. Clarke NMP, Clegg J, Al-Chalabi AN (1989) Ultrasound screening of hips at risk for CDH. Failure to reduce the incidence of late cases. J Bone Joint Surg 71-B:9-12
3. Dorn U (1990) Hüftscreening bei Neugeborenen. Klinische und sonographische Ergebnisse. Wiener Klin Wochenschr 181(Suppl):3-22
4. Eggl H, Krismer M, Klestil T, Frischhut B (1993) Auswirkungen des Hüftsonographiescreenings. Eine epidemiologische Studie. Orthopäde 22:277-279
5. Falliner A Hahne HJ (1998) Die sogenannte kongenitale Hüftluxation – Entwicklung von Inzidenz, Diagnose und Therapie in den letzten 7 Jahren. Z Orthop 136:487-491
6. Falliner A, Hahne HJ, Hassenpflug J (1999) Sonographic hip screening and early management of developmental dysplasia of the hip. J Pediatr Orthop Part B 8:112-117
7. Fulton MJ, Barer ML (1984) Screening for congenital dislocation of the hip: an economic appraisal. Can Med Assoc J 130:1149-1156
8. Ganger R, Grill F, Leodolter S (1992) Ultrasound screening of the hip in newborns: results and experience. J Pediatr Orthop Part B 1:45-49
9. Geitung JT, Rosendahl K, Sudmann E (1996) Cost-effectiveness of ultrasonographic screening for congenital hip dysplasia in new-borns. Skeletal Radiol 25:251-254
10. Graf R (1980) The diagnosis of congenital hip-joint dislocation by the ultrasonic combound treatment. Arch Orthop Trauma Surg 97:117-133
11. Graf R (1984) Classification of hip joint dysplasia by means of sonography. Arch Orthop Trauma Surg 102:248-255
12. Graf R, Tschauner C, Klapsch W (1993) Progress in prevention of late developmental dislocation of the hip by sonographic newborn hip "screening": results of a comparative follow-up study. J Pediatr Orthop Part B 2:115-121
13. Grill F, Müller D (1997) Ergebnisse des Hüftultraschallscreenings in Österreich. Orthopäde 26:25-32
14. Günther KP, Stoll S, Schmitz A, Niethard FU, Altenhofen L, Melzer C, v Kries R (1998) Erste Ergebnisse aus der Evaluationsstudie des sonographischen Hüftscreenings in der Bundesrepublik Deutschland. Z Orthop 136:508-512
15. Hansson G, Jacobsen S (1997) Ultrasonography screening for developmental dysplasia of the hip joint. Acta Paediatr 86:913-915
16. Hensinger RN (1995) The changing role of ultrasound in the management of developmental dysplasia of the hip (DDH). Editorial. J Pediatr Orthop 15:723-724
17. Henßge J, Holland C, Dreiack D, Helmerking H (1971) Zur Prophylaxe der Hüftluxation und der Hüftdysplasie durch Prüfung des Schnapp-Phänomens an der Neugeborenenhüfte. Z Orthop 109:380-408
18. Holen KJ, Terjesen T, Tegnander A, Bredland T, Saether OD, Eik-Nes SH (1994) Ultrasound screening for hip dysplasia in newborns. J Pediatr Orthop 14:667-673
19. Jones DA, Powell N (1990) Ultrasound and neonatal hip screening. A prospective study of "high risk babies". J Bone Joint Surg 72-B:457-459
20. Marks DS, Clegg J, Al-Chalabi AN (1994) Routine ultrasound screening for neonatal hip instability. J Bone Joint Surg 76-B:534-538
21. Mau H, Michaelis H (1983) Zur Häufigkeit und Entwicklung auffallender Hüftbefunde (Dysplasiekomplex) bei neugeborenen und Kleinkindern. Z Orthop 121:601-607

22. Niethard FU, Günther KP, von Kries R, Allhoff P, Altenhofen L (2000) Klinisches und sonographisches Screening der Säuglingshüfte. Dt Ärztebl 97:A1593–1599
23. Rosendahl K, Markestad T, Lie RT (1994) Ultrasound screening for developmental dysplasia of the hip in the neonate: the effect on treatment rate and prevalence of late cases. Pediatr 94:47–52
24. Rosendahl K, Markestad T, Lie RT, Sudmann E, Geitung JT (1995) Cost-effectiveness of alternative screening strategies for developmental dysplasia of the hip. Arch Pediatr Adolesc Med 149:643–648
25. Schuler P, Feltes E, Kienapfel H, Griss P (1990) Ultrasound examination for the early determination of dysplasia and congenital dislocation of neonatal hips. Clin Orthop 258:18–26
26. Tönnis D, Storch K, Ulbrich H (1990) Results of newborn screening for CDH with and without sonography and correlation of risk factors. J Pediatr Orthop 10:145–152
27. Tschauner C, Klapsch W, Graf R (1990) Das sonographische Neugeborenen-Sceening des Hüftgelenks – Luxus oder Notwendigkeit. Monatschr Kinderheilkd 138:429–433
28. Vedantam R, Bell MJ (1995) Dynamic ultrasound assessment for monitoring of treatment of congenital dislocation of the hip. J Pediatr Orthop 15:725–728
29. Weitzel D, Schneider R, Oberman B (1994) Sonographische Befunde in einem flächendeckenden neonatalen Hüftscreening. Monatschr Kinderheilkd 142:425–431
30. Wirth T, Schuler P (1994) Therapeutic outcome after ultrasound screening for hip dysplasia in newborns. J JaSOU 6:159–162

10-Jahres-Ergebnisse nach konservativer Therapie der Hüftreifungsstörung des Neugeborenen

S. MENKENS, A. BETTHÄUSER, E. HILLE

■ Einleitung

Definitionsgemäß handelt es sich bei der Hüftdysplasie um eine ungenügende Ausbildung des Hüftgelenkes mit Verknöcherungsstörung des Pfannenerkers (developmental dysplasia of the hip, DDH). Diese hat in Mitteleuropa eine Inzidenz von 2–4%. Die Hüftgelenksluxation ist definiert als Dezentrierung des Hüftkopfes aus der Hüftgelenkspfanne und hat eine Inzidenz von 0,2–1%. Die Hüftreifungsstörung mit zu steiler und/oder zu kurzer Tragfläche stellt eine „Präarthrose" dar. Sie sollte demnach vor dem Eintreten der Arthrose erkannt und behandelt werden.

Die größtmögliche Einflussnahme auf die Entwicklung des Hüftgelenkes ist in den ersten 12 Lebensmonaten [19] möglich. Die klinischen Untersuchungstechniken vermögen lediglich Stellungsänderungen des Hüftkopfes zur Hüftgelenkspfanne, also dezentrierte Hüftgelenke, zu erkennen. Einen Fehlbau bei zentriertem Hüftgelenk erkennen sie nicht. Die Röntgendiagnostik ist zunächst alleine nicht aussagekräftig, da das Hüftgelenk des Säuglings hyalinknorpelig präformiert ist.

Zur Differenzierung und Therapiesteuerung der reifungsgestörten Säuglingshüfte steht seit Ende der 1980er Jahre die Ultraschalldiagnostik in der Technik nach Graf zur Verfügung.

Die Ultraschalldiagnostik definiert anhand klarer Kriterien (Tabelle 1) die Säuglingshüfte in reife (Typ I) und altersentsprechend unreife Hüften (Typ II a). Eine Verknöcherungsverzögerung liegt beim Typ II b vor, der ebenso wie der Typ II c (Kritischer Bereich) umgehend therapiert werden sollte. Bei den Hüfttypen D bis IV handelt es sich um dezentrierte Gelenke, die nach erfolgter Reposition in die Retentionsphase mit Abspreizbehandlung und anschließend in die Nachreifungsphase übergehen.

Zwar konnte ein Rückgang der stationären Behandlungskosten von Hüftreifungsstörungen seit Einführung der Sonographie beobachtet werden [15, 16], jedoch liegt bislang kein Nachweis in einer prospektiven Studie vor, nach der die Sonographie die Häufigkeit an offenen Repositionen reduziert hätte [21].

Bekannt ist die Möglichkeit einer radiologisch nachweisbaren Hüftdysplasie auch nach korrekter, sonographisch gesteuerter Therapie mit einem Hüfttyp I zum Behandlungsende. Dies beschreibt Graf [9] als „rebellisches

Tabelle 1. Hüfttypen nach Graf [9, 10]

Hüfttyp	Knöcherne Formgebung	Knöcherner Erker	Knorpelig präformiertes Pfannendach	α-Winkel	β-Winkel	Klinische Konsequenz
I Jedes Alter	gut	eckig/ stumpf	übergreifend	>60°	I a <55° I b >55°	Keine Therapie
II a (plus) <12 LW	ausreichend	rund	übergreifend	50–59°	>55°	Keine Therapie
II a (minus) >12 LW	mangelhaft	rund	übergreifend	50–59°	>55°	Abspreiz- behandlung und Kontrolle
II b >12 LW	mangelhaft	rund	übergreifend	50–59°	>55°	Abspreiz- behandlung und Kontrolle
II c Jedes Alter	Hochgradig mangelhaft	rund bis flach	noch übergreifend	43–49°	>77°	Abspreiz- behandlung und Kontrolle
D Jedes Alter	Hochgradig mangelhaft	rund bis flach	verdrängt	43–49°	>77°	Reposition und sichere Fixierung
III a	schlecht	flach	nach cranial verdrängt, ohne Strukturstörung	<43°	>77°	Reposition und sichere Fixierung
III b	schlecht	flach	nach cranial verdrängt, mit Strukturstörung	<43°	>77°	Reposition und sichere Fixierung
IV	schlecht	flach	nach medio-caudal verdrängt	<43°	>77°	Reposition und sichere Fixierung

LW = Lebenswoche

Gelenk". Casser [5] berichtet von 37% Restdysplasien bei Hüftgelenken, die vor der Therapie dem Typ II c angehörten und 10% Restdysplasien, die bei Therapiebeginn dem Typ III und IV nach Graf aufwiesen. Weiterhin beschreibt Matthiessen [12] die Existenz eines „endogenen Dysplasiefaktors", durch den auch nach korrekt abgeschlossener Therapie ein gewisser Anteil an restdysplastischen Hüftgelenken nachweisbar sei.

Auch wir sahen in unserem Krankengut trotz optimaler Diagnostik und Therapiebedingungen immer wieder dysplastische Hüftgelenke. In den meisten Fällen war leider die empfohlene Röntgendiagnostik zum Laufbeginn nicht durchgeführt worden, so dass die Diagnose erst spät gestellt werden konnte.

Ziel der Studie ist die klinische und radiologische Erfassung des Umfanges der Nachreifung 10 Jahre nach regulärer und nach heutigem Verständnis optimaler konservativer Therapie der Hüftreifungsstörung. Hierbei sollte der Ausreifungsgrad mit anamnestischen, klinischen und radiologischen Parametern in Beziehung gesetzt werden. Es sollten so mögliche Risikofaktoren herausgearbeitet werden.

■ Material und Methode

In der Orthopädischen Abteilung des AK Barmbek/Eilbek Hamburg fand seit 1990 ein komplettes orthopädisches Neugeborenenscreening mit klinischer Untersuchung und Ultraschalldiagnostik der Hüftgelenke bei ca. 1500 Geborenen pro Jahr statt.

Aus diesem Kollektiv wurden für die vorgelegte Studie 51 Kinder (40 weiblich/11 männlich) mit einer Hüftreifungsstörung nachuntersucht. Der Nachuntersuchungszeitraum betrug durchschnittlich 10 Jahre (9,1–11,4 Jahre). Neben dem Therapiebeginn am 2. Tag nach der Geburt im Jahre 1991/92 zählte ein Hüfttyp von IIc und schlechter auf mindestens einer Seite zu den Einschlusskriterien. Die sonographische Diagnostik und die Therapie richtete sich nach der Stadieneinteilung von Graf. Außerdem waren die klinische Untersuchung neben der Sonographie im Rahmen der U 2 und eine vollständige Dokumentation notwendig. Als Ausschlusskriterium galt eine teratologische Dysplasie oder die offene Reposition. Die Kinder wurden anhand eines standardisierten Nachuntersuchungsbogens untersucht.

Zur Anamneseerhebung gehörte die Frage nach Beschwerden im Bereich der Hüfte, der Kniegelenke oder des Rückens. Ebenso wurde das Sportniveau und die allgemeine Entwicklung des Kindes auch von den Eltern erfragt. Darüber hinaus wurden die Eltern nochmals nach einer möglichen anamnestischen Belastung und dem Vorliegen von Risikofaktoren wie der Beckenendlage, Begleitdeformitäten, neuromuskulären Auffälligkeiten und kindlichen Entwicklungsstörungen befragt.

In der klinischen Untersuchung wurden das Gangbild, Einbeinhüpfen, das Zeichen nach Trendelenburg sowie eine mögliche Beinlängendifferenz erfasst. Bei der Dokumentation der Bewegungsumfänge wurde besonders auf einen möglichen Innenrotations-, Stauchungs- oder Flexionsschmerz als Ausdruck eines artikulären Reizes geachtet. Das Bewegungsausmaß wurde nach Tönnis [18] klassifiziert. Die Hüftregion wurde auf Druckschmerzhaftigkeit und mögliche Reizzustände untersucht. Darüber hinaus wurde der Bindegewebsstatus und die neuromuskuläre Koordination (Unterberger-Tretversuch, Seiltänzergang, Knie-Hacken- und Mund-Nase-Versuch) der Kinder überprüft.

Bei der Auswertung der klinischen Daten wurden die Scores nach Harris, Merle d'Aubigne und Gao angewandt [8, 11, 13].

Neben der klinischen Untersuchung wurde bei jedem der Kinder zum Nachuntersuchungszeitpunkt, also 10 Jahre nach Therapiebeginn, eine

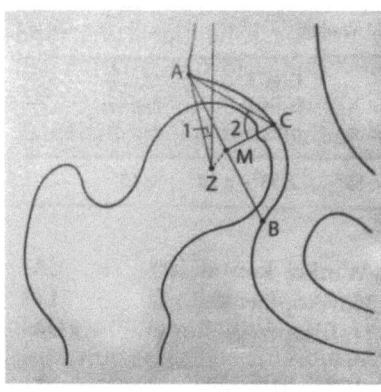

Abb. 1. Röntgenskizze rechtes Hüftgelenk mit CE (1)- und ACM (2)-Winkel, Dezentrierungsstrecke Z-M (nach Brückl [2])

Röntgenaufnahme der Hüften nach Rippstein I durchgeführt. Vor der Auswertung der Röntgenbilder wurde eine Qualitätskontrolle der Bilder nach dem Drehungsindex nach Tönnis und Brunken durchgeführt.

Es wurden der ACM-, CE- und AC-Winkel sowie die Strecke d in der Technik nach Tönnis bei jedem Hüftgelenk bestimmt (Abb. 1). Hieraus wurde anschließend der Hüftwert nach Busse et al. [4] ermittelt. Bei der Auswertung wurden ebenso die Menard-Shenton-Linie und die Calve-Linie berücksichtigt. Es wurde auf die Zeichen einer aktuellen oder stattgehabten Hüftkopfnekrose geachtet.

Zur Auswertung der Daten wurden die Statistikprogramme Exel (Version '97) und SPSS (Version '96) sowie der McNemar-Test angewandt.

■ Ergebnisse

Anamnese

Wir unterteilen im Folgenden das Nachuntersuchungskollektiv nach radiologisch ermitteltem Hüftwert zum Nachuntersuchungszeitraum in 3 Gruppen: Gruppe I – keine Dysplasie (Hüftwert [HW] <15), Gruppe II – leichte Dysplasie (HW 15–19), Gruppe III – schwere Dysplasie (HW 20–29) [17].

Es konnte kein signifikanter Zusammenhang zwischen dem Hüftwert zum Nachuntersuchungszeitpunkt und der Anamnese oder den untersuchten Risikofaktoren (Familienanamnese, Beckenendlage, Begleitdeformitäten) gezeigt werden. Von den 51 Kindern waren 49 völlig schmerzfrei und nahmen durchweg an üblichen sportlichen Aktivitäten in der Schule und Freizeit teil. Die geistige und körperliche Entwicklung verlief bei allen Kindern nach Angaben der Eltern bisher normal.

Klinik

Auch bei der klinischen Untersuchung konnte keine Häufung auffälliger Faktoren in der Gruppe der dysplastischen Hüftgelenke festgestellt werden.

Es fand sich keine statistisch signifikante Zunahme von Bewegungseinschränkungen bei den Kindern mit einer radiologisch nachgewiesenen Restdysplasie.

Lediglich in einem Fall (HW <15) ließ sich ein leichter Innenrotationsschmerz provozieren, hier konnte jedoch weder sonographisch noch radiologisch ein pathologischer Befund erhoben werden. Bei keinem der Kinder fanden sich druckdolente Punkte im Bereich der Hüften.

Das Gangbild war in dem gesamten Nachuntersuchungskollektiv unauffällig. Ebenso fand sich bei keinem Kind eine auffällige neuromuskuläre Koordination.

Einen laxen Bindegewebsstatus konnten wir bei jeweils 5 Kindern, die den Gruppen 2 und 3 angehörten, feststellen. In der Gruppe I fand sich bei 10 Kindern ein laxer Bindegewebsstatus.

Der überwiegend aus subjektiven Anteilen bestehende Score nach Harris beurteilt die Funktion und Schmerzen sowie als objektives Kriterium das Bewegungsausmaß. In allen drei Gruppen des Nachuntersuchungskollektives betrug der Mittelwert des Harris-Scores 100 Punkte (max. 100 Punkte). Als weiterer überwiegend subjektiver Score, der die Schmerzsituation, die Hüftbeweglichkeit und das Gangbild beurteilt, wurde der Score nach Merle d'Aubigne angewendet. Hier wurde im Mittel in den drei Gruppen ein sehr gutes Ergebnis mit 17–18 von 18 Punkten erreicht. Der überwiegend objektive Gao-Score (max. 25 Punkte), in den neben klinischen auch radiologische Kriterien einfließen, ergab in den Gruppen 1 bis 3 lediglich eine tendenzielle Abnahme der Gesamtpunktzahl, wobei in den einzelnen Gruppen jeweils nicht weniger als 23 Punkten erreicht wurden.

Sonographischer Befund zum Therapieende

Der durchschnittliche Therapiebeginn unseres Nachuntersuchungskollektives lag am 2. Lebenstag. Die Therapie wurde für durchschnittlich 108 Tage durchgeführt und richtete sich bezüglich Hüfttyp und Stadium nach den Richtlinien von Graf. Die jeweils angefertigten Sonogramme wurden von drei Ärzten nach den Kriterien von Graf beurteilt.

Zum Ende der konservativen Therapie lagen bei den Kindern jeweils α-Winkel von größer oder gleich 60° vor. Bezogen auf den aktuellen Hüftwert zeigte sich, dass in der Gruppe I (HW <15) bei 8% der Hüften zum Therapieende ein α-Winkel <64° vorlag. In der Gruppe II (HW 15–19) lag dieser Anteil bei 17%. In der Gruppe III (HW 20–29) lag zum Therapieende bei 40% der Hüften ein α-Winkel <64° vor (Abb. 2).

Es fand sich somit in der Gruppe III (HW 20–29) signifikant häufiger (p < 0,01) ein α-Winkel <64° zum Therapieende als bei den übrigen Hüften mit einem Hüftwert zum Nachuntersuchungszeitpunkt von <20.

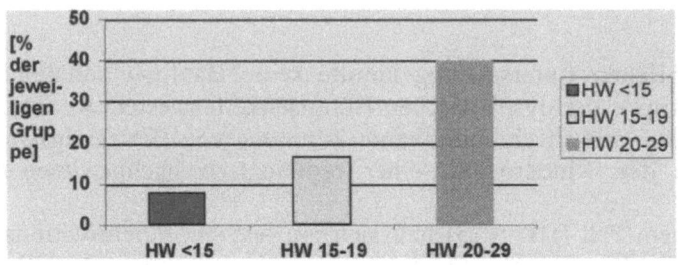

Abb. 2. Anteil der Hüften je Dysplasiegruppe mit einem α-Winkel <64° bei Therapieende

Röntgenbild

Bei der Auswertung der aktuellen Röntgenbilder unseres Nachuntersuchungskollektives zeigte sich in keinem Fall ein Zustand nach Hüftkopfnekrose. Ebenso konnten in keinem Röntgenbild aktuelle Zeichen einer Hüftkopfnekrose nachgewiesen werden.

Es konnte in keinem der angefertigten Röntgenaufnahmen nach Rippstein I in unserem Nachuntersuchungskollektiv eine Unterbrechung der Menard-Shenton-Linie oder der Calve-Linie festgestellt werden. Der AC-Winkel betrug im Durchschnitt in den drei Gruppen jeweils 14° (Normwert Mädchen 11°±4°, Jungen 9°±4°).

Nach dem Hüftwert nach Busse wurde das Nachuntersuchungskollektiv wie folgt in die 3 Dysplasiegruppen eingeordnet: 49% der Hüften hatten einen HW <15 (Gruppe I), diese Hüftgelenke sind als jetzt normal anzusehen. 36% der Hüften sind „leicht dysplastisch" mit einem HW 15–19 (Gruppe II). Bei 15% der Hüften lag zum Nachuntersuchungszeitpunkt ein HW 20–29 (Gruppe III) vor, diese Hüften sind „schwer dysplastisch". Wir fanden in unserem Kollektiv keine Hüfte mit einer „extremen Dysplasie", entsprechend einem Hüftwert >29. Der Mittelwert der 102 nachuntersuchten Hüftgelenke lag bei einem HW von 15.

Bei der Aufschlüsselung des Hüftwertes in die einzelnen Determinanten, die Strecke d, den ACM- und den CE-Winkel, stellt sich folgendes Bild dar: Für die Strecke d (Normwert 2,5 mm±1,4 mm) ergab sich in der Gruppe I ein Mittelwert von 3 mm, in der Gruppe II von 4 mm und in der Gruppe III ein Mittelwert von 5 mm.

Der ACM-Winkel (Normwert 44,7°±2,3°) betrug im Mittel in der Gruppe I 43°, in der Gruppe II 46° und 50° in der Gruppe III (HW 20–29). Der Mittelwert des CE-Winkels (Normwert 30,5°±4,6°) betrug 22° in der Gruppe I, 18° in der Gruppe II und 15° in der Gruppe III (Abb. 3).

Die Strecke d und der ACM-Winkel wichen also nur geringfügig von den Normwerten ab. Es zeigte sich die größte Abweichung von den Normwerten bei der Analyse des CE-Winkels, der bei normalen Werten für die Strecke d und den ACM-Winkel ein Maß für die Pfannendach*länge* darstellt.

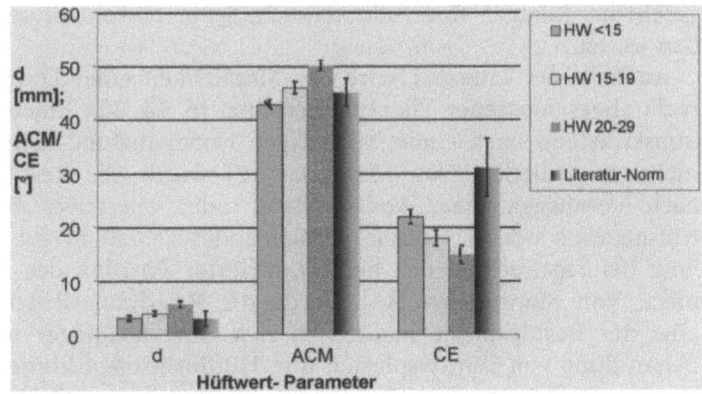

Abb. 3. Analyse des Hüftwertes

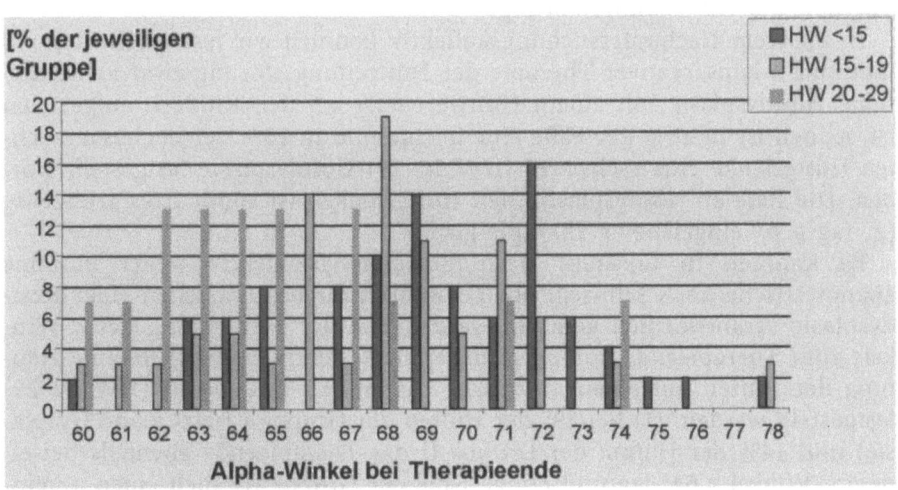

Abb. 4. Verteilung der α-Winkel bei Therapieende

■ Diskussion

Das Thema der vorliegenden Arbeit ist es, Langzeitergebnisse nach sonographisch gesteuerter, konservativer Therapie der Hüftreifungsstörung darzustellen und mögliche Risikofaktoren für eine Restdysplasie aufzuzeigen.

Den Anlass zu dieser Arbeit gaben zum einen die eigenen Erfahrungen im Bereich der Dysplasiesprechstunde. Dort ist es vereinzelt zur Vorstellung von konservativ behandelten Kindern gekommen, bei denen eine Restdysplasie nach konsequenter Therapie der Hüftreifungsstörung festgestellt wurde. Hierbei bemerkten wir ebenfalls die geringe Rate an durchgeführten Röntgen-Kontrolluntersuchungen, obwohl diese empfohlen worden waren.

Auch in der Literatur wird die Möglichkeit einer Dysplasie trotz regelrecht abgeschlossener Therapie berichtet [6, 14, 20]. Einen späteren Wachstumsstillstand nach einem vorherigen Normalbefund kann auch Exner [6] nicht ausschließen. Von Maronna [12] wurde die Restdysplasie als „ein nach vorangegangener konservativer oder operativer Behandlung einer Hüftluxation oder Dysplasie verbleibendes Defizit in der Pfannenentwicklung bei regelrechter, das heißt zentrierter Position des Hüftkopfes" definiert. Von Matthiessen [13] wurde die Restdysplasie wie folgt definiert: „Bei der Restdysplasie handelt es sich trotz adäquater und konsequenter Behandlung von Hüftdysplasien und Hüftluxationen immer um ein verbleibendes Defizit in der Pfannenentwicklung bei zentrierter Position des Hüftkopfes. Dieses Defizit trotz korrekter Behandlung muss als Ausdruck des ‚endogenen' Dysplasiefaktors bewertet werden". Casser [5] berichtet von 37% mittleren und 12% schweren Restdysplasien nach konservativer Therapie der Hüftreifungsstörung.

In unserem Nachuntersuchungskollektiv konnten wir feststellen, dass 10 Jahre nach konservativer Therapie der Hüftreifungsstörung zwar keine extreme Hüftdysplasie mit einem Hüftwert >29 bei den Kindern aufgetreten ist, jedoch ist in 36% der Fälle eine leichte und in 15% der nachuntersuchten Hüftgelenke eine „schwere" (HW 20–29) Hüftdysplasie festgestellt worden. Die Rate an restdysplastischen Hüftgelenken ist somit trotz frühzeitig (2. Tag p. p.) eingeleiteter Therapie groß.

Es konnten in unserem Nachuntersuchungskollektiv weder einzelne anamnestische noch klinische Risikofaktoren für das Entstehen einer Restdysplasie verantwortlich gemacht werden. Bei der Betrachtung des α-Winkels zum Therapieende konnte in unserem Kollektiv eine signifikante Häufung der Hüften mit einem α-Winkel <64° in der Gruppe III (HW 20–29) festgestellt werden. Da bei 8% der Hüften der Gruppe I (jetzt keine Dysplasie) und 14% der Hüften der Gruppe II das Therapieende ebenfalls bei einem α-Winkel < 64° lag und einige Fälle der Gruppe III auch einen α-Winkel >67° hatten, kann die Rate an Restdysplasien nicht alleine auf den α-Winkel bei Therapieende zurückgeführt werden.

Bei der Aufschlüsselung des Hüftwertes in seine Determinanten ist uns in dem Nachuntersuchungskollektiv vor allem die Abweichung des CE-Winkels von der Norm bei lediglich geringfügig um den Normwert variierender Strecke d und ACM-Winkel aufgefallen. Da der CE-Winkel bei normaler Strecke d nach Brückl ein Maß für die Pfannendachlänge ist [1], stellt die mangelnde Pfannendachlänge in unserem Kollektiv die Hauptursache für einen pathologischen Hüftwert dar.

In der Sonographie nach Graf wird der Pfannendachwinkel und nicht die Pfannendachlänge bestimmt. Wir sehen nach der in unserem Kollektiv gefundenen Abweichung des CE-Winkels vom Normwert jedoch heute die Notwendigkeit, auch die Pfannendachlänge in der Sonographie zu beurteilen. Hier wurde durch Schober und Löffler [18] die Möglichkeit beschrie-

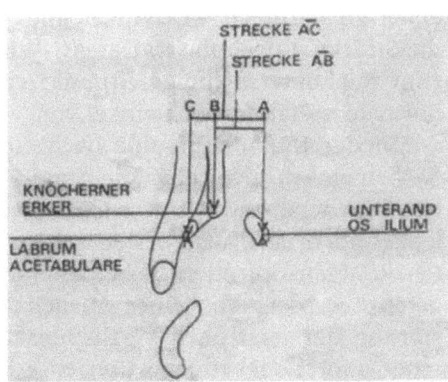

Abb. 5. Überdachungsindex nach Schober und Löffler [18]

ben, sonographisch die Pfannendachlänge zu messen. Die Pfannendachlänge wird dabei durch das Verhältnis der Strecken vom Os-ilium-Unterrand zum knöchernen Erker (Strecke AB) sowie zum Labrum acetabulare (Strecke AC) beurteilt (Überdachungsindex) [18]. Hier steht eine Auswertung der vorhandenen Sonographiebilder unseres Nachuntersuchungskollektives noch aus.

In unserem Kollektiv wurden die empfohlenen Röntgenuntersuchungen nur zu einem geringen Teil (10%) durchgeführt. Eine mögliche Ursache hierfür sehen wir in der mangelnden Akzeptanz der Eltern gegenüber Röntgenuntersuchungen. Darüber hinaus könnte der regelrechte Abschlussbefund bei vielen Eltern den Eindruck erweckt haben, dass die „Krankheit" Hüftreifungsstörung jetzt geheilt ist und eine weitere Kontrolle nicht nötig sei. Hier besteht die wichtige Aufgabe des Therapeuten, die Eltern für die Kontrolluntersuchungen mit Anfertigen eines Röntgenbildes zu sensibilisieren.

Um Aussagen auch zur Pfannendachlänge und zur weiteren Nachreifung der Hüftgelenke treffen zu können, sind Röntgenkontrollen nach Behandlungsende notwendig. Nur durch regelmäßige Kontrollen kann die Entwicklungsdynamik des Hüftgelenkes und damit ein möglicherweise entstehender Reifungsstillstand mit im Verlauf entstehender Restdysplasie rechtzeitig erkannt werden, um gegebenenfalls notwendige operative Eingriffe zum richtigen Zeitpunkt durchführen zu können.

▪ Fazit

In einem Krankengut von 51 Kindern, die wegen einer Hüftreifungsstörung vom Typ II c und schlechter nach Graf konservativ behandelt und sonographisch kontrolliert wurden, wiesen 15% der Hüften 10 Jahre nach erfolgter Therapie eine schwere „Restdysplasie" (HW 20–29) auf, obwohl am Behandlungsende in allen Fällen sonographisch ein Hüfttyp I nach Graf vorgelegen hatten. Der Hüftwert der „Restdysplasien" war vor allem durch einen zu geringen CE-Winkel und weniger durch den ACM-Winkel oder die Strecke d beeinflusst. Der AC-Winkel betrug im Mittel 14°. Es lag somit zum Nachuntersuchungszeitpunkt eine verminderte Pfannendachlänge bei normalem Pfannendachwinkel vor.

Mit der Hüftsonographie nach Graf ist es demnach möglich, den Tragflächenwinkel, nicht aber die Tragflächenlänge zu bestimmen. Um das weitere Pfannendachwachstum und die Dynamik der Entwicklung des Hüftgelenkes auch nach dem ersten Lebensjahr weiter beurteilen zu können, sollten Röntgenkontrollen behandelter Hüftgelenke nach Therapieende durchgeführt werden. Von einer Ausheilung nach diagnostizierter Hüftreifungsstörung darf erst nach Wachstumsabschluss unter Berücksichtigung klinischer und bildgebender Kriterien gesprochen werden.

■ Literatur

1. Brückl R (2002) Persönliche Mitteilung
2. Brückl R, Hepp WR, Tönnis D (1972) Eine Abgrenzung normaler und dysplastischer jugendlicher Hüftgelenke durch den Hüftwert. Arch Orthop Trauma Surg 74:13–32
3. Brückl R, Tönnis D (1981) Der Hüftwert als Entscheidungshilfe zur Operationsindikation bei der jugendlichen Dysplasiehüfte. Z Orthop 119:486–490
4. Busse J, Gasteiger W, Tönnis D (1972) Eine neue Methode zur röntgenologischen Beurteilung eines Hüftgelenkes – Der Hüftwert. Arch Orthop Trauma Surg 72:1–9
5. Casser HR (1992) Sonographiegesteuerte Therapie der kongenitalen Hüftdysplasie. Bücherei des Orthopäden, Bd 59, Enke, Stuttgart
6. Engelhardt P (1995) Langzeitergebnisse in der Kinderorthopädie. Ther Umsch 52:444–448
7. Exner GU, Kern SM (1994) Spontanverlauf milder Hüftdysplasien vom Kleinkindes- bis ins Erwachsenenalter. Orthopäde 23:181–184
8. Gao GX, Liang D, Wang C W, Fan Y, Zhang YY (1988) Acetabuloplasty for congenital dislocation of the hip in children. Arch Orthop Trauma Surg 107:42–46
9. Graf R (2000) Sonographie der Säuglingshüfte und therapeutische Konsequenzen. 5. Aufl, Thieme, Stuttgart, New York
10. Graf R (2002) Hüftsonographie. Orthopäde 31:181–189
11. Harris WH (1969) Traumatic arthritis of the hip after dislocation and acetabular fractures: Treatment by mold arthroplasty. An end result study using a new method of result evaluation. J Bone Joint Surg 51-A:737–755
12. Maronna U (1995) Restdysplasie: Operative Therapie versus Spontanheilung. In: Hoffstetter I, Jerosch J (Hrsg) Kontroverses in der Orthopädie. Shaker, Aachen
13. Matthiessen HD (1996) Forensische Probleme bei der Behandlung von Hüftdysplasien und -luxationen. Z Orthop 134, Heft 5: Oa 10–12
14. Merle d'Aubigné R, Postel M (1954) Functional results of hip arthroplasty with acrylic prosthesis. J Bone Joint Surg 36-A:451–475
15. Mittelmeier H, Deimel D, Beger B (1998) Aus einem hüftsonographischen Screeningprogramm: Mittelfristige Ergebnisse nach Spreizhosentherapie. Z Orthop 136: 513–518
16. Niethard FU, Stoll S, Kries R (1997) Verhindert das Ultraschallscreening tatsächlich das Auftreten spät erkannter und damit repositions- und/oder operationspflichtiger Hüftdysplasien/-luxationen? Orthopädie Mitt H 5, S 367–372

17. Patel H (2001) Preventive health care, 2001 update: Screening and management of developmental dysplasia of the hip in newborns. CMAJ 164:1669–1677
18. Schober CE (1990) Kriterien für den sonographischen Normalbefund der Säuglingshüfte im ersten Lebensjahr. Dissertation, Ludwig-Maximilians-Universität, München
19. Tönnis D (1984) Die angeborene Hüftdysplasie und Hüftluxation im Kindes- und Erwachsenenalter. Springer, Berlin Heidelberg New York Tokyo
20. Tschauner C, Klapsch W, Baumgartner A, Graf R (1994) „Reifungskurve" des sonographischen Alpha-Winkels nach Graf unbehandelter Hüftgelenke im ersten Lebensjahr. Z Orthop 132:502–504
21. Weinstein SL (1992) Congenital hip dislocation. Long-range problems, residual signs, and symptoms after successful treatment. Clin Orthop 281:69–74
22. Wientroub S, Grill F (2000) Ultrasonography in developmental dysplasia of the hip. J Bone Joint Surg 80-A:1004–1018

▪ Anmerkungen

Wir danken Herrn J. Schröder, Fachbereich Sportwissenschaft der Universität Hamburg für die statistische Bearbeitung der Daten, sowie den Herren L. Löffler, München und R. Brückl, Detmold, für die Hilfe bei der Erstellung der Arbeit. Die vorgelegte Arbeit enthält wesentliche Teile der Dissertation von Herrn S. Menkens.

KAPITEL **III.3** **Operative Hüftgelenkseinstellung**

W. CORDIER, K. KALCHSCHMIDT

■ Einleitung

Mit der flächendeckenden Einführung des Hüftsonographiescreenings 1996 in Deutschland hat sich die Zahl der Hüftgelenksluxationen verringert, so dass operative Hüftgelenkseinstellungen nicht mehr als Routineeingriffe zu werten sind, sondern diese Versorgung entsprechenden Zentren vorbehalten werden sollte.

Eine länger bestehende Hüftluxation führt zu sekundären Formveränderungen von Hüftkopf und Hüftpfanne, die letztendlich in eine irreponible Situation münden. Das Prinzip „form follows function" wird außer Kraft gesetzt und nachfolgende Sekundärveränderungen entstehen:

- Ausdehnung und Einengung der Gelenkkapsel durch das Höhertreten des Hüftkopfes
- Elongation des Lig. teres capitis
- Bildung von Binde- und Fettgewebe in der leeren Pfanne
- Verkürzung des Lig. transversum acetabuli mit Verkleinerung des Pfannendurchmessers
- Kapseleinengung durch Verlagerung des M. iliopsoas
- Auswalzen des Labrums mit Einengung des Pfanneneinganges
- Deformierung des Hüftkopfes
- Unzureichendes Wachstum der Primärpfanne.

Alle diese sekundären Hüftgelenksveränderungen führen zu einer konservativ nicht beherrschbaren Luxationssituation, so dass operative Behandlungsstrategien indiziert sind.

Erste Beschreibungen von operativen Hüftgelenkseinstellungen stammen vom Italiener Poggi um 1888. Nachfolgende Berichte sind von A. Hoffa und A. Lorenz, der 1892 über bereits mehr als 700 Fälle berichtete. Der damals angegebene Zugangsweg war der anterolaterale Zugang. K. Ludloff gab 1908 erstmals auch den medialen Zugang an, der zu einer verbesserten Pfanneneinsicht führte. Ombredanne ergänzte 1932 die femorale Verkürzungsosteotomie zur Verbesserung der Einstellung bei länger bestehenden hohen Luxationen: eine Gelenkdruckentlastung, die zu einer Reduktion der iatrogenen Hüftkopfnekrosen beigetragen hat [Lit. bei 33].

▪ Indikationen

Über Indikation, Zeitpunkt sowie Technik der offenen Reposition besteht international kein klarer Konsens. Nachfolgende Kriterien finden bei der Indikationsstellung allgemein Berücksichtigung:
- Palpatorische Gelenkbeurteilung (gescheiterter geschlossener Repositionsversuch)
- Arthrographische dynamische Gelenkdiagnostik (Sonographie)
- Alter.

Nach wie vor steht am Anfang der Gelenkbeurteilung die klinische Untersuchung und hier besonders die palpatorische Stabilitätsuntersuchung. Hinsichtlich der bildgebenden Verfahren ist neben Sonographie und konventioneller Röntgenuntersuchung bei dezentrierten Gelenken besonders die Arthrographie [34] mit ihrer dynamischen Untersuchungsmöglichkeit zu nennen (Abb. 1).

Zur Objektivierung der Reponibilität hat insbesondere Tönnis [34] eine differenzierte Indikationsstellung zur Methodenwahl und Risikoabschätzung an Hand des Arthrographiebefundes beschrieben. Nachfolgende Details können arthrographisch beurteilt werden:
- Gelenkkapselverhältnisse mit relativen Einengungen
- Labrumveränderungen (Wulstungen, Pfannenrandeinengungen)
- Lig. capitis femoris und Lig. transversum
- Repositionstiefe und Stabilität bei geschlossener Reposition
- andere Repositionshindernisse.

Hinsichtlich des optimalen Zeitpunktes zur offenen Reposition besteht Uneinigkeit. Einige Autoren sehen das Ende des 1. Lebensjahres [7, 9], andere

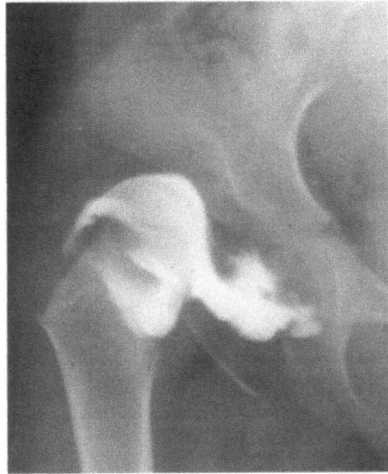

Abb. 1. Arthrographische Darstellung einer viertgradigen Hüftluxation mit kontrastmittelumspültem, eingeschlagenem Labrum acetabulare und sanduhrförmig verengtem und ausgezogenem Kapselschlauch [6]

das Alter von 2 bis hin zu 3 Jahren [10, 11, 22] als idealen Zeitpunkt an. Späteinstellung gehen gehäuft mit Bewegungseinschränkungen einher.

■ Eigene Indikationsprinzipien (Dortmunder Konzept)

Nach Diagnosestellung der Hüftluxation erfolgt bei Kindern über 1,5 Jahren primär die offene Reposition ohne weitergehende Vorbehandlung. Bei Kindern unter 1,5 Jahren führen wir die Narkoseuntersuchung häufig mit zusätzlicher dynamischer Arthrographie durch. In gleicher Narkose erfolgt die schonende geschlossener Reposition, sofern entsprechende Repositionstiefe und Stabilität in Fettweißhockgipsposition gegeben ist.

Im Falle der Irreponibilität bei Kindern unter 1,5 Jahren erfolgt die Anlage einer Pavlikbandage versus orthesenfreier Behandlung unter Einleitung einer Physiotherapie n. Vojta [24]. Nach ca. 3 Monaten schließt sich ein erneuter geschlossener Repositionsversuch an. Bei auch im weiteren irreponibler Luxationsstellung erfolgt nach radiologischem Erscheinen des Hüftkopfkernes die offene Reposition [28].

Die vielerorts angewandte Extensionsbehandlung hat bei uns praktisch keine Bedeutung mehr, zumal der wissenschaftliche und auch logische Nachweis weder im Hinblick auf eine verbesserte Reponibilität noch auf eine signifikante Verringerung des Hüftkopfnekroserisikos geführt werden konnte [23, 27, 30, 39].

■ Operative Zugangswege

Folgende Zugangswege zu offenen Hüftgelenksreposition werden beschrieben (Abb. 2):

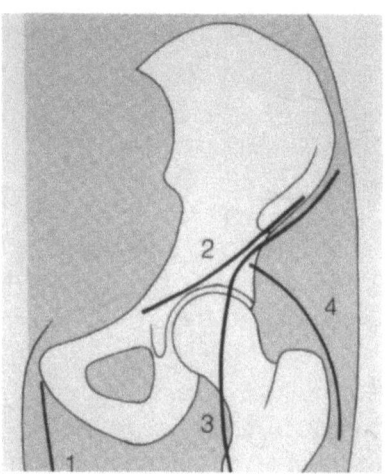

Abb. 2. Überblick über die Lage verschiedener Zugangswege zur operativen Hüftgelenkseinstellung. **1:** medialer Zugang nach Ludloff; **2:** Leistenschnitt nach Tönnis; **3:** ventraler Zugang nach Smith-Petersen; **4:** ventro-lateraler Zugang nach Watson-Jones [33]

- medialer Zugang nach Ludloff
- dorsaler Zugang
- ventrolateraler Zugang
- lateraler Zugang
- ventraler Zugang nach Smith-Petersen
- ventraler Zugang durch Leistenschnitt.

Die verschiedene Zugangswege unterscheiden sich insbesondere durch Übersichtlichkeit und potentielle Komplikationsrisiken.

Medialer Zugang nach Ludloff

Im Jahre 1908 findet dieser Zugang, erstmals von Ludloff beschrieben [20], Erwähnung und wird auch heute noch verwendet [21, 22]. Bei flektiertem und abduziertem Oberschenkel wird beginnend am Leistenband parallel zur Adduktor-longus-Sehne nach distal über ca. 6 cm der Hautschnitt geführt. Unter Beiseitehalten der Adduktoren erfolgt die Präparation zwischen M. pectineus und M. iliopsoas. Sowohl Psoas als auch die großen Gefäße verbleiben lateral. Die dem M. pectineus aufliegenden Äste der A. circumflexa müssen geschont werden. So gelangt man auf die Gelenkkapsel, die T-förmig eröffnet wird, und nachfolgend Durchführung der Reposition. Bei hoher dorsokranialer Luxationssituation ist dieser Zugang nicht unproblematisch, zumal das Hüftkopfnekoserisiko bei dem medialen Zugang als signifikant erhöht eingestuft wird [31, 33].

Dorsaler, ventrolateraler und lateraler Zugang

Der *dorsale* Hüftgelenkszugang in Seitenlage (häufig wegen seiner idealen Pfannenübersicht im Bereich der Endoprothetik favorisiert) hat in der offenen Hüftgelenkseinstellung praktisch keine Bedeutung.

Die *ventrolaterale* Gelenkdarstellung zwischen M. gluteus medius und M. tensor fascie latae (in der Endoprothetik als Watson-Jones-Zugang gebräuchlich) bietet keine optimale Übersicht über die tiefen medialen Gelenkanteile und ist nach unserer Meinung nur bedingt geeignet für eine sichere tiefe Hüftgelenksreposition.

Laterale Zugangswege sind ebenfalls nur der Vollständigkeit halber zu nennen und von historischem Wert. Die Pfannenübersicht ist schlecht und die hier notwendige Durchtrennung der Glutealmuskulatur führt zu Muskelinsuffizienzen und Wachstumsstörungen.

Ventraler Zugang und Kombinationseingriffe (Dortmunder Konzept)

Der Hautschnitt erfolgt in der Regel in der von Smith-Petersen angegebenen Verlaufsrichtung, d.h. von der Mitte des Leistenbandes nach kaudal in Längsrichtung auf die Mitte des Oberschenkels gezogen. Diese Schnittführung führt auf Grund der Hautspannungsverhältnisse jedoch langfristig zu

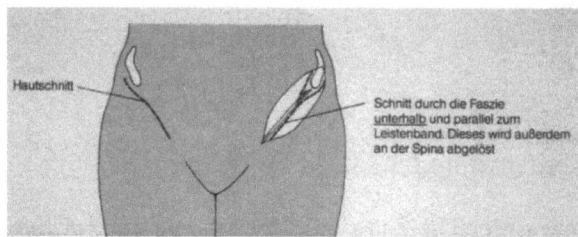

Abb. 3. Lage des Hautschnittes beim eigenen Vorgehen (rechte Körperseite der Zeichnung) und Lage des Fascienschnittes parallel zum Leistenband (linke Körperseite) [32, 33]

einer verbreiterten Narbenbildung im Oberschenkelbereich, so dass wir hier den Leistenschnitt in der Beugefalte wie von Tönnis [32, 35] angegeben präferieren (Abb. 3).

Über diesen erlangt man eine ausgezeichnete Übersicht zur Reposition bei auch kosmetisch günstigem Ergebnis. Im folgenden Darstellung und Anschlingen des N. cutaneus femoris lateralis. Ablösen der an der Spina iliaca anterior superior ansetzenden Spinamuskulatur und kurzstreckiges Ablösen der vorderen Anteile von M. gluteus medius und M. iliacus. Nachfolgend Präparation des im ausgedehnten Kapselschlauch befindlichen, luxierten Hüftkopfes unter Separation und Anschlingen der Sehne des M. rectus femoris zur späteren Reinsertion. Die der Kapsel anhaftenden Fasern des M. gluteus medius werden stumpf mit dem Rasparatorium abpräpariert. Nun erfolgt die Kapseleröffnung lateral-distal parallel des Pfannenrandes.

Der Hüftkopf wird nach Größe, Form, Oberfläche, Farbe und Knorpelbeschaffenheit beurteilt. In Außenrotationseinstellung des Beines wird nun das Lig. capitis femoris vom Kopf ansatznah abgelöst, welches elongiert und verbreitert ist und somit ein Repositionshindernis darstellt. Hieran schließt sich der inguinale Zugang an. Zwischen A. femoralis und dem dem M. iliacus anliegenden N. femoralis wird auf den medialen Gelenkanteil eingegangen. Hierüber gelangt man zu einer ausgezeichneten Einsicht über die medialen tiefen Gelenkanteile, um die Kapsulotomie weit bis in den Pfannengrund zu komplettieren. Die der medialen Gelenkkapsel anliegende und diese einengende kräftige Psoassehne wird schräg diszidiert, um hierdurch den Repositionsweg zu öffnen. In der Tiefe des Azetabulums wird nun ursprungsnah das Lig. capitis femoris komplett entfernt und die Pfannenkavität von Fremdgewebe befreit.

Hieran schließt sich die Reposition an. Beurteilt wird die Retentionssicherheit sowie insbesondere die Gelenkspannung (Hüftkopfnekoserisiko!). Bei zu hoher Gelenkspannung in Repositionsstellung, und dies ist gehäuft bei älteren Kindern (2 Jahre und älter) der Fall, führen wir zusätzlich eine subtrochantere Verkürzungsosteotomie durch. Der Verkürzungszylinder sollte im Bereich des proximalen Drittels des Femurs subtrochanter entnommen werden, da eine höher gelegene, intertrochantere Entnahme das

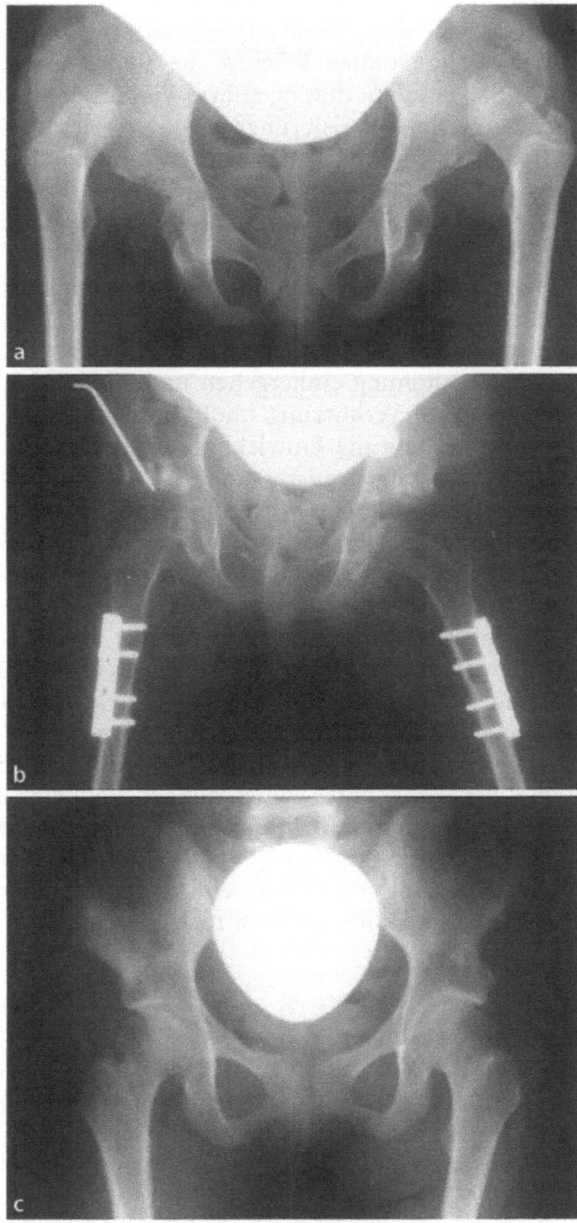

Abb. 4 a–c. Präop. Röntgen: Hüftluxation bds. im Ater von 4. Jahren (**a**), postop. Röntgen nach operativer Einstellung bds. in Kombination mit Azetabuloplastik und subtrochanterer Verkürzungsosteotomie bds. (**b**), Langzeitergebnis im Alter von 14 Jahren, klinisch und radiologisch Severin Gr. A bzw. Gr.1 bds. (**c**) [6]

Hüftkopfnekroserisiko erhöhen würde. Die Osteosynthese führen wir mit einer 4-Loch- Kleinfragmentplatte durch (Abb. 4 a–c).

Zahlreiche Studien belegen die Reduktion des Hüftkopfnekroserisikos durch die simultan durchgeführte Verkürzungsosteotomie [11]. Die zeitgleiche Derotations-Varisierungsosteotomie ist meist unnötig, weil sich ein normaler CCD-Winkel und normale Antetorsion [5] bei tiefer Hüfteinstellung und vollständiger Überdachung langfristig meist spontan einstellt und eine frühe Derotations-Varisierungsosteotomie häufig in einer ungünstigen Kopf-in-Nacken-Lage und Revalgisierung endet [34].

Bei mangelhafter Retention und ausgeprägter Dysplasiesituation erfolgt zusätzlich eine Azetabuloplastik [2, 8, 37]. Hierbei muss ebenfalls Berücksichtigung finden, dass pfannendachverbessernde Eingriffe mit einer Gelenkdruckerhöhung einhergehen und somit situationsabhängig eine zusätzliche femorale Verkürzung implizieren. Eine Labrumresektion sollte unterbleiben, da diese die Entwicklung einer Coxa magna langfristig begünstigt [15, 25]. Das Lig. transversum wird optional eingekerbt. Die Stellung des reponierten Hüftkopfes wird nun radiologisch und optisch kontrolliert und nachfolgend über eine von lateral gestielte Kapselplastik gesichert. Die Notwendigkeit einer Kapselplastik wird in der Literatur kontrovers diskutiert [19].

Das postoperative Regime beinhaltet eine in der Regel zwei mal sechswöchige Immobilisierung im Becken-Bein-Fußgips in modifizierter Langestellung (30° Hüftabduktion und 20° Flexion/Innenrotation bei 20° Kniebeugung). Im angloamerikanischen Sprachraum wird in „human position" (Fettweisposition) immobilisiert. Hieran schließt sich bei uns dann die Remobilisierung unter zunehmender Vollbelastung an. Alternativ werden auch Verfahren mit frühfunktioneller Nachbehandlung in Schienen oder Pavlikbandage angegeben [29]. Obwohl das Prinzip der frühfunktionellen Nachbehandlung vorteilhaft erscheint, impliziert es ein höheres Reluxationsrisiko und sollte deshalb nicht durchgeführt werden.

■ Komplikationen

Als *spezifische Risiken* der operativen Hüftgelenkseinstellung sind nachfolgende Komplikationen zu nennen:
- *Hüftkopfnekrose*
- *Reluxationen*
- Persistenz der *Pfannendysplasie*
- *Coxa-magna*-Entwicklung.

Neben den spezifischen Komplikationen finden sich *allgemeine Komplikationsmöglichkeiten*:
- Wundheilungsstörungen (oberflächliche bzw. tiefe Infektionen)
- Frakturen bedingt durch Inaktivitätsosteoporose.

Die Entwicklung einer *Hüftkopfnekrose* nach einer operativen Hüftgelenkseinstellung bedarf in ihrer Analyse einer differenzierten Betrachtung. Deren Beurteilung und Quantifizierung erfolgt nach den Klassifikationen von Kalamachi und McEwen [16] oder Hirohashi [14]. Berücksichtigung muss die präoperative Vorbehandlung, das Alter zum Op.-Zeitpunkt, der gewählte operative Zugangsweg sowie die Durchführung von Kombinationseingriffen finden. Das *präoperative Therapieregime* muss in der Kausalanalyse der Hüftkopfnekrose bedacht werden. Die Zunahme des Grades der Abspreizung im Rahmen der konservativen Abspreiztherapie korreliert mit der Erhöhung der Durchblutungsstörung.

Nach Tönnis [31] wurde diesbezüglich an Hand der Daten von 420 Hüftgelenken folgende Korrelation ermittelt:
- Abduktion 30°–45°: Nekroserate 2,5%
- Abduktion 46°–50°: Nekroserate 4,9%
- Abduktion 51°–60°: Nekroserate 8,7%
- Abduktion >60°:   Nekroserate 16,7%.

Die Effektivität einer *präoperativen Extensionsbehandlung* auf die Senkung des Nekroserisikos konnte bisher nicht nachgewiesen werden [23, 27, 30, 39].

Hinsichtlich des *Alters zum Op.-Zeitpunkt* finden sich in der Literatur unterschiedliche Angaben. Zur zeitlichen Differenzierung wird das Erscheinen des knöchernen Hüftkopfkernes herangezogen. Segal et al. [28] berichten über ein Absinken des Nekroserisikos, wenn der Op.-Zeitpunkt vor Erscheinen des Hüftkopfkernes liegt, wohingegen Dhar et al. [7] hier einen genau gegensätzlichen Zusammenhang aufzeigen. Wir verfolgen die Strategie, den Zeitpunkt der operativen Einstellung nach dem Erscheinen des knöchernen Kernes zu legen, zumal zuvor häufig noch ein geschlossenes Repositionsverfahren Anwendung findet.

Einen weiteren Beeinflussungsfaktor der Nekroseentwicklung stellt der gewählte *operative Zugang* dar. Nach der Sammelstatistik des Arbeitskreises für Hüftdysplasie [34] hat der anterolaterale Zugang eine Nekroserate von 8,2%, der inguinale von 9,6% und der mediale Zugang nach Ludloff eine Nekroserate von 16,7%. Nach Koizumi et al. [17] ist der mediale Zugang nach Ludloff sogar mit einer Nekroserate von 42,9% behaftet und sollte seiner Meinung nach keine Verwendung mehr finden.

Ebenfalls hat die Durchführung von *Kombinationseingriffen* im Zusammenhang mit der operativen Gelenkzentrierung Einfluss auf das Nekroserisiko. Hier berichtet Tönnis [31] in der Analyse von 730 operativ eingestellten Gelenken ohne Vorbehandlung über eine Hüftkopfnekroserate von:
- 8,4% bei alleiniger operativer Einstellung
- 10,3% bei operativer Einstellung mit Azetabuloplastik
- 22,2% bei operativer Einstellung mit Azetabuloplastik und intertrochanterer Umstellung.

Eine postoperative *Reluxation*, die in der Regel aus einer nicht sicheren primären Gelenkreposition resultiert, macht eine operative Re-Einstellung erforderlich, wodurch das Risiko der Hüftkopfnekrose ansteigt [4, 18]. In der Literatur werden Reluxationsraten zwischen 0% [13] und 27% [26] angegeben.

Eine langfristige *Persistenz der Pfannendachdysplasie* macht Folgeeingriffe erforderlich. Hier ist initial in Abhängigkeit von Dysplasieausmaß, Gelenkstabilität und Alter zum Op.-Zeitpunkt das zu erwartende spontane Nachreifungspotential abzuschätzen [1]. Eine tiefe und stabile Gelenkzentrierung [3] sind hier unabdingbare Vorraussetzung für die Nutzung der spontanen Pfannendachnachreifung. Radiologische Verlaufskontrollen dienen der Überwachung und gegebenenfalls der Indikationsstellung für einen sekundären Pfannendacheingriff. Hier sollte möglichst bis zum 6. Lebensjahr, noch vor der Einschulung, die Entscheidung für oder gegen eine Pfannendachkorrektur fallen, da zu diesem Zeitpunkt noch durch isolierte Iliumosteotomien [8, 37] eine Korrektur der schweren Restdysplasie erfolgen kann, wohingegen später komplexere Dreifachosteotomien [36] erforderlich werden.

Auch die Entwicklung einer *Coxa magna* kann langfristig zu einer „relativen Dysplasie" im Sinne eines Größenmissverhältnisses zwischen Kopf und Pfanne führen. Als Coxa magna wird in der Literatur eine signifikante Größendifferenz im Seitenvergleich von mehr als 20% Kopfdurchmesser bezeichnet [15, 25]. Pathophysiologisch werden für die Coxa-magna-Entwicklung initiale Limbusresektionen sowie eine postoperative Synovialitis verantwortlich gemacht.

■ Eigene Langzeitergebnisse im Literaturvergleich

Zur langfristigen Qualitätskontrolle und -sicherung stellen valide Lanzeitnachuntersuchungen möglichst großer Patientenkollektive die Basis zur Beurteilung der Ergebnisqualität dar.

Auf dieser Grundlage haben wir unsere eigenen Patienten aus den Jahren 1975 bis 1983 durchschnittlich 15 Jahre und 3 Monate postoperativ nachuntersucht [6]. Insgesamt 117 operativ eingestellte Hüftgelenke bei 86 Patienten konnten nach Skelettreife nachuntersucht werden (Tab. 1).

Eine Fragebogenanalyse, die die Kriterien Schmerz, Bewegungseinschränkung und Hinken beinhaltete, erbrachte bei 105 Patienten gute und sehr gute subjektive Selbsteinschätzungen (Abb. 5).

Tabelle 1. Studienprofil der eigenen Langzeitnachuntersuchung [6]

Anzahl Patienten:	86 (davon Hüftluxation bds. bei 31 Patienten, 17 männl., 70 weibl.)
Anzahl nachuntersuchter Hüften:	117
Alter zum Op.-Zeitpunkt:	1,3 Jahre (3 Monate–4 Jahre)
Nachuntersuchungszeitraum:	15,3 Jahre (10–21 Jahre)

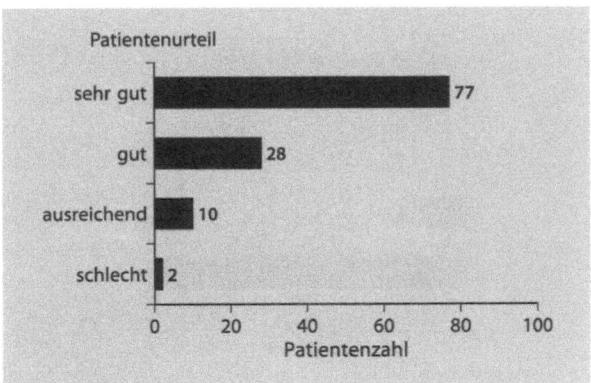

Abb. 5. Fragebogenauswertung der subjektiven Selbsteinschätzung im Rahmen der eigenen Langzeit-nachuntersuchung [6]

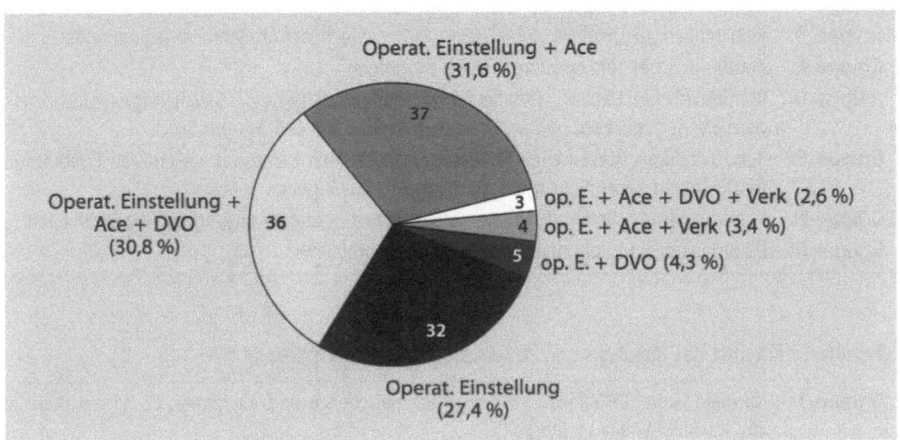

Abb. 6. Kombinationseingriffe, gewähltes operatives Vorgehen [6]

Bei einem Drittel der Patienten wurde eine alleinige operative Einstellung durchgeführt, bei einem weiteren Drittel zusätzlich eine Azetabuloplastik und bei dem restlichen Drittel eine Femurosteotomie (Abb. 6).

Es handelte sich nahezu ausschließlich um hohe dritt- und viertgradige Luxationsgrade (Abb. 7) nach Tönnis [33].

Die klinische sowie radiologische Auswertung zum Nachuntersuchungs-zeitpunkt erfolgte entsprechend den Kriterien nach Severin (Tab. 2 und 3).

Dem Severin-Score folgend konnte sowohl klinisch wie auch radio-logisch in über 95% der Fälle ein gutes bis sehr gutes Ergebnis erreicht werden.

Die Rate der Komplikationen wie Hüftkopfnekrosen, Reluxationen und oberflächliche Wundheilungsstörungen war im Literaturvergleich [7, 12, 13,

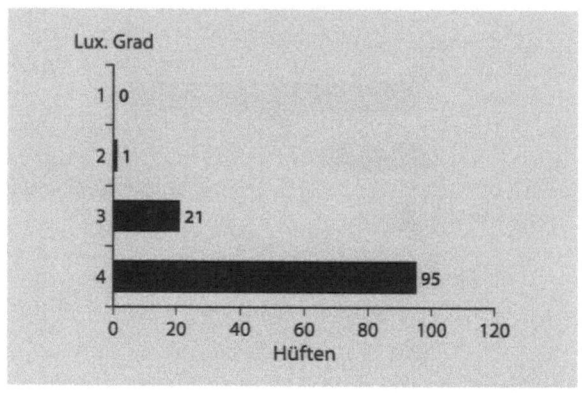

Abb. 7. Aufteilung der Luxationsgrade im eigenen Nachuntersuchungskollektiv [6]

Tabelle 2. Kriterien des klinischen Bewertungsschemas nach Severin

Gruppe A:	Komplett symptomfrei, kein Hinken, kein Schmerz, keine Ausdauerbegrenzung
Gruppe B:	Kein Hinken, der Patient „fühlt" seine Hüfte jedoch bei größeren Anstrengungen
Gruppe C:	Kontinuierliches Hinken ohne weitere Störungen
Gruppe D:	Kontinuierliches Hinken, schnellere Ermüdbarkeit als gesunde Gleichaltrige, jedoch normale Beweglichkeit, Wegstreckenbegrenzung auf 4–5 km am Stück
Gruppe E:	Kein auffälliges Hinken nach Ruhepausen, aber nach Belastung, welches zu Ermüdung führt. Patient kann nicht mehr als 1 km am Stück gehen
Gruppe F:	Kontinuierliches Hinken, leicht ermüdbar. Wegstreckenbegrenzung auf maximal 1 km
Gruppe D:	Dauerhinken und kontinuierliche Hüftgelenksprobleme

Tabelle 3. Kriterien des radiologischen Bewertungsschemas nach Severin

Gruppe 1:	Normale Hüfte. CE-Winkel >15° im Alter zwischen 6 und 13 Jahren. CE-Winkel mehr als 25° im Alter von >14 Jahren
Gruppe 2:	Diskrete Veränderungen des Hüftkopfes, Schenkelhalses oder Azetabulums, jedoch ansonsten regelrechte Gelenkdarstellung
Gruppe 3:	Hüftdysplasie ohne Subluxation. CE-Winkel <15° im Alter von 6–13 Jahren. CE-Winkel <20° für Altersgruppen >14 Jahren
Gruppe 4:	Subluxation. a) leichte S. mit CE-Winkeln gerade im positiven Bereich. b) schwere S. mit negativen CE-Winkeln
Gruppe 5:	Kopfartikulation in einer Sekundärpfanne
Gruppe 6:	Reluxation

21, 23, 26, 29, 38] als niedrig einzuordnen (Tab. 4). Restdysplasien (CE-Winkel <20°) fanden sich lediglich in 7,7% der Fälle.

Aus unserer Langzeitnachuntersuchung, insbesondere dem Vergleich von Teilkollektiven, lassen sich nachfolgende Aussagen von praktischer Relevanz treffen:

Tabelle 4. Komplikationen bei 117 operativen Hüftgelenkseinstellungen (eigene Nachuntersuchung) [10]

Mittelgradige und schwere Hüftkopfnekrosen:	9 (7,7%)
Reluxationen:	13 (11,1%)
Oberflächliche Wundheilungsstörungen:	3 (2,6%)

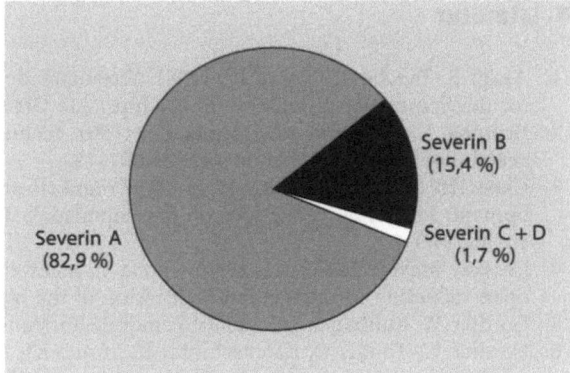

Abb. 8. Klinische Ergebnisse nach Severin im Rahmen der eigenen Langzeitnachuntersuchung [6]

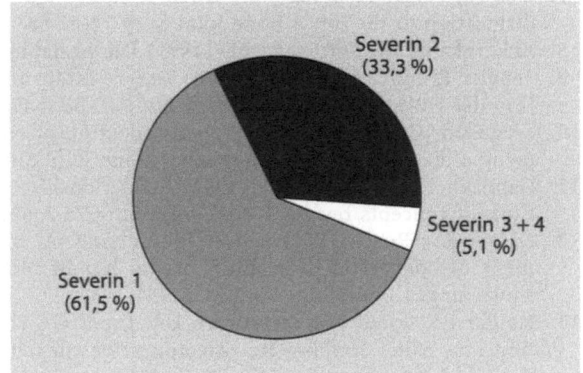

Abb. 9. Radiologische Ergebnisse im Rahmen der eigenen Langzeitnachuntersuchung [6]

1. Die Nachreifung des dysplastischen Pfannendaches nach operativer Hüftgelenkseinstellung variiert als Funktion des Alters zum Op.-Zeitpunkt, d.h. bei sicherer operativer Gelenkzentrierung bei Patienten unter 1,5 Jahren reift das Pfannendach meist spontan nach, so dass auf einen primären Pfannendacheingriff in der Regel verzichtet werden kann.
2. Das Hüftkopfnekroserisikos wird vermindert durch:
   ▪ die Vermeidung einer aggressiven Vorbehandlung (cave Abduktion >50°)
   ▪ Vermeidung von Kombinationseingriffen, insbesondere intertrochanteren Osteotomien

- frühzeitige Durchführung einer subtrochanteren Verkürzungsosteotomien bei intraartikulärer Druckerhöhung
- Wahl des inguinalen Zugangs nach Tönnis mit vergleichsweise geringem Nekroserisiko bei optimaler Gelenkübersicht, inbesondere auch der medialen tiefen Gelenkanteile.

▪ Literatur

1. Akagi S, Tanabe T, Ogawa R (1998) Acetabular development after open reduction for developmental dislocation of the hip. Acta Orthop Scand 69:17–20
2. Brüning K, Heinecke A, Tönnis D (1990) Technique and long term results of acetabuloplasty. Acta Orthop Belg 56:287–292
3. Chen IH, Kuo KN, Lubicky JP (1994) Prognosticating factors in acetabular development following reduction of developmental dysplasia of the hip. J Pediatr Orthop14:3–8
4. Cluskey McWP, Basset GS, Mora-Garcia G, McEwen GD (1989) Treatment of failed open reduction for congenital dislocation of the hip. J Pediatr Orthop 9:633–639
5. Cordier W, Katthagen BD (2000) Femorale Torsionsfehler. Orthopäde 29:795–801
6. Cordier W, Tönnis D, Kalchschmidt K, Storch KJ, Katthagen BD (2002) Long term results after open reduction of developmental hip dislocation by the anterior approach of Tönnis. J Bone Joint Surg (in press)
7. Dhar S, Taylor JF, Jones WA, Owen R (1990) Early open reduction for congenital dislocation of the hip. J Bone Joint Surg 72-B:188–192
8. Ekkernkamp M, Katthagen BD (1997) Die Acetabuloplastik. Orthopäde 26:75–80
9. Fengler F, Tomaschewski R (1976) Unsere Erfahrungen mit der operativen Reposition der Hüftgelenksluxation nach Ludloff. Beitr Orthop Traumatol 23:208–215
10. Ferguson AB (1973) Primary open reduction of congenital dislocation of the hip using a medial adductor approach. J Bone Joint Surg 55-A:671–689
11. Gabuzda GM, Renshaw TS (1992) Reduction of congenital dislocation of the hip. Current concepts review. J Bone Joint Surg 74-A:624–631
12. Galpin RD, Roach JW, Wenger DR, Herring JA, Birch JG (1989) One stage treatment of congenital dislocation of the hip in older children, including femoral shortening. J Bone Joint Surg 71-A:734–741
13. Haidar RK, Jones RS, Vergroesen DA, Evans GA (1996) Simultaneous open reduction and Salter innominate osteotomy for congenital developmental dysplasia of the hip. J Bone Joint Surg 78-B:471–476
14. Hirohashi K, Kambara T, Narushima M, Lee Y, Shimazu A (1987) A radiographic study of ischemic necrosis following the treatment of CDH. J Jpn Orthop Assoc 56:927–928 Quoted. In: Tönnis D (Ed), Congenital dysplasia and dislocation of the hip in children and adults. Springer, New York, p 279
15. Imatani J, Miyake Y, Nakatsuka Y, Akazawa H, Mitani S (1995) Coxa magna after open reduction for development dislocation of the hip. J Pediatr Orthop Part A 15:337–341
16. Kalamachi A, McEwen GD (1980) Avascular necrosis following treatment of congenital dislocation of the hip. J Bone Joint Surg 62-A:6
17. Koizumi W, Moriya H, Tsuchiya K, Takeuchi T, Kamegaya M, Akita T (1996) Ludloffs medial approach for open reduction of congenital dislocation of the hip. A 20-year follow-up. J Bone Joint Surg 78-B:924–929
18. Kershaw CG, Ware HE, Pattinson R, Fixen JA (1993) Revision of failed open reduction of congenital dislocation of the hip. J Bone Joint Surg 74-B:5

19. Lejman T, Strong M, Michno P (1995) Capsulorraphy versus capsulectomy in open reduction of the hip for developmental dysplasia. J Pediatr Orthop 15:98–100
20. Ludloff K (1908) Zur blutigen Einrenkung der angeborenen Hüftluxation. Z Orthop Chir 22:272–276
21. Mankey MG, Amtz GT, Staheli LT (1993) Open reduction through a medial approach for congenital dislocation of the hip. J Bone Joint Surg 75-A:1334–1345
22. Mau H, Ode A, Gekeler J (1987) Nachuntersuchungsergebnisse der offenen Hüftreposition nach Ludloff und der geschlossenen Reposition bei angeborener Hüftluxation. Z Orthop 125:401–404
23. Morcuende JA, Meyer MD, Dolan LA, Weinstein SL (1997) Long-term outcome after open reduction through an anteromedial approach for congenital dislocation of the hip. J Bone Joint Surg 79-A:810–817
24. Niethard FU (1987) Die Vorbehandlung der kongenitalen Hüftgelenksluxation mit krankengymnastischer Therapie auf neurophysiologischer Basis. Z Orthop125:28–34
25. O'Brien T, Salter RB (1985) Femoral head size in congenital dislocation of the hip. J Pediatr Orthop 5:299–301
26. Powell EN, Gerratana FJ, Gage JR (1986) Open reduction for congenital hip dislocation. The risk of avascular necrosis with three different approaches. J Pediatr Orthop 6:127–132
27. Quinn RH, Renshaw TS, De Luca PA (1994) Preliminary traction in the treatment of developmental dislocation of the hip. J Pediatr Orthop 14:636–742
28. Segal LS, Boal DK, Borthwick L, Clark MW, Localio AR, Schwentker EP (1999) Avascular necrosis after treatment of DDH: The protective influence of the ossific nucleus. J Pediatr Orthop 19:177–184
29. Szepesi K, Biro B, Fazekas K, Szucs G (1995) Preliminary results of early open reduction by an anterior approach for congenital dislocation of the hip. J Pediatr Orthop Part B 4:171–178
30. Thomas IH, Dunin AJ, Cole WG, Menelaus MB (1989) Avascular necrosis after open reduction for congenital dislocation of the hip: analysis of causative factors and natural history. J Pediatr Orthop 5:525–531
31. Tönnis D (1978) Hüftluxation und Hüftkopfnekrose. Sammelstatistik des Arbeitskreises für Hüftdysplasie der DGOT. Bücherei des Orthopäden, Bd 21, Enke, Stuttgart
32. Tönnis D (1982) Der Leistenschnitt als Zugang zur operativen Hüftreposition. Z Orthop 116:130–132
33. Tönnis D (1984) Die angeborene Hüftdysplasie und Hüftluxation im Kindes- und Erwachsenenalter. Unter Mitarbeit von H Legal. Springer, Heidelberg
34. Tönnis D, Itoh K, Heinecke A, Behrens K (1984) Die Einstellung der angeborenen Hüftluxation unter Arthrographiekontrolle: Eine individuelle, risikoverringernde und zeitsparende Methode. Z Orthop 122:50–61
35. Tönnis D (1990) Surgical treatment of congenital dislocation of the hip. Clin Orthop 258:33–40
36. Tönnis D, Arning A, Bloch M, Heinecke A, Kalchschmidt K (1994) Triple pelvic osteotomy. J Pediatr Orthop Part B 3:54–67
37. Tönnis D, Brüning K, Heinecke A (1994) Lateral acetabuloplasty. J Pediatr Orthop Part B 3:340–345
38. Tumer Y, Ward WT, Grudziak J (1997) Medial open reduction for developmental dislocation of the hip. J Pediatr Orthop Part A 17:176–180
39. Weinstein SL (1997) Traction in developmental dislocation of the hip – Is its use justified? Clin Orthop 338:79–85

Langzeitergebnisse
der Azetabuloplastik
nach Dega und Schlussfolgerungen
für die aktuelle operative Technik

H. REICHEL, A. BIRKE, TH. DECKER

■ Einleitung

Trotz der Fortschritte der sonographischen Frühdiagnostik und konservativen Frühbehandlung der Hüftdysplasie sind bei verspätet diagnostizierten Fällen oder Restdysplasien nach konservativer Behandlung auch heute noch operative Maßnahmen zur Rekonstruktion des kindlichen Hüftgelenkes erforderlich. Von entscheidender prognostischer Bedeutung ist dabei die Korrektur der dysplastischen Pfannenanlage. Die operativen Verfahren zur Behandlung der Pfannendysplasie im Kindesalter lassen sich nach Tönnis [19] in vier Gruppen einteilen:
- *extraartikuläre Spanplastiken*
- *Beckenosteotomie zur Deckung des Hüftkopfes mit knöchernen Beckenanteilen nach Chiari*
- *Beckenosteotomien zur Normalisierung des Pfannenneigungswinkels*
- *Azetabuloplastiken.*

Extraartikuläre Spanplastiken und die Beckenosteotomie nach Chiari haben heute bei der Behandlung der kindlichen Hüftdysplasie nahezu keine Bedeutung mehr. Beckenosteotomien zur Korrektur der Pfannenneigung wie die Salter-Osteotomie normalisieren die Stellung der Pfanneneingangsebene, ohne dabei die Form des Azetabulums durch den Eingriff zu verändern. Die Azetabuloplastiken hingegen versuchen, die pathologische Form der dysplastischen Gelenkpfanne durch das Herabbiegen des Pfannendaches zu normalisieren.

Zielstellung einer jeden Azetabuloplastik ist es, eine gute knorpelige Überdachung des Femurkopfes durch Normalisierung des Pfannendachwinkels zu erreichen. Bei der Azetabuloplastik nach Dega handelt es sich ebenso wie bei der perikapsulären Iliumosteotomie nach Pemberton um eine so genannte *modellierende Azetabuloplastik*, d.h. es werden die Krümmungsradien des Azetabulums verändert. Die typische Indikation für die Azetabuloplastik ist eine ausgeweitete flache Gelenkpfanne, deren Krümmungsradius größer ist als der des Hüftkopfes. Diese Inkongruenz der Gelenkpartner führt zu einem instabilen Gelenkschluss: bei Abduktion stellt sich der Hüftkopf zentral-kaudal in die Pfanne ein, bei Adduktion hingegen kommt es zur Wanderung nach latero-kranial. Bei der modellierenden Azetabuloplastik wird die knorpelige Gelenkfläche des zu steilen Pfannendaches nach der Osteotomie herabgebogen und dem zentrierten Hüftkopf angelegt. Voraussetzung hierfür ist, dass das Pfannendach nahezu vollständig und gelenknah durchmeißelt wird.

Dega [3–5] begann seine „supraazetabuläre transiliakale Osteotomie" etwa 1 cm oberhalb des Randes der Primärpfanne und durchmeißelte das Darmbein von lateral nach medial halbkreisförmig im Bereich des oberen halben Pfannenumfanges. Die Osteotomie verläuft in lateromedialer Richtung parallel zum Pfannendach bis nahe zum Y-Knorpel, durchtrennt gleichzeitig die laterale und die mediale Darmbeinkortikalis, ohne dorsal jedoch die innere Kortikalisecke an der Incisura ischiadica zu durchmeißeln. Um diesen Knickpunkt wird das Pfannendach vorwiegend nach lateral gebogen und dem Hüftkopf anmodelliert. Streng genommen handelt es sich daher bei dem Verfahren um eine „inkomplette transiliakale Osteotomie" [8]. Als ein Problem der Originaltechnik nach Dega muss die gebogene Osteotomielinie angesehen werden. Diese macht das Verfahren insbesondere bei jüngeren Kindern technisch schwierig und weniger gut reproduzierbar.

An der Universitätsklinik für Orthopädie der Martin-Luther-Universität Halle-Wittenberg wird die Azetabuloplastik nach Dega seit 1973 als Standardverfahren eingesetzt [7]. Bei inzwischen über 200 Fällen kam eine modifizierte Form der Dega-Azetabuloplastik zur Anwendung, bei der das Darmbein gerade von ventral nach dorsal durchmeißelt wird. Der theoretische Drehpunkt ist ebenfalls die mediodorsale Kortikalisecke direkt oberhalb der Y-Fuge, das Pfannendach wird überwiegend nach lateral, aber auch nach ventral herabgebogen (Abb. 1). Diese Modifikation ist technisch einfacher, die hiermit erzielten guten Langzeitergebnisse [15] sind Anlass für die detaillierte Darstellung der Methode.

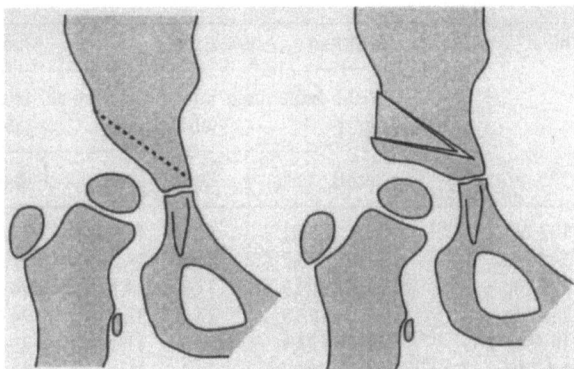

Abb. 1. Modifikation der Azetabuloplastik nach Dega. Das Pfannendach wird gerade von ventral nach dorsal durchmeißelt, Drehpunkt ist die mediodorsale Darmbeinkortikalis direkt oberhalb der Y-Fuge (links). Das Pfannendach wird überwiegend nach lateral, aber auch nach ventral herabgebogen (rechts). Der Winkel des Knochenkeiles sollte etwas größer als der Winkel des Osteotomiespaltes gewählt werden, um ein sicheres Verklemmen zu gewährleisten

■ Indikationen, Kombination mit proximalen Femurosteotomien

Die *klassische Indikation* für eine Azetabuloplastik ist das Nachreifungs-defizit des Pfannendaches, das nach geschlossen oder offen reponierter Hüftluxation, seltener auch nach konservativer Behandlung einer Hüftdys-plasie auftreten kann. Die Indikation für den Pfannendacheingriff besteht, wenn der Pfannendachwinkel außerhalb der doppelten Standardabweichung nach Tönnis und Brunken [21] liegt, keine ausreichende spontane Nachrei-fungstendenz im Verlauf erkennbar ist und das Alter des Kindes zwischen 18 Monaten und 8 Jahren beträgt (Tabelle 1). Der Pfannendachwinkel (AC-Winkel nach Hilgenreiner) erfasst mit der Neigung des Pfannendaches den biomechanisch wichtigsten Einzelparameter der Hüftdysplasie im Kleinkin-desalter, projektionsbedingte Veränderungen lassen sich durch korrekte Röntgentechnik ausschalten [11]. Für die Beurteilung der Nachreifungs-potenz haben sich die Perzentilgraphiken des AC-Winkels nach Neidel und Tönnis [11] besonders bewährt. Ist hier im Vergleich mit dem Kurvenver-lauf eine negative Entwicklung des Pfannendachwinkels erkennbar, sollte auch in Grenzfällen eher die Indikation zum Pfannendacheingriff gestellt werden (Abb. 2). Für Pemberton [13] liegt die untere Altersgrenze für seine Azetabuloplastik bei 12 Monaten, die obere bei 10–14 Jahren. Da bei älte-ren Kindern das Pfannendach nicht mehr ausreichend formbar ist [1], führen wir wegen der ansonsten drohenden „persistierenden Inkongruenz" die Azetabuloplastik bis maximal zum 8. Lebensjahr durch. Ist bei Kindern, die sich der oberen Altersgrenze nähern, keine Nachreifungstendenz er-

Tabelle 1. Pfannendachwinkel (AC-Winkel nach Hilgenreiner), die als Grenzwerte zwischen Normalbe-fund und leichter Hüftdysplasie (s) sowie starker Hüftdysplasie (2s) angesehen werden (nach Tönnis und Brunken [21])

Alter	Mädchen				Jungen			
	Leicht dysplastisch (ab s)		Schwer dysplastisch (ab 2s)		Leicht dysplastisch (ab s)		Schwer dysplastisch (ab 2s)	
	Rechts	Links	Rechts	Links	Rechts	Links	Rechts	Links
1–2 Mo.	35,8	36,1	41,6	43,6	27,7	31,2	31,8	35,2
3–4 Mo.	31,4	33,2	36,3	38,7	27,9	29,1	32,4	33,7
5–6 Mo.	27,3	29,3	31,8	34,1	24,2	26,8	29,0	31,6
7–9 Mo.	25,3	26,9	29,4	32,1	24,6	25,4	28,9	29,5
10 Mo.–1 J.	24,7	27,1	28,6	31,4	23,2	25,2	27,0	29,1
1 J. 1 Mo.–1 J. 3 Mo.	24,6	26,9	29,0	31,7	23,1	24,0	27,5	27,7
1 J. 4 Mo.–1 J. 6 Mo.	25,0	26,1	29,3	30,4	23,8	25,8	28,1	30,0
1 J. 7 Mo.–2 J.	24,1	26,4	28,4	30,8	20,6	23,2	24,4	27,3
2 J. 1 Mo.–3 J.	21,8	23,3	25,6	27,1	21,0	22,7	25,3	26,9
3 J. 1 Mo.–5 J.	17,9	21,2	21,3	25,8	19,2	19,8	23,5	23,8
5 J. 1 Mo.–7 J.	19,3	19,8	23,4	23,8	16,8	19,3	20,9	23,2

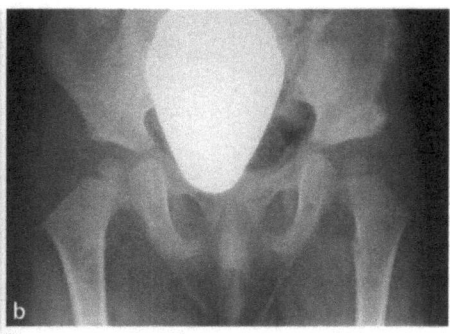

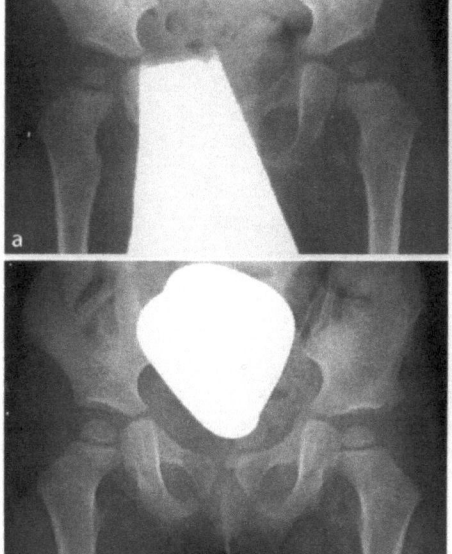

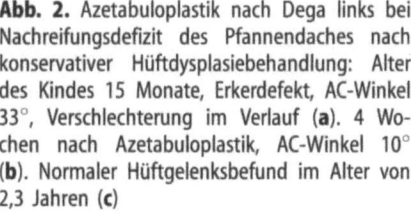

Abb. 2. Azetabuloplastik nach Dega links bei Nachreifungsdefizit des Pfannendaches nach konservativer Hüftdysplasiebehandlung: Alter des Kindes 15 Monate, Erkerdefekt, AC-Winkel 33°, Verschlechterung im Verlauf (**a**). 4 Wochen nach Azetabuloplastik, AC-Winkel 10° (**b**). Normaler Hüftgelenksbefund im Alter von 2,3 Jahren (**c**)

kennbar, kann nach Tönnis und Barteck [20] auch zwischen der einfachen und doppelten Standardabweichung eine Azetabuloplastik durchgeführt werden. Bei schweren Dysplasien bieten ab dem 10. Lebensjahr reorientierende Pfannenschwenkosteotomien, die wie die Dreifachbeckenosteotomie nach Tönnis die Y-Fuge nicht tangieren, bessere Korrekturmöglichkeiten.

Alternative Indikationen bestehen in der simultanen Korrektur des Pfannendaches bei der offenen Reposition hochstehender Hüftluxationen, wenn die alleinige Reposition des Gelenkes wenig erfolgversprechend ist. Luxierte Hüften bei Kindern, die älter als ein Jahr sind, weisen in der Regel hochgradige Pfannendysplasien auf. Offene Repositionen, auch mit Femurosteotomien, führen nicht mehr zur Normalisierung der Pfannensituation, ein späterer pfannenrekonstruierender Eingriff ist nicht zu umgehen [2]. Wir korrigieren bei luxierten Hüftgelenken ein steiles Pfannendach simultan mit der offenen Einstellung, wenn das Kind beim Eingriff mindestens 12 Monate, in jedem Fall, wenn es 18 Monate alt ist (Abb. 3). Die frühere generelle Kombination dieses Eingriffes mit einer intertrochanteren Derotations-Varisierungs-Osteotomie (DVO) führen wir nicht mehr durch. Das durch die Komplexität des Eingriffs erhöhte Risiko einer Hüftkopfnekrose [19] und die häufig erhebliche Revalgisierung des Schenkelhalses [15] waren für uns Anlass, notwendige Femurverkürzungen und gegebenenfalls Derotationen subtrochanter vorzunehmen. Die subtrochantere Osteotomie ist technisch einfacher durchzuführen, wegen des postoperativen Gipsverbandes ist eine kurze laterale Platte ausreichend.

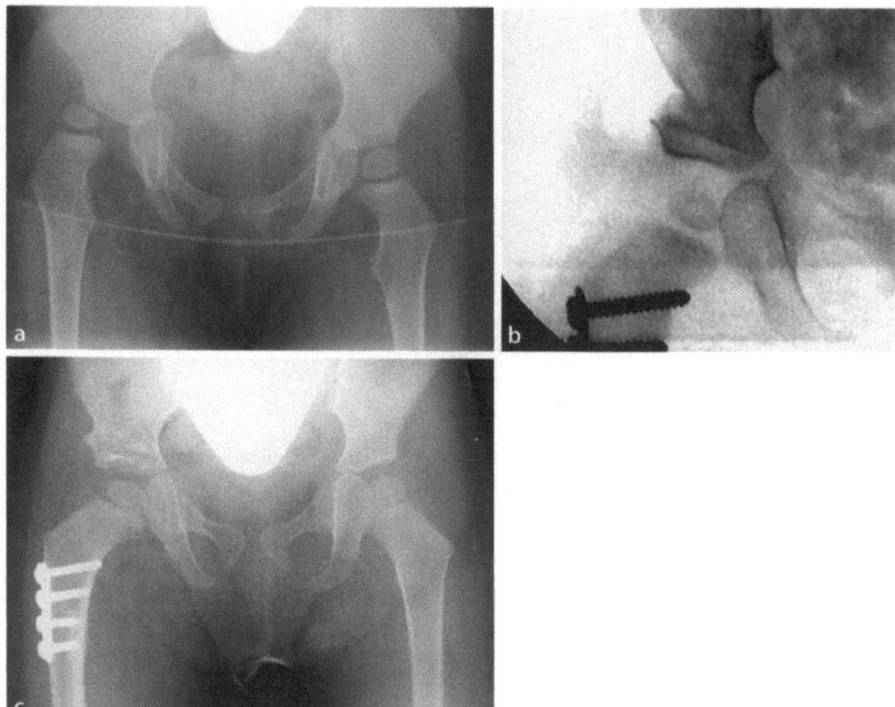

Abb. 3. Azetabuloplastik nach Dega in Kombination mit offener Reposition und subtrochanterer Verkürzungsosteotomie: Reluxation des rechten Hüftgelenkes nach geschlossener Reposition, Alter 16 Monate, Erkerdefekt trotz Beckenkippung erkennbar (**a**). Intraoperative BV-Aufnahme nach Reposition, Femurverkürzung um 7 mm und Herabbiegen des Pfannendaches (**b**). Zentrierte Stellung des Hüftkopfes bei guter Überdachung 9 Monate postoperativ (**c**)

■ Operationstechnik

Exposition: In Rückenlage erfolgt der Hautschnitt ca. 1 cm lateral vom ventralen Drittels des Beckenkammes und parallel zu diesem bis zur Spina iliaca anterior superior und verläuft von hier ca. 3–4 cm weiter in der Leistenbeuge nach distal (Abb. 4). Die Azetabuloplastik kann von diesem Zugang mit und ohne gleichzeitige offene Reposition durchgeführt werden. Ist eine zusätzliche Femurosteotomie notwendig, so wird hierfür ein kurzer längsverlaufender Hautschnitt an der Femuraußenseite gelegt. Den früher verwendeten Watson-Jones-Zugang in Seitenlage, von dem aus gleichzeitig die DVO durchgeführt wurde [7, 14], haben wir seit mehreren Jahren verlassen. An der Crista iliaca wird lediglich der ventrale Anteil des M. gluteus medius abgelöst, ohne den knorpelig präformierten Beckenkamm zu tangieren. Die Muskulatur wird subperiostal nach dorsal bis zur Incisura ischiadica abgeschoben. Das Desinserieren muss oberhalb des seitlichen Rektussehnenursprungs und der Hüftgelenkkapsel enden, um die hier liegenden

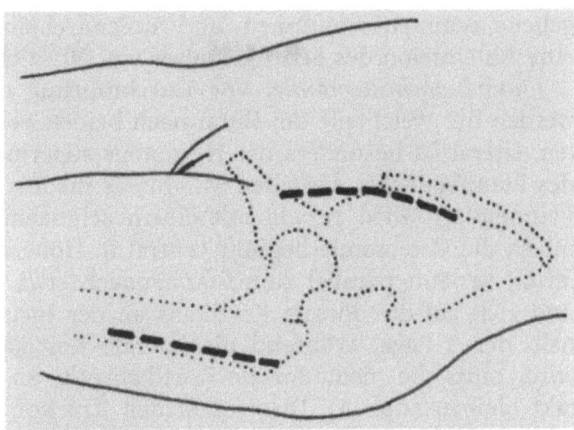

Abb. 4. Der Hautschnitt zur Azetabuloplastik verläuft ca. 1 cm lateral vom ventralen Drittels des Beckenkammes bis zur Spina iliaca anterior superior und von hier ca. 3–4 cm weiter in der Leistenbeuge nach distal. Für eine zusätzliche Femurosteotomie wird ein kurzer längsverlaufender Hautschnitt an der Femuraußenseite benötigt (gestrichelte Linien)

Wachstumszentren der Pfanne nicht zu beschädigen. In gleicher Weise erfolgt die sparsame Ablösung der Weichteile von der Vorderkante und der Innenfläche des Iliums bis zur Incisura ischiadica. Der Ursprung des Caput rectum des M. rectus femoris an der Spina iliaca anterior inferior wird abgetrennt. Ist eine weitere Weichteilentspannung notwendig, kann das Caput reflexum des M. rectus femoris von der Hüftgelenkskapsel abgelöst und der M. iliopsoas in seinem sehnigen Anteil mehrfach quer eingekerbt werden.

Offene Einstellung und Femurosteotomie: Bei notwendiger offener Reposition erfolgt die T-förmige Kapseleröffnung über dem ventralen Schenkelhals. Nach Entfernung des hypertrophierten Lig. capitis femoris sowie des nach kranial hochgeschlagenen Lig. transversum acetabuli wird der Kopf in Abduktion und Innenrotation in die Tiefe der Pfanne eingestellt (zu weiteren Details siehe Beitrag von Cordier/Kalchschmidt). Bei notwendiger Femurosteotomie erfolgt eine längsverlaufende Hautinzision an der Oberschenkelaußenseite, die vom tastbaren Tuberculum innominatum nach distal geführt wird. Nach subperiostaler Darstellung des Femurschaftes und Einbringen zweier Kirschner-Drähte zur Rotationsmarkierung wird eine entsprechend vorgebogene 4-Loch-Drittelrohrplatte wird mit zwei bikortikalen Schrauben am proximalen Fragment fixiert. Das Ausmaß der notwendigen Femurverkürzung kann entweder im Bildverstärker oder an der Überlappungsstrecke der Femurfragmente nach Osteotomie bei tief eingestelltem Hüftkopf bestimmt werden (je nach Dislokationsgrad und Alter zwischen 0,7 und etwa 2 cm). Nach Resektion des zylindrischen Femursegmentes wird die Platte mittels einer Haltezange provisorisch am distalen Fragment fixiert und die Rotationsprüfung durchgeführt. Das distale Fragment wird in Streckung und in 90° Hüftbeugung soweit rotiert, bis eine weitgehend symmetrische Innen- und Außendrehfähigkeit vorliegt. Hierbei darf eine Antetorsion des Schenkelhalses von 20° nicht unterschritten werden.

Pfannendachosteotomie: Vor Durchführung der Pfannendachosteotomie werden die Weichteile am Ilium nach beiden Seiten schonend zurückgehalten, lateral ist besonders der N. gluteus superior zu beachten, der in Höhe des Pfannendaches zwischen M. gluteus medius und minimus verläuft. Das Pfannendach wird gerade mit einem schmalen Lambotte-Meißel osteotomiert, die Osteotomie beginnt ventral in Höhe der Spina iliaca anterior inferior, verläuft parallel zum Pfannendach etwa 6 mm oberhalb der Pfanne und zielt auf die dorsale Kortikalis an der Incisura ischiadica direkt oberhalb der Y-Fuge. Während die laterale Kortikalis vollständig durchtrennt wird, muss die mediodorsale Kortikalisecke an der Incisura ischiadica intakt bleiben (Abb. 5). Diese stellt den Knickpunkt für das Schwenken des Pfannendaches dar. Nach erfolgter Osteotomie wird die Pfannendachlamelle mit dem Meißel nach lateral und ventral herabgebogen. Die Richtung der Osteotomie wie das Herunterbiegen des Pfannedaches sollten mit dem Bildverstärker überprüft werden.

Spaninterposition: Die Korrektursicherung erfolgt durch einen Knochenkeil, der selbstklemmend in den Osteotomiespalt eingebracht wird. Steht kein ausreichend großes Diaphysensegment nach der Femurosteotomie zur Verfügung, verwenden wir einen entsprechenden Keil aus einem allogenen Hüftkopf, der von lateral her und möglichst weit dorsal selbstklemmend eingesetzt wird. Bei erhaltener knöcherner Kontinuität an der Incisura ischiadica kann auf eine zusätzliche Fixierung des Keiles durch Kirschnerdrähte verzichtet werden. Wichtig ist eine ausreichende mechanische Stabilität des Knochenkeiles, weshalb der Keil bei thermosterilisierten allogenen

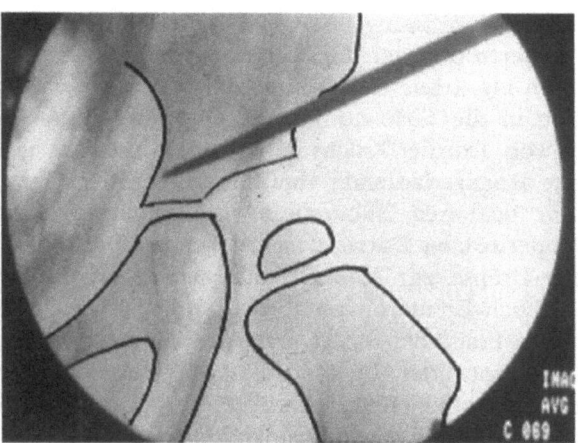

Abb. 5. Intraoperative Bildverstärker-Aufnahme einer Azetabuloplastik: Inkomplette Osteotomie des Iliums parallel zum Pfannendach, so dass eine schmale biegsame Knochenlamelle resultiert. Die Kontinuität des Beckens bleibt an der mediodorsalen Kortikalis der Incisura ischiadica (siehe Meißelspitze) intakt, um diesen Drehpunkt wird das Pfannendach nach ventral und lateral herabgebogen

Hüftköpfen so konfiguriert werden sollte, dass die Keilbasis die Hüftkopf-
kortikalis enthält und lateral mit der Kortikalis des Darmbeines abschließt.
Bei dieser Vorgehensweise haben wir weder ein Sintern noch eine Dislokation des Keiles gesehen. Die Knochenkeile werden vom autochthonen
Beckenknochen ohne Unverträglichkeitsreaktion in wenigen Wochen um-
wachsen und danach in mehreren Monaten knöchern durchbaut. Das Einlegen einer Redondrainage an die Innenfläche des Darmbeines sowie die
transossäre Refixation der abgelösten Muskulatur beenden den Eingriff.

Nachbehandlung: Am Ende der Operation wird ein Becken-Bein-Fuß-
Gips angelegt, in dem die operierte Hüfte in 30° Abduktion, 20° Flexion
und 10° Innenrotation fixiert wird. Der Gipsverband umfasst an der Gegen-
seite ebenfalls das Becken, endet jedoch oberhalb des Kniegelenkes (so
genannte Bermuda-Kürzung). Der Gipsverband verbleibt je nach Alter des
Kindes für 3–6 Wochen. Gipsentfernung und Mobilisation erfolgen unter
stationären Bedingungen, die Belastung der Hüfte ist je nach Röntgenbefund nach 6–8 Wochen möglich.

■ Variationen, Fehler, Gefahren

Die *Modellierung des Pfannendaches* kann durch die Tiefe der Osteotomie,
die Lage des Pfannendachknicks und die Form des Knochenkeiles variiert
werden. Bei jüngeren Kindern muss meist das gesamte Pfannendach herabgebogen werden. Ist die Pfannendachlamelle ausreichend dünn, kann sie ohne zusätzlichen Knick über den Hüftkopf gebogen werden. Bei älteren Kindern ist es oft notwendig, den besonders dysplastischen lateralen Anteil
des Pfannendaches mehr als den medialen Anteil herabzubiegen. Demzufolge
muss ein Knick in das Pfannendach gelegt werden, um es dem Hüftkopf an-
passen zu können.

Beim Herunterbiegen des Pfannendaches ist darauf zu achten, dass dieses ventral und dorsal in gleichem Ausmaß erfolgt, um ein späteres *Impingement am vorderen oder hinteren Pfannenrand* zu vermeiden. Der C-Bo-
gen des Bildverstärkers kann hierzu soweit geschwenkt werden, dass die
Bildebene der physiologischen Anteversion des Azetabulums entspricht.
Nach dem Herabbiegen der Pfannendachlamelle sollten sich dann vorderer
und hinterer Pfannenrand überlappen und nicht als Doppelkontur abgebildet werden (siehe auch Abb. 3b). Ist die gegenseitige Hüfte nicht pathologisch, kann man sich an der Konfiguration des kontralateralen Pfannendaches im Bildverstärker orientieren.

Bei *kompletter Osteotomie des Iliums* wandert der Drehpunkt der Korrektur weiter nach kaudal und nähert sich der Symphyse an. Ein isoliertes
Herabbiegen des Pfannendaches ist dann nicht oder nicht mehr im
gewünschten Maße möglich, es handelt sich somit um eine die gesamte
Pfanne reorientierende Osteotomie vom Salter-Typ. In aller Regel ist eine
selbstklemmende Fixation des Knochenkeiles hier nicht möglich, eine zusätzliche Fixation durch Kirschner-Drähte ist erforderlich.

■ Ergebnisse

Die modifizierte Azetabuloplastik nach Dega wurde an der Klinik für Orthopädie der MLU von 1973 bis 1984 insgesamt 97 mal bei 74 Kindern durchgeführt. 70 operierte Hüften bei 51 Patienten konnten mindestens 10 Jahre nach dem Eingriff nachuntersucht werden. In allen Fällen handelte es sich um so genannte angeborene Luxationshüften verschiedener Schweregrade (Tab. 2). Azetabuloplastiken bei teratologischen Hüftluxationen, neuromuskulären Erkrankungen, enchondralen Störungen usw. wurden nicht in die Nachuntersuchung einbezogen. Die hier berichteten Ergebnisse (Tab. 3 und 4) entstammen einer früheren Veröffentlichung [15], die insbesondere die Frage der Kombination der Azetabuloplastik mit intertrochanteren Femurosteotomien behandelt. Korrekturen des koxalen Femurendes erfolgten im genannten Zeitraum grundsätzlich intertrochanter. Hier werden insbesondere die für die azetabuläre Situation bedeutsamen Werte wiedergegeben. Nach dem Severin-Schema [17] konnten 80% der Hüften als gut oder sehr gut klassifiziert werden. In keinem Fall kam es zu einer Redislokation. Alle bis auf 2 Hüften waren zur Nachuntersuchung schmerzfrei, 88,6% der Hüften waren frei beweglich. Nach dem Klassifizierungs-

Tabelle 2. Nachuntersuchtes eigenes Patientengut

Anzahl der nachuntersuchten Patienten	51 (weiblich 39, männlich 12)
Anzahl der nachuntersuchten Gelenke	70 (22 links 12 rechts, 18 beidseitig)
Präoperativer Luxationsgrad nach Tönnis	Grad 1 20 Hüften
	Grad 2 34 Hüften
	Grad 3 13 Hüften
	Grad 4 3 Hüften
Operationsverfahren	Azetabuloplastik nach Dega: 10
	Dega + DVO: 34
	Offene Reposition + Dega + DVO: 17
	Offene Reposition + Dega
	+ Derotations-Verkürzungsosteotomie 9
Durchschnittsalter bei Operation	2,9 Jahre (8 Monate–8 Jahre)
Durchschnittsalter bei Nachuntersuchung	14,1 Jahre (10–23 Jahre)
Mittlerer Nachuntersuchungszeitraum	15,2 Jahre (10–19 Jahre)

Tabelle 3. Klinische Nachuntersuchungsergebnisse nach Dega-Azetabuloplastik, klassifiziert nach Severin [17]

Klassifikation	Funktionelles Ergebnis	Anzahl	Prozent
A	Sehr gut	46	65,7
B, C	Gut	10	14,3
D	Mäßig	8	11,4
E, F, G	Schlecht	6	8,6

Tabelle 4. Röntgenologische Messwerte vor und nach Azetabuloplastik sowie zur Nachuntersuchung (NU)

AC-Winkel nach Hilgenreiner bzw. Pfannendachwinkel der Belastungszone (bei NU)	
präop.	35,6° ± 8,3
postop.	18,0° ± 8,0
bei NU	10,1° ± 5,9
CE-Winkel nach Wiberg	
präop.	−11,2° ± 29,8
postop.	22,1° ± 9,0
bei NU	25,0° ± 9,5
Projezierter CCD-Winkel	
präop.	137,0° ± 10,5°
postop.	123,2° ± 9,7°
bei NU	136,9° ± 12,1°
Weitere Messwerte zur NU	
Pfannenöffnungswinkel nach Ullmann und Sharp	45,3° ± 6,3
ACM-Winkel nach Idelberger und Frank	45,1° ± 6,7
Hüftwert nach Busse	13,4° ± 5,5
KE-Winkel nach Jäger und Refior	16,9° ± 8,8
Epiphysenindex nach Eyre-Brook	31,8° ± 6,3

Tabelle 5. Nachuntersuchungsergebnisse, klassifiziert nach 4 Abweichungsgraden vom Normalen (Schema des AKH, [19])

Prozentuale Angabe der zusammengefassten Abweichungsgrade 1 und 2, die als gutes Ergebnis gewertet wurden	
Messwerte der Pfannensituation	
Ullmann-Sharp-Winkel	88,6%
AC- bzw. Pfannendachwinkel	85,7%
ACM-Winkel	92,8%
Messwerte der Kopf-Pfannen-Beziehung	
CE-Winkel	90,0%
Hüftwert	80,0%
Messwerte des koxalen Femurendes	
Projezierter CCD-Winkel	68,6%
KE-Winkel	72,8%
Epiphysenindex	77,1%

schema des Arbeitskreises für Hüftdysplasie (AKH) der DGOT lagen zum Nachuntersuchungszeitpunkt alle Messwerte für die Pfannensituation und die Kopf-Pfannen-Beziehung zu 80 bis 93% im Bereich der Norm oder des leichtesten Abweichungsgrades von der Norm, die als gutes Ergebnis gewertet werden (Tab. 5, Fallbeispiel siehe Abb. 6). Weniger gut fielen die Messwerte für das koxale Femurende aus. Die mehrheitlich durchgeführte DVO hatte nach anfänglicher Normalisierung des CCD-Winkels in vielen

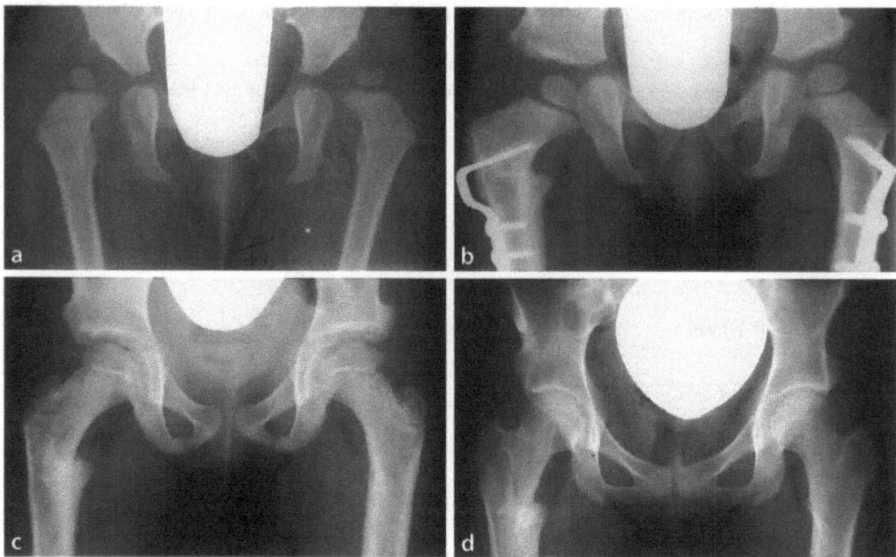

Abb. 6. Langzeitverlauf mit weitgehend regelrechter Gelenkentwicklung: Subluxation beidseits nach konservativer Vorbehandlung, Alter 16 Monate (**a**). Links 10 Monate nach Azetabuloplastik nach Dega und DVO, rechts 7 Monate nach gleichem Eingriff (**b**). Im Alter von 7 Jahren zufriedenstellende Überdachung, aber beginnende Revalgisierung auf beiden Seiten (**c**). Im Alter von 16 Jahren nach Wachstumsabschluss regelrechte Pfannen- und Kopfkonfiguration bei Coxa valga beidseits (**d**)

Fällen eine überschießende Revalgisierung zur Folge (Abb. 7). Diese Steilstellung des Schenkelhalses war häufig kombiniert mit einer zerviko-zephalen Revalgisierung und einer leichten bis mäßigen Kopfabflachung, was sich auch in den Standardabweichungen des Kopf-Epiphysen-Winkels und des Epiphysenindexes widerspiegelt (Tab. 5). Bei 9 Patienten waren Zweitoperationen im Beobachtungszeitraum erforderlich (2 Reoperationen wegen Resorption eines lyophilisierten Knochenkeiles mit Korrekturverlust, 6 Reoperationen wegen exzessiver Revalgisierung, 1 Plattenosteosynthese wegen Femurschaftfraktur in der Nachbehandlung). Es traten zwei oberflächliche Wundinfektionen auf. In 4 Fällen (5,7%) kam es zu einer operationsinduzierten Hüftkopfnekrose.

■ Diskussion

Mit dem vorgestellten Verfahren konnten im untersuchten Krankengut überwiegend gute Ergebnisse erzielt werden. Ähnliche Ergebnisse werden auch von anderen Autoren nach Dega- [3, 8, 18] oder Pemberton-Azetabuloplastik [1, 6, 12] berichtet. Obwohl der intraoperative Korrekturgewinn bei der Salter-Osteotomie geringer ist als bei den Azetabuloplastiken [22], weist auch die Beckenosteotomie nach Salter gute Langzeitergebnisse auf [10, 16, 23, 24].

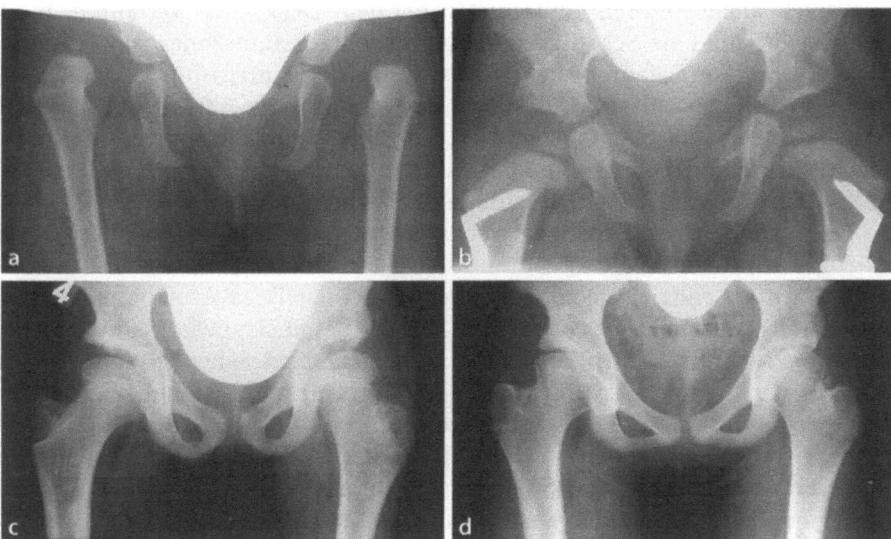

Abb. 7. Langzeitverlauf mit deutlich pathologischer Gelenkentwicklung: Hüftluxation beidseits, Vorbehandlung mit Overheadextension, Alter 21 Monate (**a**). Rechts 4 Monate und links 3 Monate nach offener Reposition, Azetabuloplastik nach Dega und DVO (**b**). Im Alter von 7 Jahren deutliche zervikozephale Revalgisierung, kein optimales azetabuläres Korrekturergebnis (**c**). Mit 13 Jahren Kopf-in-Nacken-Lage mit Kopfabflachung rechts mehr als links, beidseits Pfannendysplasie (**d**)

Dies ist auf das azetabuläre Remodellierungspotential nach Reorientierung der noch offenen Y-Fuge zurückzuführen. Ein direkter Vergleich der verschiedenen Studien ist jedoch auf Grund unterschiedlicher Kollektive und Untersuchungskriterien schwer möglich. Gleiche Nachuntersuchungskriterien wie bei unserem Krankengut wurden von der Arbeitsgruppe um Tönnis [2] verwendet. Die Autoren berichten über 15-Jahres-Ergebnisse der modifizierten Azetabuloplastik nach Albee-Lance an 90 Hüftgelenken, die in 91% der Fälle mit einer DVO kombiniert wurde. Während die klinischen und röntgenologischen Ergebnisse nahezu identisch mit unseren Langzeitresultaten sind, wurde von den Autoren in 17,8% der operierten Hüftgelenke postoperativ eine Hüftkopfnekrose beobachtet.

Das Prinzip der Azetabuloplastik nach Dega besteht in der Korrektur der Steilstellung des Pfannendaches und damit der Anpassung des Pfannenradius an den Radius des Hüftkopfes. Wird das Pfannendach nicht ausreichend herabgebogen, resultiert eine unvollständige Korrektur, bei vorheriger Hüftluxation droht eine Redislokation. Wird das Pfannendach andererseits zu stark herabgebogen, d. h. auf AC-Winkel, die deutlich kleiner als der altersentsprechende Normwert sind, so wird der Pfannenradius für den Kopf zu klein. Der Hüftkopf kann dann aus der zu kleinen Pfanne wieder nach lateral herausgedrängt werden, in jedem Fall kommt es aber zu erhöhtem mechanischen Druck auf den Hüftkopf. Wir haben in solch einem Fall eine Spätnekrose des Hüftkopfes nach Überkorrektur des Pfannendaches gesehen.

Verschiedene Autoren befürchteten bei dem Dega'schen Verfahren durch die Osteotomie eine Schädigung der Knorpelwachstumszonen am Pfannendach [9]. Diese Gefahr besteht nicht, wenn der Eintrittspunkt der Osteotomie richtig gewählt wird, d. h. die Osteotomie sollte 1,0–1,5 cm oberhalb des Pfannenerkers beginnen und sich erst nach medial hin dem Pfannendach stärker annähern. In keinem Fall haben wir einen Stopp des Pfannendachwachstums nach der Osteotomie beobachten müssen.

Das triradiäre knorpelige Wachstumszentrum des Azetabulums, die Y-Fuge, wird durch die Osteotomie selbst nicht tangiert. Nach Grudziak und Ward [8] vollzieht sich die Korrektur bei der Dega-Azetabuloplastik in mehreren Anteilen des Beckens: im Bereich der Incisura ischiadica, in der hinteren inneren Beckenkortikalis, im horizontalen Schenkels der Y-Fuge und in der Symphysis pubica. Da sich der Knickpunkt nicht wie bei der Pemberton-Technik auf den triradiären Knorpel beschränkt, ist das Schädigungsrisiko für die Y-Fuge bei der Dega-Azetabuloplastik geringer als bei anderen inkompletten transiliakalen Osteotomien. Ein vorzeitiger Schluss der Y-Fuge nach Azetabuloplastik trat in unserem Krankengut nicht auf.

Die am meisten gefürchtete Komplikation bei rekonstruktiven Eingriffen des dysplastischen Hüftgelenkes im Kindesalter ist die Hüftkopfnekrose. Viele Einflussfaktoren wurden diskutiert (Übersicht bei Tönnis [19]): Dislokationsgrad und -dauer, Art der Vorbehandlung, Alter des Kindes bei der Operation und Ausmaß des Weichteilreleases bei der Reposition sind nur einige Aspekte für die Nekroseentwicklung. Von herausragender Bedeutung ist dabei die Komplexität des rekonstruktiven Eingriffs. In der Sammelstudie des AKH betrug die Rate an Hüftkopfnekrosen bei alleiniger offener Einstellung 8,4%, bei gleichzeitigem Pfanneneingriff 10,3% und stieg bei simultan durchgeführter DVO auf 22,2% an [19]. In unserem Krankengut war die Rate der postoperativ aufgetretenen Hüftkopfnekrosen mit 5,7% vergleichsweise niedrig, allerdings wiesen ein Viertel der operierten Gelenke durch die Luxation bzw. die Vorbehandlung bereits präoperativ Nekrosen unterschiedlicher Schweregrade auf.

Eine Zurückhaltung gegenüber gleichzeitigen intertrochanteren Osteotomien ist vor allem auch wegen der Gefahr späterer Entwicklungsstörungen des koxalen Femurendes angezeigt. Ähnlich wie bei Brüning und Mitarb. [2] sahen auch wir zur Nachuntersuchung nicht selten Fälle mit erheblicher Revalgisierung und Kopf-in-Nacken-Lage, die neben den Hüftkopfnekrosen die individuellen Hauptfaktoren für schlechtere Langzeitergebnisse darstellten. Dabei war die Revalgisierung nur in Einzelfällen auf eine mögliche Wachstumszonenstörung durch das Osteosynthesematerial zurückzuführen, viel häufiger kam es zu einer über das präoperative Maß hinausgehenden Wiederaufrichtung des Schenkelhalses auch nach korrekt durchgeführter DVO. Der Nutzen des intraoperativ erzielten Zentrierungsgewinnes durch die Varisierung schlug langfristig somit eher ins Gegenteil um.

Den Empfehlungen von Tönnis [19] folgend haben wir seit mehreren Jahren die generelle Kombination der Azetabuloplastik mit einer DVO verlassen. Einem erhöhten Druck bei höherstehendem Hüftkopf begegnen wir durch gleichzeitige Verkürzungsosteotomie, dabei kann auch eine pathologische Antetorsion korrigiert werden. Wie dies im anglo-amerikanischen Raum seit langem üblich ist [8], führen wir diese femoralen Korrekturen zum Schutz von Wachstumsfugen und Hüftkopfdurchblutung heute subtrochanter durch. Intertrochantere Varisierungsosteotomien wenden wir simultan mit der Azetabuloplastik nur noch in den ausgesprochen seltenen Fällen an, in denen sich der reelle CCD-Winkel intraoperativ tatsächlich als schwer pathologisch erweist [19]. Obwohl uns Langzeitergebnisse hierfür noch nicht vorliegen, scheint sich dieses Vorgehen auf die weitere Entwicklung des koxalen Femurendes positiv auszuwirken. Richtungsweisend für die weitere Pfannenentwicklung und die Stabilität des Gelenkes ist in jedem Fall eine suffiziente Pfannenkorrektur.

■ Schlussfolgerungen

Mit dem beschriebenen Verfahren konnten im untersuchten Patientengut insgesamt gute Langzeitergebnisse erzielt werden. Die Azetabuloplastik nach Dega erlaubt eine zuverlässige Korrektur der dysplastischen Hüftpfanne bis zum Alter von etwa 8 Jahren. Zurückhaltung ist gegenüber gleichzeitigen intertrochanteren Varisierungsosteotomien auf Grund der Gefahr späterer Entwicklungsstörungen des koxalen Femurendes geboten. Sollte die Azetabuloplastik mit einer Femurverkürzung und/oder -derotation kombiniert werden müssen, geben wir heute einer subtrochanteren Osteotomie den Vorzug.

■ Literatur

1. Brunner C (1990) Die perikapsuläre Beckenosteotomie nach Pemberton – Spätresultate 15 und mehr Jahre nach Operation. In: Debrunner AM (Hrsg) Langzeitresultate in der Orthopädie. Enke, Stuttgart, S 112–114
2. Brüning K, Heinicke A, Tönnis D (1988) Langzeitergebnisse der Azetabuloplastik. Z Orthop 126:266–273
3. Dega W (1964) Schwierigkeiten in der chirurgischen Reposition der veralteten kongenitalen Subluxation des Hüftgelenkes bei Kindern. Beitr Orthop Traumatol 11:642–647
4. Dega W (1965) Der klinische Wert der Pfannendachplastik in der Behandlung der angeborenen Hüftluxation. In: Chapchal G (Hrsg) Beckenosteotomie – Pfannendachplastik. Thieme, Stuttgart, S 7–11
5. Dega W (1973) Entwicklung und klinische Bedeutung der dysplastischen Hüftgelenkpfanne. Orthopäde 2:202–218
6. Faciszewski T, Kiefer GN, Coleman SS (1993) Pemberton osteotomy for residual acetabular dysplasia in children who have congenital dislocation of the hip. J Bone Joint Surg 75-A:643–649
7. Franke J, Fengler F, Ackermann HJ, Brauer G (1976) Unsere Rehabilitation der sogenannten angeborenen Hüftluxation unter besonderer Berücksichtigung der transiliakalen Beckenosteotomie nach Dega. Z Ges Hygiene 22:919–926

8. Grudziak JS, Ward TW (2001) Dega osteotomy for the treatment of congenital dysplasia of the hip. J Bone Joint Surg 83-A:845–854
9. Hellinger J, Walch H (1976) Ergebnisse der perikapsulären Iliumosteotomie zur Therapie der Flachpfanne bei Luxationshüften. Beitr Orthop Traumatol 23:65–74
10. Moulin P, Morscher E (1988) Langzeitresultate der Becken-Osteotomie nach Salter. Orthopäde 17:479–484
11. Neidel J, Tönnis D (1994) Perzentil-Graphiken für die Dokumentation des Pfannendachwinkels bei Kindern mit Hüftdysplasie. Z Orthop 132:512–515
12. Pemberton PA (1965) Pericapsular osteotomy of the ilium for treatment of congenital subluxation and dislocation of the hip. J Bone Joint Surg 47-A:65–86
13. Pemberton PA (1974) Pericapsular osteotomy of the ilium for the treatment of congenitally dislocated hips. Clin Orthop 98:41–54
14. Reichel H (1998) Pemberton-Dega-Azetabuloplastik. In: Grifka J, Ludwig J (Hrsg) Kindliche Hüftdysplasie. Thieme, Stuttgart, S 175–198
15. Reichel H, Hein W (1996) Dega acetabuloplasty combined with intertrochanteric osteotomies: Long-term results. Clin Orthop 323:234–242
16. Salter RB, Dubos JP (1974) The first fifteen years' personal experience with innominate osteotomy in the treatment of congenital dislocation and subluxation of the hip. Clin Orthop 98:72–103
17. Severin E (1941) Contribution to the knowledge of congenital dislocation of the hip. Acta Chir Scand 84(Suppl):63
18. Synder M, Zwierzchowski H (1990) One-stage hip reconstruction with Dega's transiliacal osteotomy in the treatment of congenital hip dislocation in children. Beitr Orthop Traumatol 37:571–574
19. Tönnis D (1984) Die angeborene Hüftdysplasie und Hüftluxation im Kindes- und Erwachsenenalter: Grundlagen, Diagnostik, konservative und operative Behandlung. Springer, Berlin Heidelberg New York Tokyo
20. Tönnis D, Barteck U (1973) Die Bedeutung der Pfannendachplastik für die Behandlung der Pfannendysplasie. Orthopäde 2:234–244
21. Tönnis D, Brunken D (1968) Eine Abgrenzung normaler und pathologischer Hüftpfannendachwinkel zur Diagnose der Hüftdysplasie. Arch Orthop Trauma Surg 64:197–228
22. Tönnis D, Brüning K, Heinecke A (1994) Lateral acetabular osteotomy. J Pediatr Orthop B 3:40–46
23. Waters P, Kurica K, Hall J, Michaeli LJ (1988) Salter innominate osteotomies in congenital dislocation of the hip. J Pediatr Orthop 8:650–655
24. Windhager R, Lack W, Schiller C, Kotz R (1990) Die Beckenosteotomie nach Salter in der Behandlung der kongenitalen Hüftluxation und Hüftdysplasie unter besonderer Berücksichtigung der Beckenkippung. Z Orthop 128:575–583

Azetabuloplastik nach Pemberton: Ergebnisse nach Wachstumsabschluss bei simultaner Durchführung einer intertrochanteren Rotations-Varisationsosteotomie

F. Thielemann, A. Schneider, V. Dürrschmidt

■ Einleitung

Trotz des deutlichen Rückganges der operationsbedürftigen Hüftdysplasien durch die breite Anwendung und ständige technische Verbesserung des sonographischen Neugeborenenscreenings wird es immer wieder Patienten geben, bei denen nur durch einen invasiven Eingriff aufgetretene Formfehler an den knöchernen Elementen des Hüftgelenkes zu korrigieren sind. Prinzipielle operative Möglichkeiten hierfür sind die Durchführung einer Azetabuloplastik, einer Beckenosteotomie oder einer Pfannenschwenkosteotomie. Welcher Operationstechnik dabei den Vorzug gegeben wird, hängt einerseits von der individuellen Situation des erkrankten Hüftgelenkes und den Erfahrungen der jeweiligen Klinik, andererseits von der zu erwartenden Effektivität des gewählten Operationsverfahrens ab. Um diese einschätzen zu können, müssen Langzeituntersuchungen bis zum Abschluss des Wachstum durchgeführt werden. Erst dann sind stabile Formverhälnisse auswertbar.

Ziel der vorliegenden Untersuchung war es, Aussagen über die Leistungsfähigkeit der simultan durchgeführten perikapsulären Iliumosteotomie nach Pemberton [20] mit der intertrochanteren Rotations-Varisationsosteotomie (IRVO) zu erhalten.

■ Indikationsstellung

Die operative Behandlung einer Hüftdysplasie oder Hüftluxation ist dann indiziert, wenn die konservativen Behandlungsmaßnahmen nicht ausreichen, um die Formelemente des Gelenkes einer normalen Entwicklung zuzuführen. Die Indikation zum korrigierenden Eingriff an der Hüftpfanne wird an der Klinik für Orthopädie des Universitätsklinikums Dresden nach röntgenbiometrischen Kriterien unter Zuhilfenahme des Pfannendach- oder Azetabulumwinkels (AC) nach Hilgenreiner gestellt. Für den AC-Winkel, ermittelt auf Rippstein-I-Aufnahmen, legten Tönnis und Brunken [28] erstmals statistisch gesicherte Mittelwerte und Standardabweichungen vor. Der Bereich zwischen $x \pm s$ und $x \pm 2s$ gilt allgemein als fraglich, der größer $2s$ als sicher pathologisch. Entsprechend mathematisch statistischer Berechnungen einer nachuntersuchten Fallgruppe von 316 Patienten, präzisierte Dürrschmidt [8] die Angaben. Danach ist bis zur Vollendung des 6. Lebensjahres über den Grenzwert von x + 2 s eine Spontankorrektur von 3,6° möglich.

An der Klinik der Autoren wird deshalb die Operationsindikation entsprechend der nachfolgend aufgeführten Formel gestellt:

$$\text{OP-Indikation} = x + 2\,s + (3,6° \text{ bis zum 6. Lebensjahr})$$

Als frühesten Zeitpunkt für die Durchführung der perikapsulären Iliumosteotomie beschreibt Pemberton [20] das Alter nach Laufbeginn. Eine obere Altersgrenze ist durch die Abnahme der Plastizität der kartilaginären Y-Fuge gesetzt.

■ Operationsverfahren

1965 inaugurierte Pemberton [20] eine perikapsuläre Iliumosteotomie zur operativen Behandlung der Hüftdysplasie und Hüftluxation. Sie bietet die Möglichkeit, nur das dysplastische Pfannendach, in einer in der Y-Fuge gelegenen Achse, nach vorn und lateral über den Femurkopf zu schwenken. Durch die Absenkung des dysplastischen antero- und/oder dorsolateralen Azetabulumrandes wird der anatomische Defekt geschlossen und der Femurkopf in zentraler Position stabilisiert.

Vorteil ist, dass die Technik eine große intraoperative Korrektur der dysplastischen Pfanne ermöglicht, da bei exakter Durchführung der Osteotomie das gesamte kraniale Pfannendach in der Y-Fuge in nahezu beliebigem

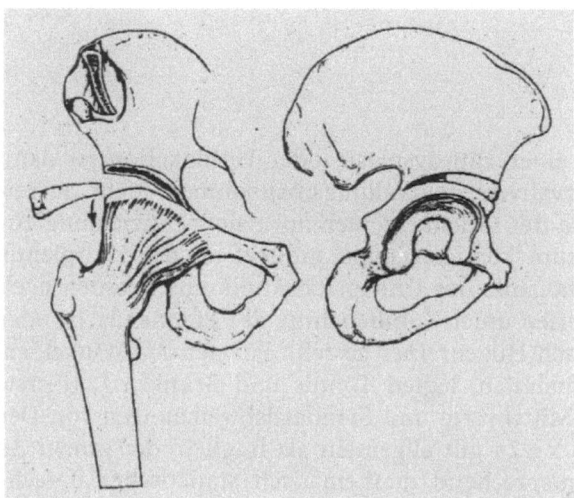

Abb. 1. Prinzip der Azetabuloplastik nach Pemberton

Umfang korrigiert werden kann [10, 16]. Eine Tangierung der Knorpel-Knochen-Grenze im Bereich der Hüftpfanne kann mit Sicherheit vermieden werden.

Als Nachteil dieser Methode ist das intrapelvine Freilegen des Beckens zu sehen [14]. Immenkamp [16] weist außerdem auf die Gefahr von Wachstumsstörungen bei zu dicht an den Pfannenknorpel herangeführter Osteotomie hin, was aber für jeden pfannenkorrigierenden Eingriff gilt.

Die Lagerung des Patienten erfolgt auf dem Rücken, ggf. mit einem Keil unter dem zu operierenden Hüftgelenk. Nach den üblichen Vorbereitungen erfolgt der Zugang in Form eines anterior iliofemoralen Zuganges nach Smith-Petersen. Der obere Anteil der Inzision sollte unterhalb des Beckenkammes begonnen werden, um die ansetzende Bauchmuskulatur respektieren zu können. Der Hautschnitt zieht bogenförmig vom Übergang des mittleren zum ventralen Drittel der Crista iliaca zur Spina iliaca anterior superior und läuft vor derselben gerade nach distal und lateral entlang der vorderen Begrenzung des Musculus tensor fasciae latae aus. Nach der Durchtrennung des Subkutangewebes und der Fascie schließt sich die Darstellung und Spaltung der Darmbeinkammapophyse mit anheftender Muskulatur in Richtung des knöchernen Darmbeinkammes bis zur Spina iliaca anterior superior an. Dies erfolgt unter Schonung des N. cutaneus femoris lateralis. Die Musculi sartorius und rectus femoris werden nicht von ihren Ursprüngen gelöst.

Nun muss das Os ilium entlang der Hüftgelenkskapsel bis zur Incisura ischiadica major und zum ilioischialen Pfeiler der Y-Fuge lateralseitig und bis zum Winkel zwischen Linea terminalis und Y-Fuge medialseitig subperiostal freipräpariert werden. Dabei werden zwei stumpfe Müller-Hebel jeweils von lateral und medial in die Incisura ischiadica major und ein spitzer Müller-Hebel in den Y-Fugen nahen Teil des iliopubischen Pfeilers gesetzt. Die genaue Position sollte 0,5 cm lateral der medial begrenzenden Linea terminalis liegen. Eine zu laterale Position birgt die Gefahr einer Verletzung des Acetabulums. Die Osteotomielinien werden mit einem Meißel markiert. Als Osteotome werden unterschiedlich gebogene Lexer-Meißel verwendet. Es wird mit der Osteotomie der äußeren Darmbeinkortikalis oberhalb der Spina ischiadica inferior dachfirstförmig und parallel zur Hüftgelenkskapsel in Richtung Incisura ischiadica major begonnen. Vor der Inzisura wird in Richtung des ilioischialen Pfeilers der Y-Fuge umgebogen. Das korrespondierende Vorgehen erfolgt bei der Osteotomie der inneren Darmbeinkortikalis. Es wird bogen- und dachfirstförmig in Richtung Linea arcuata und iliopubischer Pfeiler vorgegangen. Kurz vor dem Müller-Hebel, der um die Linea arcuata in die Incisura ischiadica major gesetzt ist, wird umgebogen und senkrecht in Richtung des im distalen iliacalen Anteil des iliopubischen Pfeilers der Y-Fuge eingebrachten spitzen Müller-Hebels osteotomiert. Anschließend wird vorsichtig in Richtung der Y-Fuge im spongiösen Bereich des Beckenanteiles weitergemeißelt. Noch stehende spongiöse Restanteile werden in Richtung Y-Fuge durchtrennt. Das Osteotom erreicht damit die Y-Fuge von der Innenseite des Beckens.

Ist der Defekt hauptsächlich anterior gelegen, kann das Pfannendach mit dem Osteotom betont ventral über den Femurkopf geschwenkt und damit in kaudale Richtung abgesenkt werden. Ist eine mehr dorsolaterale Überdachung des Kopfes notwendig, kippt das Osteotom das Pfannendach dorsolateral in eine iliopubische Richtung. Die definitive Korrektur erfolgt durch das tiefe bikortikale Einsetzen eines AO-Spreizers in die Osteotomie und vorsichtiges, so weit als mögliches Aufspreizen in die gewünschte Korrekturrichtung. In dieser Phase ist eine Röntgenkontrolle zu empfehlen, die das gewünschte Korrekturergebnis zeigen muss.

Mit der oszillierenden Säge wird ein Teil des hinteren knöchernen Darmbeines osteotomiert. Der gewonnene Knochenspan wird so bearbeitet, dass er bikortikal in den Osteotomiespalt eingefalzt und verkeilt werden kann. Verbliebene kortikospongiöse Anteile werden palisadenartig in den noch verbliebenen Zwischenraum eingefalzt. Nach Einlage einer Drainage und Readaptation der Darmbeinkammapophyse erfolgt der schichtweise Wundverschluss.

■ Nachbehandlung

Die Osteotomie ist lagerungs- und übungsstabil. Die Mobilisation unter Vollbelastung wird im Anschluss an eine Röntgenkontrolle nach der 8. postoperativen Woche zugelassen, um das Korrekturergebnis nicht zu gefährden. Zwischenzeitlich werden aktiv geführte Bewegungsübungen schmerzadaptiert ab dem 2. postoperativen Tag begonnen und später durch aktive Bewegungsübungen der operierten Hüfte ergänzt.

■ Komplikationen

Die theoretisch mögliche Verletzung der oberen Glutealgefäße oder des N. ischiadicus wurde in unserem Krankengut in den vergangenen 27 Jahren nicht beobachtet. Bei den hier nachuntersuchten Patienten kam es bei 7 operierten Hüftgelenken (7%) zu Wundheilungsstörungen. Dies veranlasste in einem Fall eine chirurgische Wundrevision und die Anlage einer Spül-Saug-Drainage. Ein weiterer Patient (1%) musste nach einer Keildislokation und eingetretenem Korrekturverlust reoperiert werden.

■ Material und Methoden

Seit 1974 wurde an der Klinik für Orthopädie des Universitätsklinikums Dresden die perikapsuläre Iliumosteotomie nach Pemberton meist in Kombination mit einer intertrochanteren Varisationsosteotomie des proximalen Femur durchgeführt.

Die vorliegende Nachuntersuchung beschränkte sich auf nicht voroperierte Patienten mit dysplastischen oder subluxierten Hüftgelenken, deren Genese keine neuromuskuläre Erkrankung war. 230 Kinder mit insgesamt 295 Hüftgelenken, die im Zeitraum zwischen 1975–1983 mit dieser operativen Methode behandelt wurden, kamen für die Untersuchung in Betracht. Von diesem operierten Krankenkollektiv waren 79 Patienten (34%) mit 100 operierten Hüftgelenken zum Nachuntersuchungszeitpunkt postalisch zu ermitteln.

Folgende durchschnittliche Altersangaben sind für die Auswertung der Untersuchungsergebnisse von Bedeutung:

Diagnosestellung: 5 Monate (1–20 Monate)
Operationszeitpunkt: 4,8 Jahre (1,1–12,3 Jahre)
1. Nachuntersuchung: 6,11 Jahre (3,2–12,11 Jahre)
2. Nachuntersuchung: 19,3 Jahre (14,1–25,10 Jahre).

Von den nachuntersuchten Patienten waren 68 (86%) weiblich und 11 (14%) männlich (6,2 : 1). Besonderheiten bei der Geburt wurden bei 22 Untersuchten eruiert (11-mal intrauterine Steißlage, 5-mal Sectio caesarea, 6-mal Vakuumextraktion). Bei 13 Patienten (16,5%) lag eine positive Familienanamnese hinsichtlich einer Hüftdysplasie vor.

Legt man die Einteilung der Luxationsgrade nach Tönnis [26] zu Grunde, so handelte es sich bei den nachuntersuchten Kindern bei 20 Hüftgelenken (20%) um einen Luxationsgrad 2, in keinem Fall lagen präoperativ Grad 3 oder Grad 4 vor.

Die überwiegende Mehrzahl (92%) der Kinder war bereits im Vorfeld konservativ vorbehandelt. Das beinhaltete eine Therapie mittels Kombination einer Pavlik-Bandage und Spreizhose in 25 Fällen (31%). Bei 48 Kindern (61%) machte sich zusätzlich eine Overhead-Extension mit nachfolgend geschlossener Reposition des Hüftgelenkes und Retention durch Anlage eines Gipses in mittigierter Lorenz- und später Langestellung bis zum Laufbeginn oder maximal 18. Lebensmonat notwendig.

Es gelang, 71 dieser Patienten für eine *klinische Nachuntersuchung* zu gewinnen. Es wurde die Beschwerde- bzw. Schmerzsymptomatik und in diesem Zusammenhang die aktuelle Belastbarkeit der Patienten erfragt. Die graduelle Einteilung erfolgte nach Tönnis [27].

Weiterhin wurden die Bewegungsausmaße der Hüftgelenke nach der Neutral-Null-Durchgangsmethode ermittelt und nach Heine et al. [13] graduiert. Die klinischen Untersuchungen beinhalteten gleichfalls die Prüfung des Gangbildes, des Beckengeradstandes und damit verbundene Beinlängendifferenzen sowie das Vorhandensein eines Trendelenburg-Zeichens. Von weiterem Interesse waren subjektive Beeinträchtigungen in Sport und Beruf, die Notwendigkeit ärztlicher Konsultationen und Medikamenteneinnahmen sowie mögliche Probleme bei Schwangerschaften und Geburten.

Ein zweiter Teil der Arbeit bestand in der *Erfassung von röngenbiometrischen Daten* der Hüftgelenksanatomie. Dazu wurden Rippstein-I-Aufnahmen ausgewertet. Zur Auswertung kamen nur solche Aufnahmen, bei denen der Drehungsindex des Beckens zwischen 0,56 und 1,8 und der Symphysen- Sitzbeinwinkel zwischen zwischen 90° und 128° lagen (nach Tönnis und Brunken [28]). Lediglich zur Bestimmung des projezierten Antetorsionswinkels wurden Rippstein-II-Aufnahmen ausgewertet.

Es wurden die Parameter
■ Azetabulumwinkel (AC) nach Hilgenreiner,
■ Centrum-Ecken-Winkel (CE) nach Wiberg,
■ ACM-Winkel nach Idelberger und Frank,
■ SCE-Winkel nach Brückl et al.,
■ Dezentrierungsstrecke (d) nach Busse et al.
sowie zur Beurteilung des koxalen Femurendes der
■ reelle Centrum-Collum-Diaphysen-Winkel (CCD) und der
■ reelle Antetorsionswinkel (AT) ermittelt.

Um die altersbezogenen Messwerte vergleichen zu können, erfolgte die Auswertung im Wesentlichen nach den vom Arbeitkreis für Hüftdysplasie der DGOT [26, 27] erstellten Tabellen. Der Arbeitskreis führte Abweichungsgrade vom Normalbereich ein, die im folgenden als Qualitäts- bzw. Schweregrade bezeichnet werden: Grad 1 – normal, Grad 2 – leicht pathologisch, Grad 3 – schwer pathologisch, Grad 4 – extrem pathologisch.

Weiterhin besteht die Möglichkeit, absolute Zahlenangaben zur Abweichung von der altersentsprechenden Norm (AvN) anzugeben. Da für die Dezentrierungsstrecke und den SCE-Winkel eine solche Gruppeneinteilung nicht vorliegt, wurde auf die Mittelwerte und Standardabweichungen aus den Veröffentlichungen von Brückl et al. [4] sowie Busse et al. [6] zurückgegriffen. Die Werte von $x \pm s$ wurden entsprechend der Gruppeneinteilung als Grad 1 „normal" bezeichnet; Abweichungen darüber hinaus wurden als Grad 2 bis 4 „pathologisch" zusammengefasst.

Von 79 Patienten mit 100 operierten Hüftgelenken konnten komplette Röntgenbildserien für die Zeitpunkte vor und nach der Operation sowie zum Zeitpunkt der 2. Nachuntersuchung (2. NU) nach durchschnittlich 14,7 Jahren (10,4–19,5 Jahre) ausgewertet werden. Die Bestimmung der postoperativen Messwerte erfolgte anhand von Röntgenaufnahmen, die maximal 3 Monate nach der Operation angefertigt wurden. Von 53 dieser operierten Hüftgelenke lagen zusätzlich Bilder vor, die im Schnitt 2 Jahre und 3 Monate postoperativ angefertigt worden waren und die in Form einer Zwischenuntersuchung (1. NU) mit ausgewertet wurden. Zu jedem Zeitpunkt musste je ein Röntgenbild in Normal- und Rippsteinstellung vorhanden sein.

Bei 3 der 79 Patienten (entsprechend 3 Hüftgelenken) traten präoperativ Hüftkopfnekrosen im Stadium 4 auf, die eine exakte Ausmessung der Winkelwerte auf den Röntgenbildern verhinderten. Diese Fälle wurden separat betrachtet und nicht mit in die metrische Analyse einbezogen. Die Einteilung erfolgte entsprechend der röntgenologischen Klassifikation nach Tönnis und Kuhlmann [29], modifiziert nach Tönnis [27].

■ Ergebnisse der klinischen Untersuchungen

Die Angaben der Patienten zur Schmerzsymptomatik und der damit verbundenen Belastbarkeit zum Zeitpunkt der 2. NU, d.h. nach Wachstumsabschluss, gehen aus der Abbildung 2 hervor. Keiner der Patienten klagte über Dauerschmerzen (Grad 3). Zehn Patienten (14%) fühlten sich subjektiv durch die Hüftgelenkserkrankung in ihrer Leistungsfähigkeit eingeschränkt und sahen dies als Minderung ihrer Lebensqualität an. Zwei Patientinnen empfanden die Narben als störend und psychisch belastend.

Bei der Berufswahl ließen sich ca. 50% von ihrer Erkrankung beeinflussen. Bis auf sechs Patienten hatten alle einen Beruf mit variabler Tätigkeit

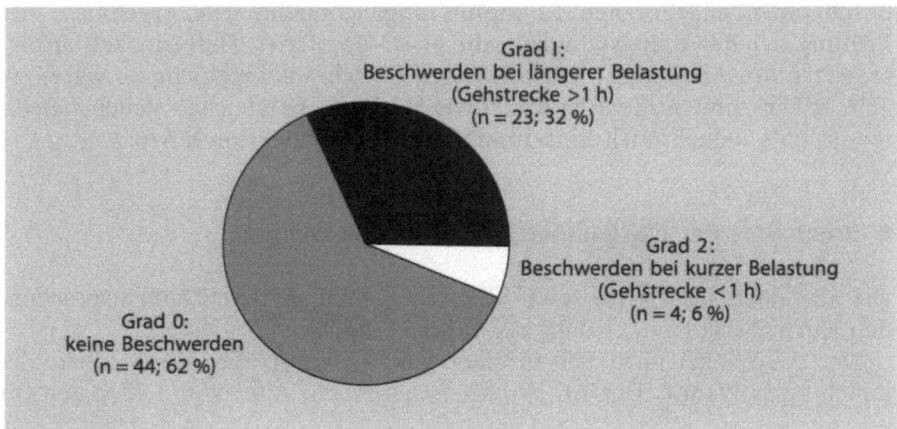

Abb. 2. Schmerzangaben zur 2. NU

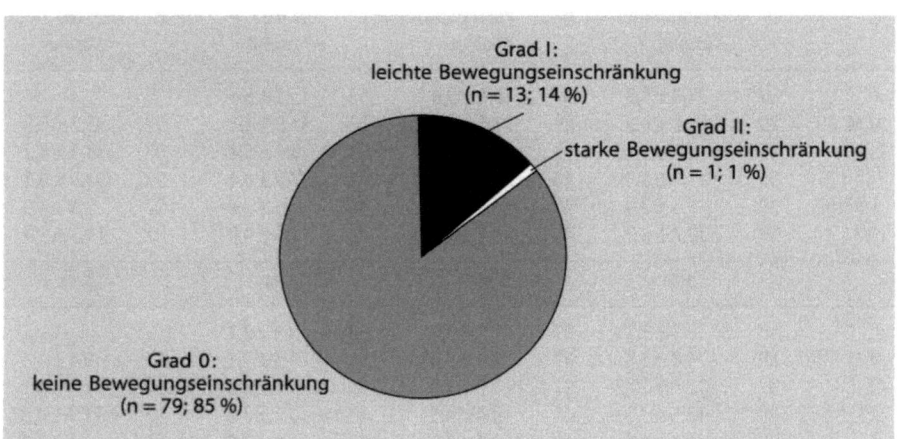

Abb. 3. Bewegungsumfang der operierten Hüftgelenke zur 2. NU

im Sitzen oder im Stehen gewählt oder beabsichtigten einen solchen zu ergreifen. Im sportlichen Freizeitverhalten unterschieden sich die Befragten kaum von der Normalbevölkerung, bevorzugten aber entsprechend der Empfehlungen Schwimmen und Radfahren. Im Zusammenhang mit der Hüfterkrankung nahm keiner der Patienten Medikamente ein. Drei Frauen hatten Kinder geboren. Bei keiner traten während oder nach der Schwangerschaft Beschwerden im Hüftgelenksbereich auf. Das Trendelenburg-Zeichen war bei 68 Patienten (95,8%) negativ, drei zeigten ein solches Grad I nach Tönnis [27]. Bei 19 Patienten bestand eine Beinlängendifferenz mit gleichseitigem Beckenschiefstand. In 2 Fällen (2,8%) betrug der Differenzbetrag mehr als 1 cm, alle anderen waren kleiner oder gleich 1 cm. Bei 57 Patienten (83,3%) fand sich ein störungsfreies und flüssiges Gangbild, 12 (16,9%) zeigten ein Verkürzungshinken der operierten Seite, 2 (2,8%) liefen durch einen angeborenen Klumpfuß ungleichmäßig. Die Ergebnisse der Prüfung der Bewegungsfähigkeit, die an 93 operierten Hüftgelenken erfolgte, gehen aus Abbildung 3 hervor. Lagen Einschränkungen vor, so waren zu 75% Innen- und Außenrotation sowie Beugung zu gleichen Teilen betroffen, in 25% kamen noch Einschränkungen der Abduktion hinzu.

■ Ergebnisse der röntgenmetrischen Untersuchungen

Die absoluten Messwerte sowie die Abweichungen vom altersentsprechenden Normalwert (AvN) gehen aus Tabelle 1 hervor.

Der AC-Winkel nach Hilgenreiner gibt Auskunft über die Steilheit der knöchernen Pfanne. Der AC-Winkel ist ab einem Alter von 3 Monaten bis

Tabelle 1. Entwicklung der Parameter, die die Hüftpfanne sowie die Stellung des Femurkopfes zu dieser beschreiben

	n	Präoperativ Absolut	n	Postoperativ Absolut	n	1. NU Absolut	n	2. NU Absolut
AC (°)	97	29,8±5,3	97	16,4±5,6	53	13,3±5,5		
ACM (°)	89	54,6±4,2	89	51,4±3,3	53	48,9±4,1	97	45,7±3,8
CE (°)	97	8,2±10,3	97	25,2±8,6	53	28,5±6,8	97	33,3±8,2
SCE (°)	39	11,2±6,3	40	26,1±7,2	43	27,0±6,4	97	31,9±8,1
d (mm)	39	5,3±2,3	40	4,3±1,8	43	3,5±1,8	97	3,9±1,9
HW	39	20,7±6,9	40	13,7±4,6	43	11,5±4,8	97	11,3±5,4
		AvN		AvN		AvN		AvN
AC (°)	97	9,5±5,3	97	1,1±3,1	53	0,9±2,1		
ACM (°)	89	4,8±3,8	89	1,9±2,4	53	1,3±2,1	97	0,4±1,3
CE (°)	97	−12,7±10,2	97	−1,7±4,8	53	−0,6±2,0	97	−1,7±4,1
SCE (°)	39	−8,5±7,3	40	−0,4±4,5	43	−0,1±3,0	97	−1,9±4,8
d (mm)	39	1,1±1,8	40	0,4±1,0	43	0,3±1,0	97	0,3±1,2
HW	39	6,0±6,6	40	1,3±2,9	43	0,9±2,4	97	0,9±2,9

zur Ossifikation der Y-Fuge messbar. Aus diesem Grund wurde der AC-Winkel in der vorliegenden Untersuchung nur bis zur 1. NU ausgemessen, da zum Zeitpunkt der 2. NU die Y-Fuge in allen Fällen verschlossen war.

Der durchschnittliche Wert konnte von 29,8° um 13,4° auf 16,4° gesenkt werden. Bis zur 1. NU sank er nochmals um 3,1°. Dies ist in Zusammenhang mit einer physiologischen, im Rahmen des weiteren Wachstums fortschreitenden Ossifikation der lateralen Pfannendachapophyse erklärbar. Es kann gesagt werden, dass durch die perikapsuläre Iliumosteotomie nach Pemberton das für die Hüftdysplasie typische Ossifikationsdefizit des Azetabulums weitgehend ausgeglichen werden kann. Der pfannenverbessernde Effekt wird allerdings durch die Operation selbst erzielt. Eine postoperativ noch bestehende Dysplasie reift kaum nach.

Der CE-Winkel nach Wiberg ist ein Maß für die seitliche Überdachung des Hüftkopfes. Nach Jentschura [17] ist der CE-Winkel weitgehend unabhängig von Lagerungsfehlern bei der Röntgenaufnahme. Nachteil ist seine Ungenauigkeit bei Kindern, die jünger als 5 Jahre sind, da bei diesen die genaue Festlegung des Kopfmittelpunktes zu Schwierigkeiten führen kann [2, 26]. Messfehler können auch bei deformierten Hüftköpfen auftreten. Nach Tönnis [26] soll dann auf den SCE-Winkel ausgewichen werden. Trotz geschilderter Nachteile wurde der Winkel in der vorliegenden Arbeit in jedem Alter bestimmt, da er gut geeignet ist, den Verlauf der Hüftgelenksentwicklung zu demonstrieren.

Die absoluten Winkelbeträge des CE-Winkels konnten von durchschnittlich 8,2° präoperativ um 17° auf 25,2° angehoben werden. Ein weiterer Anstieg auf 33,3° bis zur 2. NU nach Wachstumsabschluss entspricht dem physiologischen Wachstum des Pfannendaches nach lateral. Damit bleibt der postoperative Zustand weitestgehend unverändert. Ein nachholender Effekt wird durch den Eingriff nicht induziert. Die Korrektur muss, wie beim Azetabulumwinkel, durch die Operation erfolgen.

Der ACM-Winkel, auch anatomischer Pfannendachwinkel genannt, wurde von Idelberger und Frank eingeführt. Nachteilig ist, dass anhand des Winkels nur Aussagen zur Form und nicht zur Neigung der Pfanne möglich sind [26]. Der ACM-Winkel wurde entsprechend der Normwertangaben von Tönnis [26] ab dem 2. Lebensjahr bestimmt. Wie aus Tabelle 1 erkennbar ist, war in den hier vorgestellten Untersuchungsergebnissen die Korrektur des Winkels durch die Operation erwartungsgemäß gering. Der präoperativ durchschnittliche Ausgangswert von 54,6° wurde nur um 3,6° auf 51° verringert. Im Laufe der Entwicklung nimmt die Größe des Winkels kontinuierlich ab, es kommt zu einer spontanen Nachbesserung.

Der SCE-Winkel und die Dezentrierungsstrecke d wurden entsprechend den Empfehlungen von Brückl et al. [4] erst ab dem 5. Lebensjahr bestimmt, so dass die Fallzahlen prä- und postoperativ gering sind. Das Verhalten des SCE-Winkels bei Betrachtung der Absolutwerte und der Abweichung von der Altersnorm entspricht wie erwartet weitgehend dem des CE-Winkels. Es kann für diese beiden Parameter festgestellt werden, dass durch die Operation die Kongruenz zwischen Kopf- und Pfannenzentrum verbessert wird.

Brückl et al. [4] und Busse et al. [6] führten als komplexes Maß des ACM-, CE- bzw. SCE-Winkels und der Strecke d den Hüftwert (HW) ein. Der Hüftwert eignet sich nach Meinung einiger Autoren gut zur Beurteilung von Entwicklung und Prognose deformierter Hüftgelenke sowie als Entscheidungshilfe für die Operationsindikation [3, 23, 26]. Nachteilig ist, dass er auf Messfehler sehr empfindlich reagiert. Eine Schwankung seines Betrages um 2 Einheiten ist schon bei einer Veränderung des ACM-Winkels um 1°, des SCE-Winkels um 2° und der Dezentrierungsstrecke um 1 mm nachweisbar [24].

Der Hüftwert wurde in der Arbeit erst ab dem 5. Lebensjahr bestimmt, so dass die Fallzahlen prä- und postoperativ gering sind. In der Tabelle 1 sind die Ergebnisse der Operation bezüglich des Hüftwertes ersichtlich. Dessen Durchschnitt lag vor der Operation bei 20,7 und damit 6 Einheiten über der Altersnorm. Durch die intraoperative Korrektur konnte der Wert auf 13,7 gesenkt werden, wodurch die Abweichung von der Norm nur noch 1,3 betrug. Bis zur 2. NU, d.h. nach Wachstumsabschluss, erfolgte ein weiterer Abfall auf 11,3. Festgestellt werden kann, dass der Hüftwert als Zusammenfassung mehrerer voneinander unabhängiger Größen, die sowohl die Ausbildung der Hüftgelenkspfanne als auch die Stellung des Femurkopfes zu dieser erfassen, sehr gute Ergebnisse der Operation zum Ausdruck bringt.

Die Entwicklung des koxalen Femurendes wird durch den CCD- und AT-Winkel repräsentiert. Die absoluten Messwerte sowie die Abweichung vom altersentsprechenden Normalwert (AvN) des Centrum-Collum-Diaphysenwinkels (CCD) und des Antetorsionswinkels (AT) gehen aus Tabelle 2 hervor.

Die erzielte Varisierung des koxalen Femurendes geht bis zum Verschluss der Y-Fuge vollständig durch den Revalgisierungsprozess verloren oder wird sogar überkorrigiert. Bei der 2. NU lag ein höherer Anteil der Werte im pathologischen Bereich als präoperativ. Die 90% normal bis leicht pathologischen Winkelwerte vor der OP zeigen, dass eine Hüftdysplasie nicht unabdingbar mit einer pathologischen Coxa valga einhergehen muss. In Bezug auf den Antetorsionswinkel lässt sich feststellen, dass durch die Operation eine Retrotorsion verursacht wurde, deren Wert bis zur 2. NU weitgehend unverändert blieb. Da mit zunehmenden Alter der Normwert kleiner wird, erfolgt eine Verschiebung von zu klein in Richtung normaler AT-Wert.

Tabelle 2. Entwicklung des CCD- und des AT-Winkels

	n	Präoperativ Absolut	n	Postoperativ Absolut	n	1. NU Absolut	n	2. NU Absolut
CCD (°)	97	135,9 ± 8,9	97	119,7 ± 8,3	53	126,1 ± 10,0	97	133,2 ± 8,4
AT (°)	97	45,4 ± 14,0	97	15,4 ± 14,7	53	20,2 ± 14,1	97	18,8 ± 13,8
		AvN		AvN		AvN		AvN
CCD (°)	97	0,2 ± 3,1	97	−5,0 ± 5,8	53	−1,3 ± 3,5	97	1,9 ± 4,5
AT (°)	97	1,9 ± 6,3	97	−15,2 ± 13,0	53	−9,5 ± 10,2	97	−0,7 ± 7,9

■ Verlauf der Femurkopfnekrosen

Präoperativ fand sich bei 6 Femurköpfen (6%) ein Nekrosegrad 1, in 13 Fällen (13%) Grad 2, kein Grad 3 und bei 3 Köpfen Grad 4 (3%) nach Tönnis [27]. Nach Wachstumsabschluss fanden sich keinerlei Auffälligkeiten bei den Grad 1 und Grad 2 Femurkopfnekrosen. Alle drei Femurköpfe, bei denen bereits präoperativ eine Grad 4 Nekrose klassifiziert worden war, zeigten hingegen nach Wachstumsabschluss das Bild einer Coxa vara symptomatica: starke Verbreiterung und Verformung des Oberschenkelkopfes, Hochstand des Trochanter major und Verkürzung des Schenkelhalses. Die intraoperative Varisierung erbrachte in diesen Fällen auch keinen positiven Effekt hinsichtlich einer Remodellierung des Femurkopfes. Trotz intraoperativ guter Pfannendachkorrektur entwickelte sich aufgrund der Fehlform der Femurkopfkomponente eine Fehlform des gesamten Azetabulums. Neue, also nach der Operation entstandene Femurkopfnekrosen waren bei keinem der nachuntersuchten Patienten nachweisbar.

■ Operationsalter

Die Diskussion über das optimale Operationsalter nahm in der Vergangenheit einen breiten Platz ein. Die meisten Autoren empfehlen eine Operation zwischen dem 2. und maximal 6. Lebensjahr [10, 13, 15, 16, 19, 25]. Nachteil von Becken- und Azetabuloplastiken in höherem Alter ist die dann eingeschränkte Anpassungs-, Modellierungs- und Nachbesserungsfähigkeit der Hüftgelenke [7, 12, 16, 18, 21, 26]. Tönnis [26, 31] gibt in diesen Fällen der von ihm inaugurierten Dreifachosteotomie [30] den Vorzug, ebenso verfahren Reichel et al. [21]. In der vorliegenden Untersuchung führten Operationen zwischen dem 3. und 6. Lebensjahr zu den besten Ergebnissen. Dies spiegelt sich auch in den röntgenmetrischen Werten nach Wachstumsabschluss wider.

■ Fallbeispiele

Im Folgenden sollen zwei Beispiele die Möglichkeiten der perikapsulären Iliumosteotomie nach Pemberton [20] bei der simultan durchgeführten IRVO illustrieren. Fallbeispiel 1 bringt den möglichen sehr guten Korrekturumfang von präoperativ schwer pathologischen röntgenmetrischen Winkelwerten zu postoperativ im Normbereich liegenden Werten zum Ausdruck. Die erzielten Formverbesserungen blieben bis nach Wachstumsabschluss, mit Ausnahme der Verhältnisse am Schenkelhals, vollständig erhalten.

Fallbeispiel 2 demonstriert den Verlauf einer Patientin, bei der vor der Operation eine Femurkopfnekrose des Schweregrades 4 nach Tönnis [27]

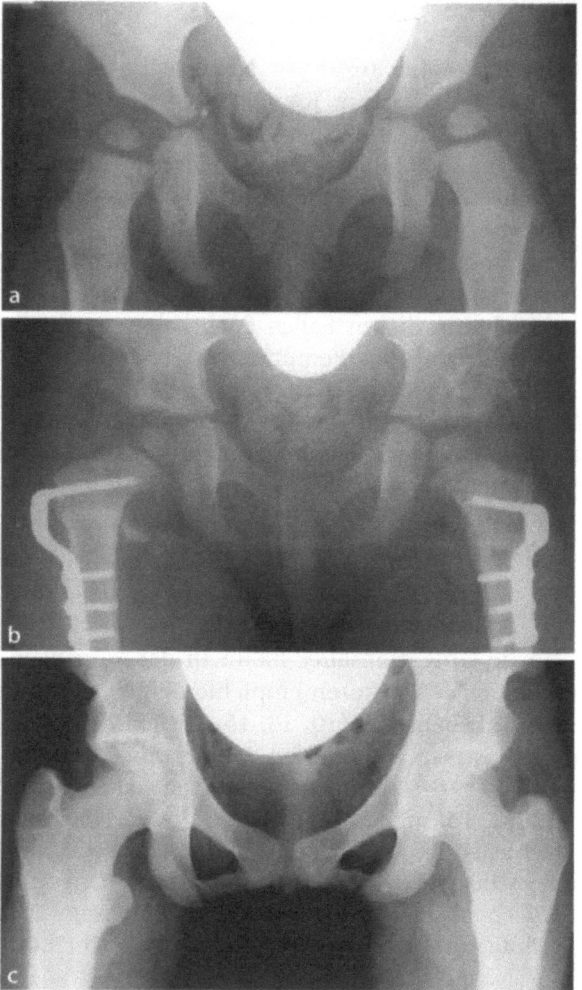

Abb. 4a–c. Patientin C.S., Hüftdysplasie beidseits, konservative Vorbehandlung durch Spreizhose und Lange-Gipse, Operation im Alter von 2,9 Jahren links und 3,1 Jahren rechts. Präoperativer Befund mit 2,8 Jahren (**a**), postoperativer Befund mit 3,4 Jahren (**b**), Befund nach Wachstumsabschluss mit 16 Jahren (**c**)

vorlag. Die auch in diesem Fall erzielte deutlich sichtbare Korrektur an der Hüftpfanne geht bis zur abschließenden Nachuntersuchung, bei der schwere Formveränderungen beider hüftgelenkbildenden Komponenten erkennbar sind, komplett verloren. Das Beispiel zeigt zum einen, dass für die anatomisch korrekte Entwicklung des Gelenkes beide artikulierende Komponenten von Wichtigkeit sind, zum anderen, dass eine Hüftkopfnekrose dieses Schweregrades durch den Eingriff nicht zu beeinflussen ist.

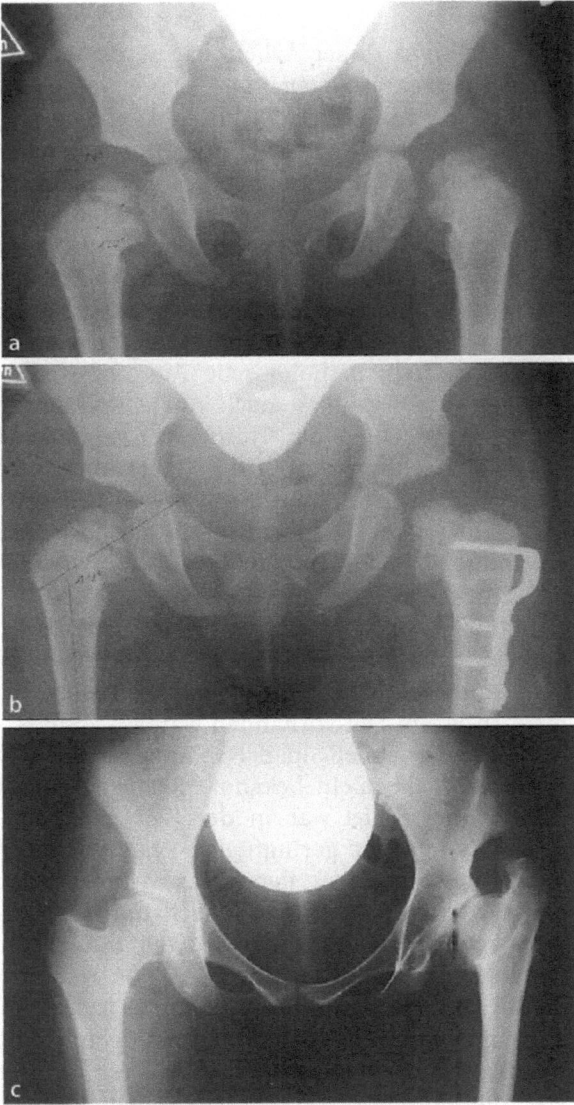

Abb. 5 a–c. Patientin A. K., Hüftluxation beidseits im 4. Lebensmonat diagnostiziert, konservative Vorbehandlung mit Pavlik-Bandage bis zum 11. Lebensmonat, präoperativ Luxationshüfte im Stadium
der Dysplasie rechts und Subluxation links, präoperativ Hüftkopfnekrose Grad 3 rechts und Grad 4
links, postoperativ Hüftkopfnekrose Grad 4 links, Operation im Alter von 2,7 Jahren links. Präoperativer Befund mit 2,6 Jahren (**a**), postoperativer Befund mit 3,1 Jahren (**b**), Befund nach Wachstumsabschluss mit 18,7 Jahren (**c**)

■ Diskussion

Die Ergebnisse dieser Arbeit zeigen, dass das Operationsverfahren zu sehr
guten Langzeitresultaten führt. Diese werden besonders an der Hüftpfanne
deutlich. So haben bei der abschließenden Bestimmung des ACM-Winkels
95,9% der Gelenke normale oder nur leicht pathologisch entwickelte Pfan-
nendächer. Der die Stellung des Femurkopfes zur Pfanne beschreibende
CE-Winkel zeigte bei der letzten Nachuntersuchung 92,8% normale bzw.
leicht krankhafte Winkelwerte. Entscheidend für beide Größen ist die Feststellung, dass nur eine intraoperative Korrektur auf altersentsprechende
Normwerte eine regelrechte Entwicklung bis zum Wachstumsabschluss garantiert. Ungenügend intraoperativ gebesserte Formverhältnisse und präoperativ extrem pathologische Ausgangswerte sind häufigste Ursache für
weniger gute Ergebnisse nach Wachstumsabschluss.

Die Entwicklung des Hüftwertes zeigte eine geringgradige Nachbesserung vom Zeitpunkt nach der Operation bis Wachstumsabschluss. Bei der
letzten Untersuchung lagen mit 84,5% 12% mehr Hüftgelenke im normalen
bis leicht pathologischen Bereich als postoperativ. Ursache ist die bereits
erwähnte Eigendynamik des ACM-Winkels, der mit in die Konstruktion
des Hüftwertes eingeht.

Betrachtet man in der vorliegenden Arbeit die durchschnittliche Größe
der prä- und postoperativen CCD- und AT-Winkel sowie deren Werte nach
Wachstumsabschluss, kann man feststellen, dass Fehlformen des Femur
nicht in jedem Fall vorhanden waren.

Bei der abschließenden Nachuntersuchung war in Bezug auf den CCD-
Winkel die allgemein bekannte Revalgisierungstendenz zu erkennen. Beim
Antetorsionswinkel war in der Zeit nach der Operation bis Wachstumsabschluss nur eine geringfügige Reantetorsion nachweisbar. Allerdings fällt
die Abweichung von der altersentsprechenden Norm der präoperativen
Werte geringer aus als nach Wachstumsabschluss. Daraus kann der Schluss
gezogen werden, dass der Eingriff am Femur einem prophylaktischen
Zweck und weniger der Korrektur von Fehlformen diente. In Dresden wurde die perikapsuläre Iliumosteotomie nach Pemberton [20] zum damaligen
Zeitpunkt fast immer in Kombination mit einer IRVO durchgeführt. Dies
entsprach auch dem Vorgehen anderer Autoren [9, 13, 14, 19]. Hauptziel
war die Prävention kompressiver Nutritionsschäden der Femurepiphyse.
Nach Weber [32] induziert die Absenkung des Pfannendaches eine Druckerhöhung im Gelenk, der durch die Varisation wirkungsvoll begegnet werden kann. Auch Schleberger et al. [22] stellten einen Zusammenhang zwischen dem Auftreten von Nekrosen und kleinen Azetabulumwinkeln fest.
Als Hinweis für die Richtigkeit dieser Überlegungen kann das Nichtauftre-
ten von postoperativen Femurkopfnekrosen in der vorliegenden Arbeit gewertet werden. In der Literatur finden sich sowohl Mitteilungen, die diese
Beobachtung unterstützen [11, 19] als auch solche, die sie widerlegen.

Es scheint wichtig darauf hinzuweisen, dass durch die Absenkung des Pfannendaches bei der perikapsulären Iliumosteotomie ein in diesem Bereich lo-

kalisierter Defekt beseitigt wird. Pemberton [20] selbst konnte in seinen pathoanatomischen Untersuchungen nachweisen, dass in der Mehrzahl der Fälle ein in der Relation zum dysplastisch deformierten Azetabulum zu kleiner Femurkopf artikuliert. Dieser fehlende Formschluss ist die Ursache für eine auftretende Instabilität. Röntgenologisch wird diese Dysproportion mit einhergehender Instabilität in einer Lateralstellung des Femur erstmals sichtbar.

Aus einer Defektbeseitigung resultiert keine permanente pathologische intraartikuläre Druckerhöhung. Vielmehr erfolgt die Wiederherstellung der notwendigen anatomischen Kongruenz beider Gelenkpartner und die Beseitigung der Instabilität.

Einige Autoren verzichten heute, auch nach den Empfehlungen des Arbeitskreises für Hüftdysplasie der DGOT [26, 27], vollständig auf die Femurosteotomie oder wenden diese nur noch an, wenn trotz Azetabuloplastik oder Beckenosteotomie keine ausreichende Stabilität zu erreichen ist bzw. wenn stark ausgeprägte Fehlformen am koxalen Femurende vorliegen [1, 5, 13, 25, 31]. Entsprechend dieser Kriterien wird auch an der Klinik der Autoren die Indikation zur simultanen IRVO heute deutlich seltener gestellt.

Wie die Ergebnisse der abschließenden klinischen Untersuchung zeigten, konnten auch diesbezüglich sehr zufriedenstellende Ergebnisse erzielt werden. 62% der nachuntersuchten Patienten gaben keinerlei Beschwerdesymptomatik an. Bei 85% ließ sich eine freie Beweglichkeit im operierten Hüftgelenk nachweisen. Lediglich zehn Patienten (14%) fühlten sich subjektiv durch die Hüftgelenkserkrankung in ihrer Leistungsfähigkeit eingeschränkt und sahen dies als Minderung ihrer Lebensqualität an.

Ein Vergleich mit den Angaben von Heine et al. [13] zeigt, dass auch hier der präoperative Zustand des Gelenkes und die erzielte intraoperative Korrektur eine entscheidende Rolle spielen. Genannte Autoren machen keine genauen Angaben, ob zwischen schlechten klinischen und röntgenologischen Ergebnissen ein Zusammenhang gefunden wurde. Auch in der vorliegenden Arbeit konnte ein solcher nicht nachgewiesen werden.

Dass ein Zusammenhang zwischen einer Kopfaufbau- oder -umbaustörung und daraus resultierender Inkongruenz zwischen den artikulierenden Gelenkpartnern und der Entstehung einer Arthrose besteht, zeigte sich bei allen 3 Patienten, bei denen bereits präoperativ eine Femurkopfnekrose Grad 4 vorgelegen hatte. In allen Fällen waren Zeichen einer Arthrose Grad 2 nach Brückl und Tönnis [3] erkennbar.

Eine postoperativ neu aufgetretene, d. h. möglicherweise operationsbedingte, Femurkopfnekrose war bei keinem der nachuntersuchten Patienten nachweisbar.

■ Zusammenfassung

Durch die perikapsuläre Iliumosteotomie nach Pemberton kann das für die Luxationshüfte typische Ossifikationsdefizit des Azetabulums ausgeglichen werden. Das erzielte Korrekturergebnis bleibt in der weiteren Entwicklung und nach Wachstumsabschluss erhalten. Der pfannenverbessernde Effekt wird allerdings allein durch die Operation selbst erreicht. Eine postoperativ noch bestehende Dysplasie reift kaum nach.

Die simultan durchgeführte Varisierung des koxalen Femurendes geht bis zum Verschluss der Y-Fuge vollständig durch den Revalgisierungsprozess verloren oder wird sogar überkorrigiert. Nach Abschluss des Wachstums lag ein höherer Anteil der Werte im pathologischen Bereich als präoperativ. Die dauerhafte Korrektur der Fehlform des koxalen Femur konnte damit nicht erreicht werden. Der fragliche Sinn der prophylaktischen Verhinderung eines Nutritionsschaden der Femurkopfepiphyse für sich allein rechtfertigt aus heutiger Sicht diesen Eingriff am koxalen Femur nicht. Die Autoren wenden die Femurosteotomie entsprechend den Empfehlungen des Arbeitskreises für Hüftdysplasie der DGOT [26, 27] nur noch an, wenn trotz Azetabuloplastik oder Beckenosteotomie keine ausreichende Stabilität zu erreichen ist bzw. wenn stark ausgeprägte Fehlformen am koxalen Femurende vorliegen.

In den vorliegenden Untersuchungsergebnissen führten Operationen zwischen dem 3. und 6. Lebensjahr zu den besten Langzeitkorrekturergebnissen.

■ Literatur

1. Blamoutier A, Carlioz H (1995) Die Salter-Osteotomie in der Behandlung der Hüftdysplasie. In: Stücker R, Reichelt A (Hrsg) Die kindliche Hüfte, Hüftdysplasie – Morbus Perthes. Sympomed, München, S 34–43
2. Broughton NS, Brougham DI, Cole WG, Menelaus MB (1989) Reliability of radiological measurements in the assessment of the child's hip. J Bone Joint Surg (Br) 71:6–8
3. Brückl R, Tönnis D (1981) Der Hüftwert als Entscheidungshilfe zur Operationsindikation bei der jugendlichen Dysplasiehüfte. Z Orthop 119:486–490
4. Brückl R, Hepp WR, Tönnis D (1972) Eine Abgrenzung normaler und dysplastischer jugendlicher Hüftgelenke durch den Hüftwert. Arch Orthop Unfall-Chir 74:13–32
5. Brüning K, Heinecke A, Tönnis D (1988) Langzeitergebnisse der Azetabuloplastik. Z Orthop 126:266–273
6. Busse J, Gasteiger W, Tönnis D (1972) Eine neue Methode zur röntgenologischen Beurteilung eines Hüftgelenkes – der Hüftwert. Arch Orthop Unfall-Chir 72:1–9
7. Chen I, Kuo KN, Lubicky JP (1994) Prognosticating factors in acetabular development following reduction of developmental dysplasia of the hip. J Pediatr Orthop 14:3–8
8. Dürrschmidt V (1980) Die Entwicklung der Formelemente am Hüftgelenk bei der Luxationshüfte. Habil-Schrift, Dresden
9. Dürrschmidt V, Teschner W (1985) Die Hüftgelenksentwicklung nach simultaner intertrochanterer Rotations-Variations-Osteotomie und perikapsulärer Iliumosteotomie nach Pemberton. Beitr Orthop Traumatol 32:357–365
10. Eulert J, Behrens K, Buschbaum L, Immenkamp M et al (1985) Die Entwicklung der dysplastischen Hüftgelenkspfanne nach verschiedenen Beckeneingriffen mit und ohne Femurosteotomie. In: Tönnis D (Hrsg) Die operative Behandlung der Hüftdysplasie, Technik und Ergebnisse. Bücherei des Orthopäden, Band 44, Enke, Stuttgart, S 203–224
11. Fritsch EW, Schmitt E, Mittelmeier H (1996) Radiographic course after acetabuloplasty and femoral osteotomy in hip dysplasia. Clin Orthop 323:215–225

12. Grill F, Frischhut B (1991) Ergebnisse der Behandlung der veralteten congenitalen Hüftluxation nach Gehbeginn. Z Orthop 129:342–349
13. Heine J, Felske-Adler C, von Recklinghausen P (1987) Pfannenrekonstruktion bei Hüftdysplasie. Bücherei des Orthopäden, Band 50, Enke, Stuttgart
14. Hellinger J (1977) Zum Stellenwert pfannendachbildender Operationen bei der Luxationshüftenbehandlung. Beitr Orthop Traumatol 24:272–279
15. Hellinger J, Walch H (1976) Ergebnisse der perikapsulären Iliumosteotomie zur Therapie der Flachpfanne bei Luxationshüften. Beitr Orthop Traumatol 23:65–74
16. Immenkamp M (1985) Die perikapsuläre Osteotomie des Darmbeines nach Pemberton. In: Tönnis D (Hrsg) Die operative Behandlung der Hüftdysplasie, Technik und Ergebnisse. Bücherei des Orthopäden, Band 44, Enke, Stuttgart, S 38–47
17. Jentschura G (1951) Über die praktische Anwendung der Methode Wiberg's für die Beurteilung der kongenitalen Dysplasie des Hüftgelenks beim Erwachsenen. Z Orthop 80:34–39
18. Krauspe R, Korn S (1995) Die Beckenosteotomie nach Salter bei Jugendlichen und Erwachsenen. In: Stücker R, Reichelt A (Hrsg) Die kindliche Hüfte, Hüftdysplasie-Morbus Perthes. Sympomed, München, S 63–71
19. Mayer G, Zienert B (1984) Die perikapsuläre Iliumosteotomie nach Pemberton. Beitr Orthop Traumatol 31:407–419
20 Pemberton PA (1965) Pericapsular osteotomy of the ilium for treatment of congenital subluxation and dislocation of the hip. J Bone Joint Surg (Am) 47:65–86
21. Reichel H, Haunschild M, Hein W (1996) Langzeitresultate der Azetabuloplastik nach Dega. Z Orthop 134:131–136
22. Schleberger R, Lenz G, Jantea C, Bernsmann K (1996) Späte Hüftluxation-Behandlungsergebnisse von 1193 Hüften in der abgeschwächten Beuge-Spreizstellung (Hanausekposition). Z Orthop 134:44–50
23. Schulze K-J, Schneider J (1981) Der Hüftwert zur diagnostischen und prognostischen Beurteilung des dysplastischen Hüftgelenks. Beitr Orthop Traumatol 28:331–342
24. Seidlein H (1973) Der Hüftwert als diagnostisches Hilfsmittel in der orthopädischen Praxis. Beitr Orthop Traumatol 20:625–638
25. Shimada K, Engelmann L, Rungenhagen K (1990) Retrospektive Analyse der Hüftgelenksentwicklung nach perikapsulärer Iliumosteotomie nach Pemberton (modifiziert nach Tönnis) in Kombination mit intertrochanterer Korrekturosteotomie (IVDO). Beitr Orthop Traumatol 37:575–580
26. Tönnis D (1984) Die angeborene Hüftdysplasie und Hüftluxation im Kindes- und Erwachsenenalter. Springer, Berlin Heidelberg New York Tokyo
27. Tönnis D (1985) Die operative Behandlung der Hüftdysplasie, Technik und Ergebnisse. Bücherei des Orthopäden, Band 44, Enke, Stuttgart
28. Tönnis D, Brunken D (1968) Eine Abgrenzung normaler und pathologischer Hüftpfannendachwinkel zur Diagnose der Hüftdysplasie. Arch Orthop Unfall-Chir 64:197–228
29. Tönnis D, Kuhlmann GP (1969) Untersuchungen über die Häufigkeit von Hüftkopfnekrosen bei Spreizhosenbehandlung und verschiedenen konservativen Behandlungsmethoden der angeborenen Hüftdysplasie und Hüftluxation. Z Orthop 106:651–672
30. Tönnis D, Behrens K, Tscharani F (1981) Eine neue Technik der Dreifachosteotomie zur Schwenkung dysplastischer Hüftpfannen bei Jugendlichen und Erwachsenen. Z Orthop 119:253–265
31. Tönnis D, Clausing B, Heinecke A (1993) Therapeutische Möglichkeiten bei Hüftdysplasie und Hüftluxation. Orthop Praxis 29:20–25
32. Weber BG (1965) Kritisches zur Salter-Osteotomie. In: Chapchal G (Hrsg) Beckenosteotomie-Pfannendachplastik. Thieme, Stuttgart, S 107–112

Die Beckenosteotomie nach Salter

P. ARNOLD, L. JANI

■ Einleitung

Die operative Korrektur einer persistierenden Hüftdysplasie im Kleinkindes- und Vorschulalter ist heute durch die Früherkennung mittels Ultraschall nur noch in seltenen Fällen erforderlich. Da das Neugeborenenscreening aber immer noch nicht flächendeckend möglich ist, werden weiterhin Hüftdysplasien und -luxationen verspätet diagnostiziert. Wenn sich die Diagnosestellung nur etwas verzögert und die Frühbehandlung in den ersten 3 Lebensmonaten beginnt, ist eine spontane Ausheilung der Pfannendysplasie mit einer Repositions- und Retentionsbehandlung in den meisten Fällen möglich. Erst bei einer Diagnosestellung nach dem 6.–12. Monat wird die Möglichkeit auf eine vollständige Heilung der Pfanne zunehmend geringer. Dabei spielt das Ausmaß der persistierenden Pfannendysplasie nach der konservativen oder operativen Reposition des Hüftgelenkes eine wesentliche Rolle für den weiteren Spontanverlauf der Pfannenentwicklung. In verschiedenen Studien konnte bei Kindern im Alter von 2–3 Jahren über eine ausreichende spontane Korrektur im Lauf des weiteren Wachstums berichtet werden, wenn der AC-Winkel nach Hilgenreiner bei etwa 30° lag [11]. Bei Pfannendachwinkeln von deutlich über 30° war in der weiteren Wachstumsphase keine wesentliche Verbesserung der Pfannenüberdachung zu beobachten, so dass bei diesen Kleinkindern mit persistierender Pfannendysplasie operative Behandlungsmaßnahmen erwogen werden müssen. In der Literatur werden für das frühe Kindesalter die Beckenosteotomie nach Salter und die verschiedenen Modifikationen der Azetabuloplastiken inklusive der Beckenosteotomie nach Pemberton als operative Standardverfahren empfohlen, wobei jedes Operationsverfahren Vor- und Nachteile hat. Mit welchem der verschiedenen Verfahren am ehesten ein gutes Resultat zu erzielen ist, kann nicht gesagt werden, da die hierzu erforderlichen prospektiven und randomisierten Studien fehlen. Für die Auswahl des Verfahrens spielt natürlich die persönliche Erfahrung des orthopädischen Chirurgen eine nicht zu unterschätzende Rolle. Als Routineverfahren wird in unserer Klinik bei leichten und mittleren Schweregraden der Pfannendysplasie im Vorschulalter die Innominatumosteotomie nach Salter bevorzugt.

■ Indikation

Die von Salter 1961 beschriebene Beckenosteotomie wurde von ihm primär zur Verbesserung der Stabilität der Hüfte bei der Behandlung von Subluxationen und Luxationen der Hüfte empfohlen [21]. Das Operationsprinzip besteht darin, dass nach Durchtrennung des Os iliums im Bereich der Linea innominata der untere Beckenanteil inklusive dem Acetabulum nach ventral, caudal und lateral gekippt wird. Die Symphyse stellt dabei den Drehpunkt dar (Abb. 1). Die dadurch erzielte bessere Überdachung und Zentrierung des Hüftkopfes in der Pfanne wirkt sich positiv auf das weitere physiologische Wachstum des Azetabulums aus. Voraussetzung für eine optimale Entwicklung der dysplastischen Pfanne ist jedoch eine sphärische Kongruenz zwischen dem Femurkopf und dem Azetabulum.

Entsprechend den Empfehlungen von Salter 1984 kann die Beckenosteotomie zur Behandlung von Pfannendysplasien ab anderthalb Jahren bis ins jüngere Erwachsenenalter erfolgen [23]. Zunächst wurde sein Operationsverfahren jedoch nur zur Verbesserung der Stabilität nach offener Einstellung des Hüftkopfes bei Hüftluxationen und Subluxationen bei Kindern in der Altersgruppe von 18 Monaten bis zum 6. Lebensjahr propagiert. Erst danach wurde die Indikationsstellung zur Beckenosteotomie nach Salter auf die persistierende Pfannendysplasie nach vorausgehender konservativer Behandlung ausgedehnt [22]. Später hielt Salter die Anwendung seiner Operationstechnik sogar bei jungen Erwachsenen mit residueller Hüftdysplasie mit Subluxation für gerechtfertigt, wenn radiologisch nur leichte degenerative Veränderungen vorlagen und die Beweglichkeit des Hüftgelenkes gegenüber der Norm nicht weniger als 60% eingeschränkt war [23]. Wir teilen die Erweiterung der Indikationsstellung bis ins frühe Erwachsenenalter hinein nicht, zumal in dieser Altersgruppe heutzutage wesentlich leistungsfähigere Operationstechniken (Dreifachosteotomien, sphärische Osteoto-

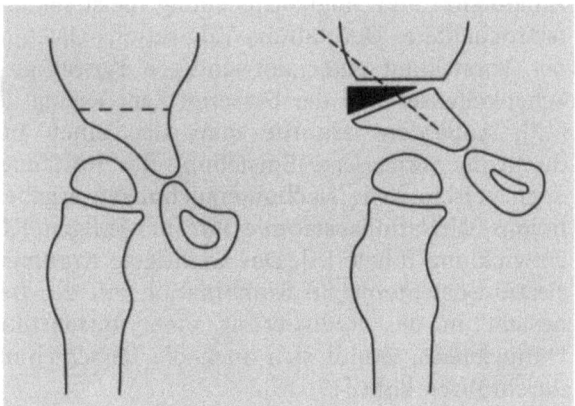

Abb. 1. Schema der Salter-Beckenosteotomie

mien) zur Verfügung stehen. Wir führen die Beckenosteotomie nach Salter vorzugsweise im Kleinkindesalter bis zum 6. Lebensjahr durch, wenn die Symphyse noch nachgiebig ist und das vorhandene Wachstumspotential dem weiteren Reifungsprozess des Azetabulums zugute kommt.

Entsprechend den Nachuntersuchungen von Lindstrom über den Spontanverlauf der Pfannenentwicklung nach Repositionsbehandlung halten wir die Indikation erst bei einem AC-Winkel von über 30° im Alter von 2 Jahren für gerechtfertigt [11]. Bei grenzwertigen Operationsindikationen in dieser Altersgruppe warten wir zunächst weitere 6–12 Monate den Spontanverlauf ab. Wenn die spontane Korrektur der Pfanne in diesem Zeitraum in Gang kommt, darf weiter zugewartet werden. Falls jedoch keine wesentliche Verbesserung der Pfannenüberdachung im weiteren Verlauf zu beobachten ist, sollte spätestens bis zum 3.–4. Lebensjahr die Operationsindikation gestellt werden. Als obere Grenze für die Beckenosteotomie nach Salter sollte der AC-Winkel nach Hilgenreiner die 45° Grenze nicht überschreiten, da eine intraoperative Korrektur des AC-Winkels mit dieser Technik nur bis maximal 12°–15° möglich ist [20]. Bei älteren Kindern werden die Korrekturmöglichkeiten durch die abnehmende Elastizität der Symphyse bei der Beckenosteotomie nach Salter zunehmend schlechter. Deshalb halten wir bei schweren Dysplasien die verschiedenen Formen der Azetabuloplastiken für geeigneter [6, 8, 9, 26].

Während in früheren Jahren die Beckenosteotomie nach Salter fast immer mit einer intertrochanteren Derotations-Varisationsosteotomie kombiniert wurde, nicht zuletzt mit der Begründung einer Druckreduktion des Hüftkopfes nach der Beckenosteotomie [17, 18], erfolgt diese Kombination heute in der Regel nur bei extremer Fehlstellung des proximalen Femurs im Sinne einer Coxa valga et antetorta und resultierender Subluxation des Hüftkopfes.

Eine routinemäßige Femurosteotomie im Rahmen der Beckenosteotomie nach Salter halten wir nicht für notwendig, sofern die Fehlstellung der Schenkelhalsebene nicht zu hochgradig ausgeprägt ist, da die vermehrte Antetorsion und Valgusfehlstellung meist sekundärer Natur ist [21]. Die intertrochantere Derotations-Valgisations-Osteotomie erfolgte früher unter der Vorstellung einer notwendigen Korrektur der Achsenfehlstellung des Schenkelhalses und der besseren Zentrierung des Hüftkopfes in der Pfanne [17]. Außerdem erhoffte man sich einen pfannendachbildenden Effekt durch die verbesserte Einstellung des Hüftkopfes in der Pfanne, wobei jedoch verschiedene Nachuntersuchungen ergaben, dass eine alleinige Derotations-Varisationsosteomie nur in wenigen Fällen zur besseren Pfannenentwicklung führte [3]. Das wichtigste Argument für eine derotierende Varisationsosteotomie in Kombination mit der Beckenosteotomie nach Salter besteht in der Reduzierung einer intraartikulären Druckerhöhung des Hüftgelenkes, womit sich auch die Verschiebung des Azetabulums leichter durchführen lässt [17, 18].

Während früher diese beiden Eingriffe aus den dargelegten Überlegungen fast routinemäßig kombiniert wurden, verzichten wir heute in der Re-

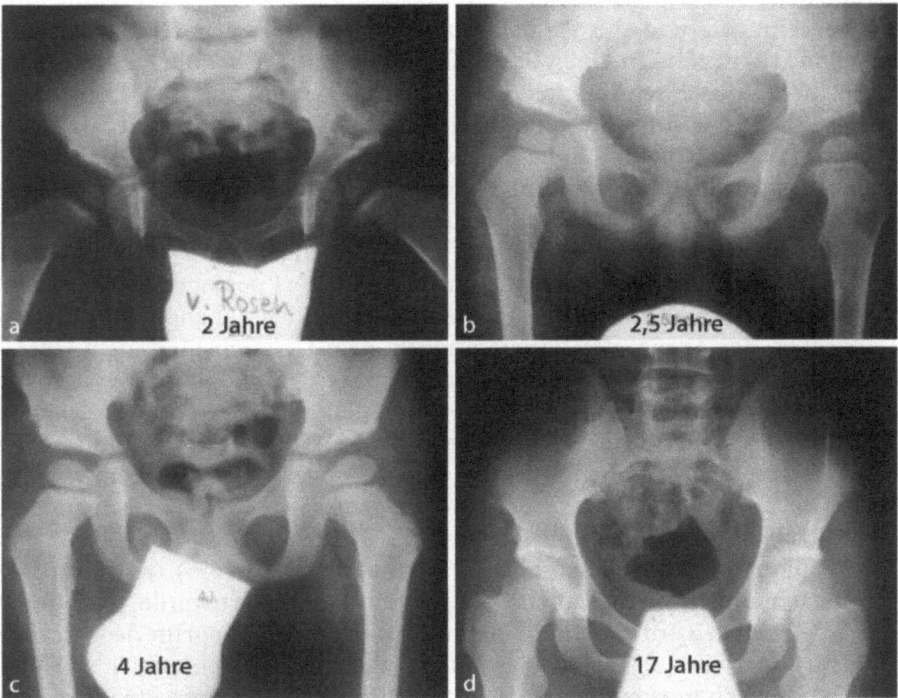

Abb. 2a–d. 2-jähriger Patient mit deutlicher Restdysplasie beider Pfannen nach konservativer Vorbehandlung (**a**). Nach alleiniger Salter-Beckenosteotomie beidseits gute Überdachung der Hüftköpfe und bereits vollständige knöcherne Konsolidierung (**b**). Bei der Nachuntersuchung mit 4 Jahren zunehmende Verbesserung der Überdachung durch Wachstum (**c**). Endergebnis nach Wachstumsabschluss (**d**)

gel auf die intertrochantere Osteotomie, wenn nicht die Schenkelhalsebene deutlich steil steht oder wenn der Femurkopf wegen erhöhter Antetorsion des Schenkelhalses in der Pfanne nur instabil eingestellt werden kann (Abb. 2). Nach unseren Erfahrungen erfolgt in den meisten Fällen eine Spontankorrektur der Schenkelhalsebene nach der Beckenosteotomie im Verlauf des weiteren Wachstums, wie wir sie vom Spontanverlauf der idiopathischen Coxa antetorta bereits kennen und in anderen Studien bereits nachgewiesen werden konnte [10, 16].

■ Patientenaufklärung und Komplikationen

Die Angaben in der Literatur über intra- und postoperative Komplikationen bei der Beckenosteotomie nach Salter schwanken erheblich. Die Komplikationsrate war in älteren Publikationen deutlich höher, da die Beckenosteotomie in den meisten Fällen mit einer femoralen Korrekturosteotomie kombiniert wurde. Das Risiko wurde insbesondere durch die Kombination beider Eingriffe und die Verlängerung der Operationszeit erhöht. So wird das Infektionsrisiko in einer Übersichtsarbeit von Küsswetter und de Pellegrin für die Salter'sche Beckenosteotomie mit durchschnittlich 4% angegeben [15]. Aus unserer Sicht und den Erfahrungen mit dem eigenen Krankengut können wir diese hohe Rate nicht bestätigen. Bei 34 Beckenosteotomien nach Salter trat in unserem Kollektiv in keinem Fall eine Wundheilungsstörung oder Infektion auf, während die Quote in der Sammelstatistik des Arbeitskreises für Hüftdysplasie mit 1,2% angegeben wird [25]. Diese Schwankungsbreite trifft ebenfalls für die besonders postoperativ gefürchtete Hüftkopfnekrose zu. In den Publikationen werden abhängig von Zusatzeingriffen, der Anzahl der Voroperationen, dem Luxationsgrad, dem Operationsalter und den verschiedenen Zugangswegen Hüftkopfnekroseraten von 5,7–31% angegeben [1, 2, 4, 5, 7, 12–14, 21]. Die Auswertung der Sammelstatistik des Arbeitskreises Hüftdysplasie von 1985, die im Rahmen einer Multicenterstudie erhoben wurden, ergaben sowohl für die pfannendachverbessernden Eingriffe als auch für die femoralen Korrekturosteotomien eine Rate von 4% unter Einbeziehung der Nekrosegrade II–IV [25]. Salter und Dubois berichten über höhere Kopfnekroseraten (6%), wenn die Beckenosteotomie mit einer offenen Reposition kombiniert wurde [22]. In anderen Arbeiten wird die Kombination dieser beiden Eingriffe jedoch eher günstig beurteilt [1, 4]. Im eigenen Krankengut konnten wir in 2 Fällen (5,8%) eine Kopfnekrose Grad II mit nachfolgender Coxa magna beobachten. Alle anderen Komplikationen, insbesondere intraoperative Läsionen der Gefäße (Arteria und Vena femoralis) und Nerven (Nervus femoralis, N. ischiadicus und insbesondere N. cutaneus lateralis) schwanken in dieser Studie ebenfalls um die 1%. Korrekturverluste durch primär ungenügende oder nachlassende Osteosynthesen oder Pseudarthrosen lagen in der erwähnten Sammelstatistik knapp über 1%. Im eigenen Krankengut traten bis auf einen leichten Korrekturverlust durch Spanabkippung keine weiteren Komplikationen auf. Insbesonders präoperativ sollten die Eltern darüber informiert werden, dass die Beckenosteotomie nach Salter zu einer Beinverlängerung bis zu etwa 1 cm führen kann. Bei nahezu der Hälfte unserer Patienten fand sich eine Verlängerung auf der operierten Seite von 0,5 cm bis zu 1 cm bei alleiniger Beckenosteotomie.

■ Operationstechnik

Die Lagerung des Beckens zur Operation erfolgt nach dorsolateraler Unterfütterung in einer Schräglage von etwa 45°. Um eine optimale und stabile Lagerung für den Zeitraum der Operation zu gewährleisten, werden Thorax und Becken von hinten mit einem Sandsack abgestützt. Bei der Ausrichtung des Patienten auf dem Operationstisch sollte bereits die Möglichkeit zur intraoperativen Röntgendurchleuchtung berücksichtigt werden, die durch die halbschräge Positionierung des Patienten nicht ganz einfach ist. Die sterile Abdeckung erfolgt proximal bis zum Rippenbogen und sollte die freie Beweglichkeit des Hüft- und Kniegelenkes während der Operation ermöglichen. Die Hautinzision erfolgt etwas oberhalb der Spina iliaca anterior superior direkt nach distal in der Längsrichtung des Beines. Nach Längsspaltung der unterhalb des Darmbeinstachels gelegenen Fascie wird zunächst der N. cutaneus femoris lateralis aufgesucht, damit er bei der weiteren Präparation nicht verletzt wird, und nach medial weggehalten. Nach Darstellung der Muskelloge zwischen dem M. tensor fascia latae und dem M. sartorius erfolgt die Längsspaltung der knorpeligen Darmbeinkammapophyse im Verlauf des ventralen Abschnitts der Crista bis zum vorderen Darmbeinstachel. Im Bereich des knöchernen Beckenkammes lässt sich nun die Darmbeinkammapophyse mit dem Periost nach lateral und medial abschieben. Mit dem Rasparatorium wird nun die knöcherne Darmbeinschaufel subperiostal nach dorsal bis zur Incisura ischiadica major dargestellt, die nun vorsichtig von medial und lateral mit einem Hohmann-Haken umfahren wird. Die senkrecht zur Vertikalachse des Beckens durchzuführende Osteotomie erfolgt nach vorsichtigem Einführen der Gigli-Säge in die Incisura ischiadica nach ventral in Richtung der Spina iliaca anterior inferior. Falls die Beckenosteotomie mit dem Meisel vorgenommen wird, sollte die Position der Hohmannhebel bei der Durchtrennung der dorsalen Knochenschicht überprüft werden, damit der Meißel keinesfalls zu tief abgleitet (Abb. 3).

Danach Entnahme eines keilförmigen Knochenspans aus dem vorderen Abschnitt des Beckenkammes. Nach vollzogener Osteotomie wird das distale Fragment mit einer Backhaus-Klemme nach ventral und lateral geschwenkt, wobei beide Segmente im dorsalen Abschnitt Kontakt behalten sollten. Der Osteotomiespalt kann auch indirekt mit dem sogenannten „Salter-Handgriff" (Beugung im Kniegelenkes bei gleichzeitiger Außenrotation des Oberschenkels) keilförmig aufgeklappt werden. In den ventral geöffneten Osteotomiespalt wird nun der keilförmig zugerichtete Knochenspan eingebracht. Danach empfehlen wir zur Fixierung des Spanes 1–2 Kirschnerdrähte vom Beckenkamm aus nach kaudal-medial ins distale Beckensegment einzubringen. Bei einer Luxation des Hüftgelenkes ist die Kombination mit einer offenen Reposition von der gleichen Inzision aus möglich. Eine routinemäßige Durchtrennung der Sehne des M. Iliopsoas wurde jedoch vermieden [15]. In vielen Fällen genügte eine Einkerbung oder eine Z-förmige Verlängerung der Sehne, wobei jedoch die Verhinderung einer intraartikulären Druckerhöhung absolute Priorität hat. Nach der Osteosynthese wird das Hüftgelenk vorsichtig bewegt und auf eine Krepitation geachtet. In diesem Stadium der Operation erfolgt eine intraoperative Röntgenkontrolle, um das Ausmaß der Korrektur durch die Beckenosteotomie, die genügend tiefe Einstellung des Hüftkopfes in der Pfanne und die Lage der Kirschnerdrähte kontrollieren zu können.

Liegt der CE-Winkel nach der Pfannenkorrektur bei über 10°, kann in der Regel auf eine gleichzeitige intertrochantere Korrekur verzichtet werden und zunächst der Spontanverlauf abgewartet werden. Bei einem CE-

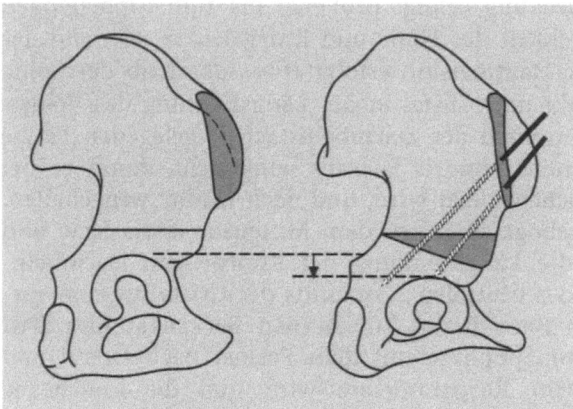

Abb. 3. Osteotomierichtung in der Technik nach Salter in der Seitansicht. Nach vollzogener Osteotomie wird das distale Fragment nach ventral und lateral geschwenkt. In den ventral geöffneten Osteotomiespalt wird der keilförmige Knochenspan eingebracht und mit 2 Kirschnerdrähten fixiert

Winkel von unter 10° ist die Indikation zur intertrochanteren Korrekturosteotomie des Femurs gerechtfertigt, die von einem separaten Längsschnitt am proximalen Oberschenkel erfolgt. Nach Einlegen einer Redondrainage erfolgt der Wundverschluss, wobei die längsgespaltene Darmbeinkammapophyse exakt auf der knöchernen Crista liegen sollte, um Wachstumsstörungen zu vermeiden. Danach werden die Kirschnerdrähte über der vernähten Darmbeinkammapophyse gekürzt und umgebogen.

■ Postoperative Nachbehandlung

Für sechs Wochen wird zunächst ein Beckenbeingips in Abduktionsstellung angelegt. Die Entfernung der Redondrainagen wird am 2. postoperativen Tag durchgeführt. 6 Wochen postoperativ erfolgt nach Röntgenkontrolle die Gipsabnahme und die Entfernung des Osteosynthesematerials. Anschließend werden die Kinder mit einem Dreirad und Rollator mobilisiert.

■ Ergebnisse

In den Jahren 1982 bis 1990 wurden an der Orthopädischen Universitätsklinik Mannheim 37 Patienten mit 45 Hüften wegen einer persistierenden Pfannendysplasie mit der Operationsmethode nach Salter operiert. Patienten, bei denen eine neuromuskuläre Grundkrankheit zugrunde lag, wurden in dieser Studie nicht berücksichtigt. Die Indikation zur Operation wurde bei leichten und mittelschweren Dysplasiefällen gestellt. Der durchschnittliche präoperative AC-Winkel betrug 33,7° (26–45°). Schwere Dysplasiefor-

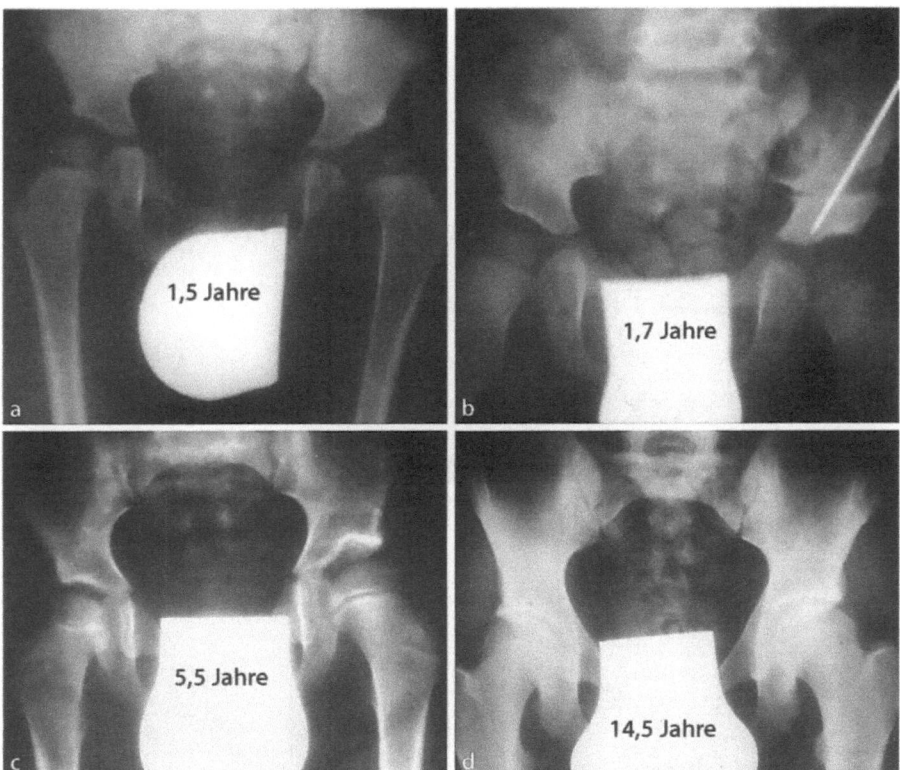

Abb. 4. Bei diesem Jungen wurde im Alter von 1,5 Jahren wegen einer Pfannendysplasie links mit Subluxationsstellung die Indikation zur Beckenosteotomie nach Salter gestellt (**a**). Nach der Operation gute Überdachung und Zentrierung des Hüftkopfes in der Pfanne (**b**). Im Alter von 5,5 Jahren noch leichte Konturunregelmäßigkeiten der linken Pfanne, die jedoch bis zum Wachstumsabschluss verschwinden (**c** und **4**)

men mit einem Winkel von über 45° wurden mit einer Azetabuloplastik versorgt.

Nahezu alle Patienten (95,6%) waren konservativ vorbehandelt; in den meisten Fällen durch eine Overheadextension, Becken-Bein-Gips und eine Brownsche-Schiene. Die Dauer der konservativen Behandlung betrug durchschnittlich 7,5 Monate.

Die Ergebnisbeurteilung der verschiedenen Formen der Azetabuloplastiken und der Beckenosteotomien in der Literatur ist sehr schwierig, da die Indikationsstellung zur Operation in den einzelnen Kliniken uneinheitlich ist und die Operationstechniken bei gleichem Verfahren von den chirurgischen Orthopäden sehr unterschiedlich ausgeführt werden. In unserer Klinik wird die Beckenosteotomie nach Salter seit 1982 bei leichten und mittleren Schweregraden der Hüftdysplasie als Standardoperationsverfahren angewendet.

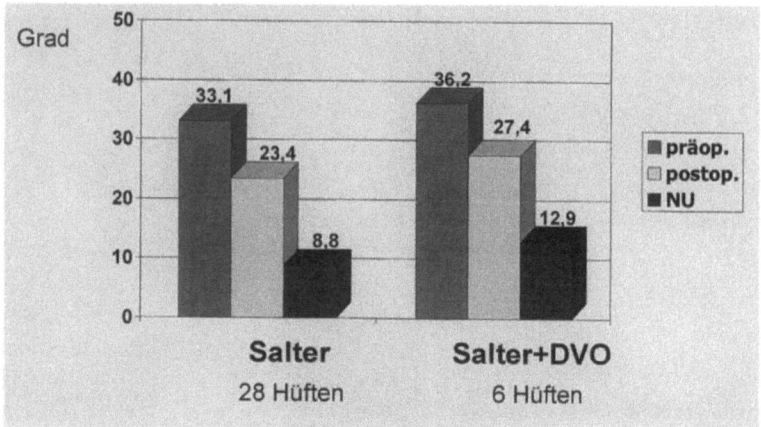

Abb. 5. Entwicklung des AC-Winkels im postoperativen Verlauf

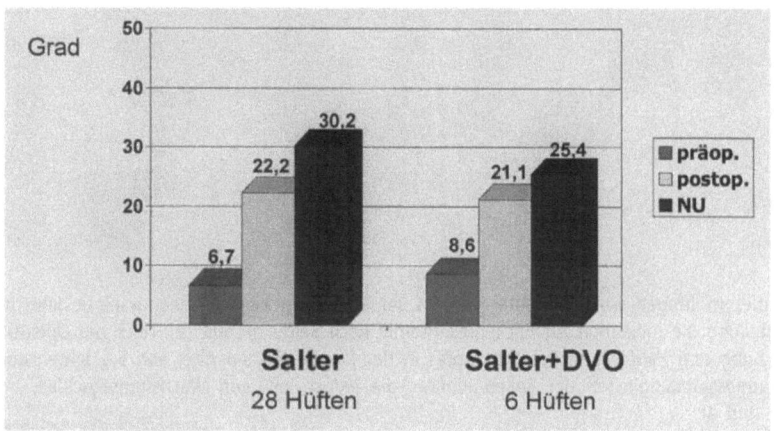

Abb. 6. Entwicklung des CE-Winkels im postoperativen Verlauf

Im letzten Jahr konnten 30 Patienten mit 34 operierten Hüften in unserer Klinik (Nachuntersuchungsquote 75%) nach Wachstumsabschluss (durchschnittlicher Beobachtungszeitraum 13 Jahre) nachuntersucht werden (Abb. 4).

Knapp 90% der Patienten zeigten sehr gute oder gute klinische Ergebnisse, wenn man die Bewertungskriterien des Arbeitskreises Hüftdysplasie der DGOT zugrundelegt [25]. Das Durchschnittsalter zum Zeitpunkt der Operation betrug 3,6 Jahre (2–7 Jahre). Bei der radiologischen Klassifizierung des CE-Winkels nach Tönnis ergaben sich ebenfalls in 88,2% der Fälle normale Pfannenwinkel und nur 11,8% zeigten nach Wachstumsabschluss leicht pathologische Werte. Zum Vergleich erfolgte ebenfalls die Einteilung

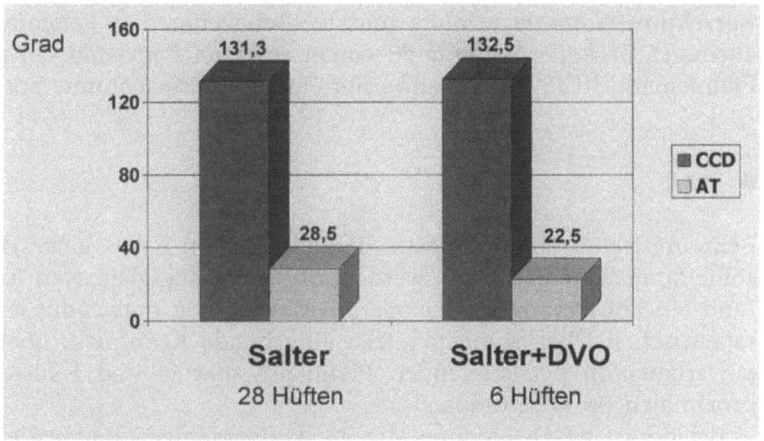

Abb. 7. Reeller CCD- und AT-Winkel bei der Nachuntersuchung

nach dem Severin-Schema, eine Klassifizierung, die vor allen in den anglo-amerikanischen Ländern weit verbreitet ist. Es zeigte sich erwartungs-gemäß, dass die Gruppe I der normalen Hüftgelenke mit 38,2% deutlich geringer war, da bei diesem Bewertungsschema neben dem CE-Winkel noch zusätzlich die Morphologie der Pfanne, des Hüftkopfes und des Schenkelhalses mitbeurteilt wird. Bei normalen Winkeln und mäßigen De-formierungen der Pfanne oder des Kopfes konnten 55,9% der Patienten in die Gruppe IIa und 5,9% in die Gruppe IIb eingeordnet werden.

Bei 80% der Hüften erfolgte eine alleinige Beckenosteotomie nach Salter oder eine Kombination mit einer offenen Reposition. In 6 Fällen wurde in der gleichen Sitzung eine Femurosteotomie durchgeführt. Die Verlaufswerte der durchschnittlichen AC- und CE-Winkel der beiden Gruppen sind aus den nachfolgenden Graphiken ersichtlich (Abb. 5 und 6). Die Patienten mit zusätzlicher Femurosteotomie hatten naturgemäß schlechtere Ausgangswin-kel und waren im Durchschnitt 2 Jahre älter. Der AC-Winkel konnte in bei-den Gruppen durch die Operation um knapp 10° gesenkt werden. Die Ent-wicklung des CE-Winkels zeigte in beiden Gruppen einen ähnlichen Ver-lauf, wobei jedoch das Wachstumspotential in der Gruppe mit Femurosteo-tomie durch das höhere Operationsalter etwas geringer war. Bei der Nach-untersuchung waren die durchschnittlichen CCD-Winkel in beiden Grup-pen gleich. Der AT-Winkel war in der Gruppe mit alleiniger Beckenosteoto-mie erwartungsgemäß etwas schlechter, jedoch lag er bei beiden Kollekti-ven im Normbereich (Abb. 7).

Die Nachuntersuchung hat jedoch im Wesentlichen unser operatives Vor-gehen bestätigt, bei einer persistierenden Pfannendysplasie zunächst ein-mal auf die zusätzliche Korrektur des proximalen Femurs zu verzichten. Dennoch soll nicht unerwähnt bleiben, dass bei 2 Patienten wegen einer persistierenden Coxa valga et antetorta im späteren Verlauf eine femorale

Korrekturosteotomie erfolgte musste. Bei weiteren 2 Patienten war nach alleiniger Beckenosteotomie zu einem späteren Zeitpunkt ein nochmaliger Pfanneneingriff in Kombination mit einer Femurosteotomie notwendig.

■ Fazit

Beim Auftreten eines verspätet diagnostizierten Falles einer Hüftdysplasie sollte zunächst entschieden werden, ob in Abhängigkeit vom Alter und Befund ein konservatives oder operatives Vorgehen notwendig ist. Diese therapeutischen Überlegungen setzen eingehende Kenntnisse über den Spontanverlauf von persistierenden Pfannendysplasien und Fehlstellungen des proximalen Femurs voraus.

Bei der Salter-Osteotomie, die im deutsprachigen Raum die verbreiteste Beckenosteotomie ist, wird nach der Durchtrennung des Os iliums der distale Beckenanteil mit dem Drehzentrum in der Symphyse nach ventral-lateral gekippt. Da die Elastizität der Symphyse altersabhängig begrenzt ist, sollte die Operation bis zum 6. Lebensjahr erfolgen, wobei der Zeitraum zwischen dem 2. und 4. Jahr der ideale Operationszeitpunkt darstellt. Die operative Indikation zur Pfannenkorrektur ist dann sinnvoll, wenn im Alter von 2–3 Jahren der Pfannendachwinkel deutlich über 30° liegt. Bei ausreichender intraoperativer Überdachung des Kopfes kann die gleichzeitige Korrektur des Femurs zurückgestellt werden. Liegt keine gute Überdachung nach der Beckenosteotomie vor, muss nach intraoperativer Röntgenkontrolle entschieden werden, ob eine zusätzliche femorale Korrekturosteotomie notwendig ist.

Bei Pfannendachwinkeln von 30° oder darunter kann zunächst der Spontanverlauf abgewartet werden, ob eine weitere Verbesserung der Pfannenkontur in den darauffolgenden 6–12 Monaten eintritt.

Die Vorteile der Salter'schen Beckenosteotomie sehen wir darin, dass sie im Vergleich zu den Azetabuloplastiken technisch einfacher ist und die Pfanne inklusive des bedeckenden Knorpels bei dem Eingriff nicht tangiert wird, so dass keine Schädigung der Wachstumszone der Pfanne in der Y-Fuge möglich ist. Da nur eine begrenzte intraoperative Korrektur von 10°–15° zu erzielen ist, wird der Eingriff von uns nur bis zu einem AC-Winkel von 45° vorgenommen. Bei steileren AC-Winkeln und älteren Kindern werden von uns die verschiedenen Varianten der Azetabuloplastiken bevorzugt.

■ Literatur

1. Barrett WP, Staheli LT, Chew DE (1986) The effectiveness of the Salter innominate osteotomy in the treatment of congenital dislocation of the hip. J Bone Joint Surg 68A:79–87
2. Eulert J, Gekeler J (1979) 10-Jahres-Ergebnisse der Beckenosteotomie nach Salter teilweise kombiniert mit offener Reposition und/oder intertrochanterer Femurosteotomie. Orthopäde 8:36–39
3. Grill F (1984) Treatment of hip dislocation after walking. Arch Orthop Trauma Surg 102:148–153
4. Haidar RK, Jones RS, Vergroesen DA, Evans GA (1996) Simultaneous open reduction and Salter osteotomy for developmental dysplasia of the hip. J Bone Joint Surg 78B:471–476
5. Hansson G, Althoff B, Bylund P, Jacobsson B, Löfberg A-M, Lönnerholm T (1990) The Swedish experience with Salter's innominate osteotomy in the treatment of congenital subluxation and dislocation of the hip. J Pediatr Orthop 10:159–162
6. Heine J, Felske-Adler C (1985) Ergebnisse der Behandlung der kongenitalen Hüftluxation durch offene Reposition und Beckenosteotomie nach Salter. Z Orthop 123:273–276
7. Huang S-C, Wang J-H (1997) A comparative study of nonoperative versus operative treatment of developmental dysplasia of the hip in patients of walking age. J Pediatr Orthop 17:181–188
8. Jani L (1974) Die operative Behandlung der präarthrotischen Deformitäten der Hüftgelenkspfanne bei der congenitalen Hüftgelenksluxation. Z Orthop 112:605–609
9. Jani L (1976) Differenzierte Indikationsstellung zu den verschiedenen pfannendachplastischen Eingriffen. Z Orthop 113:545–546
10. Jani L, Schwarzenbach U, Afifi K, Scholder P, Gisler P (1979) Spontanverlauf der idiopathischen Coxa antetorta. Orthopäde 8:5–11
11. Lindstrom JR, Ponseti IV, Wenger DR (1979) Acetabular development after reduction in congenital dislocation of hip. J Bone Joint Surg 61A:112–118
12. Kalamchi A, Mac Ewen GD (1980) Avascular necrosis following treatment of congenital dislocation of the hip. J Bone Joint Surg. 62A:876–888
13. Kalamchi A (1982) Modified Salter osteotomy. J Bone Joint Surg 64A:183–187
14. McKay DW (1974) A comparison of the innominate and the pericapsular osteotomy in the treatment of congenital dislocation of the hip. Clin Orthop 98:124–132
15. Küsswetter W, de Pellegrin M (1990) Die Salter'sche Beckenosteotomie als hüftpfannenverbessernder Eingriff. Operat Orthop Traumatol 2:281–291
16. Mäder G, Brunner C, Ganz R (1979) 10-Jahresresultate der Beckenosteotomie nach Salter. Orthopäde 8:30–35
17. Morscher E (1965) Kombinierte Beckenosteotomie nach Salter mit varisierender Detorsionsosteotomie am oberen Femurende. In: Chapchal G (Hrsg) Beckenosteotomie – Pfannendachplastik. Thieme, Stuttgart, S 78–87
18. Moulin P, Morscher E (1988) Langzeitresultate der Beckenosteotomie nach Salter. Orthopäde 17:479–484
19. Powell EN, Gerratana FJ, Gage JR (1986) Open reduction for congenital hip dislocation: the risk of avascular necrosis with three different approaches. J Pediatr Orthop 6:127–132
20. Rab GT (1978) Biomechanical aspects of Salter osteotomy. Clin Orthop 132:82–87
21. Salter RB (1961) Innominate osteotomy in the treatment of congenital dislocation and subluxation of the hip. J Bone Joint Surg 43B:518–539

22. Salter RB, Dubos JP (1974) The first fifteen years personal experience with inno-minate osteotomy in the treatment of congenital dislocation and subluxation of the hip. Clin Orthop 98:72–103
23. Salter RB, Hansson G, Thomson GH (1984) Innominate osteotomy in the manage-ment of residual congenital subluxation of the hip in young adults. Clin Orthop 182:53–68
24. Tönnis D (1984) Die angeborene Hüftdysplasie und Hüftluxation im Kindes- und Erwachsenalter. Grundlagen, Diagnostik, konservative und operative Behandlung. Springer, Berlin Heidelberg New York, S 172–173
25. Tönnis D (1985) Die operative Behandlung der Hüftdysplasie. Technik und Ergeb-nisse. Bücherei des Orthopäden, Band 44, Enke, Stuttgart
26. Windhager R, Lack W, Schiller C, Kotz R (1990) Die Beckenosteotomie nach Salter in der Behandlung der kongenitalen Hüftluxation und Hüftdysplasie unter besonderer Berücksichtigung der Beckenkippung. Z Orthop 128:575–583

**Behandlung der Hüftdysplasie
in der Adoleszenz:
Biomechanische Grundlagen
und operative Therapieprinzipien**

CH. TSCHAUNER, H. REICHEL

■ Einleitung

Auch im Zeitalter der generellen sonographischen Hüftvorsorge in der
Bundesrepublik Deutschland stellt sich noch immer das Problem der ope-
rativ-gelenkerhaltenden Sanierung von „Altlasten": Folgezustände nach vorbehandelten und voroperierten dysplastischen Hüftgelenken mit oft hochgradigen „Restdysplasien" oder bereits in jungen Jahren progredienten Sekundärarthrosen. Diese schweren Fälle findet man besonders häufig nach
septischen Koxitiden oder nach im Rahmen der konservativen Primärbehandlung aufgetretenen Hüftkopfnekrosen. Auch schwere Verlaufsformen
der Perthes'schen Erkrankung können neben den typischen Veränderungen
am koxalen Femurende (Coxa vara, verkürzter Schenkelhals, Trochanterhochstand, Beinverkürzung) mit *Pfannendysplasien* verschiedenen Schweregrades einhergehen. Diese hochgradigen Präarthrosen bedürfen spätestens
bei Wachstumsende einer komplexen – oft zweizeitigen – operativen Korrektur mit kombinierten Interventionen an Femur und Azetabulum. Sollen
diese in der Adoleszenz indizierten komplexen gelenkerhaltenden Operationen längerfristig erfolgreich sein, müssen sie auf einer biomechanisch ra-
tional nachvollziehbaren Entscheidungsgrundlage geplant werden. Zum
besseren Verständnis der verschiedenen operativen Techniken sollen deshalb einige wichtige biomechanische Grundlagen vorangestellt und näher
erläutert werden.

■ Biomechanische Grundlagen der persistierenden Hüftdysplasie beim Adoleszenten

Die Probleme der persistierenden Hüftdysplasie liegen in der Regel primär
auf Seiten des *Azetabulums*. Manchmal sind sie allerdings zusätzlich mit
höhergradigen Fehlstellungen des Schenkelhalses (Coxa valga [antetorta]
nach Hüftdysplasie, Coxa vara et magna nach M. Perthes) kombiniert. Eine
isolierte Coxa valga bei normal ausgebildeter Pfanne ist primär keine „Dysplasie" und gilt nach heutigem Wissen nicht generell als „Präarthrose".

■ Morphologie

Das Azetabulum besteht aus der mit Gelenkknorpel überzogenen Gelenkfläche (Facies lunata) und der mit Bindegewebe und dem Lig. capitis femoris ausgefüllten Fossa acetabuli. Es wird nach peripher hin durch einen faserknorpeligen „Dichtungsring", das Labrum acetabulare (kaudal ergänzt durch das Lig. transversum), abgeschlossen. Die Gelenkfläche (Facies lunata) liegt annähernd in der Sagittalebene und umgreift den Hüftkopf von ventral, kranial und dorsal wie ein Hufeisen. Die Fossa acetabuli bildet die mediale Wand des Azetabulums und ist in ihrer Gesamtausrichtung vertikal orientiert.

Wodurch unterscheidet sich nun morphologisch ein normales von einem dysplastischen Azetabulum? Der Unterschied liegt im kranial gelegenen Anteil der Facies lunata – der eigentlichen „Tragfläche": Dieser Anteil der Facies lunata bildet bei der *normal* ausgereiften Pfanne die konkav ausgebildete *horizontal-symmetrisch* den Hüftkopf überdachende Kontaktzone und damit das anatomische Substrat der physiologischen Kraftübertragung. Radiologisch entspricht dies einer gleichmäßig breit strukturierten Sklerosezone („sourcil" nach Pauwels [9]) auf dem Beckenübersichtsröntgen.

Beim *dysplastischen* Gelenk dagegen hat sich im Laufe des Wachstums aus der Verknöcherungsstörung des Erkerbereiches eine nach anterolaterocranial gerichtete „Dysplasierinne" entwickelt, so dass die eigentliche Tragfläche nun nicht mehr horizontal übergreift, sondern eine im Prinzip nach anterolaterokranial gerichtete „schiefe Ebene" bildet. Was dies mechanisch bedeutet, wird sofort klar, wenn man daran denkt, was mit einem Auto auf einer leicht geneigten vereisten Straße passiert: Es gerät ins Rutschen und landet in der Leitplanke. Dieser „Leitplanke" entspricht anatomisch das *Labrum acetabulare* mit dem angrenzenden Erkerbereich der dysplastischen Facies lunata. Ganz und Mitarbeiter haben darauf hingewiesen, dass bei Pfannendysplasien in einem hohen Prozentsatz schmerzhafte Labrumprobleme („acetabular rim syndrome" [7]) auftreten. Es ist nun möglich, diese Labrumpathologie mittels *MR-Arthrographie* als einem nicht-invasiven Verfahren [2] für die klinische Routine reproduzierbar darzustellen. Röntgenologisches Charakteristikum der Pfannendysplasie ist eine nach kraniolateral ansteigende, zum Erker hin sich verbreiternde Sklerosezone (= dreieckige „sourcil" nach Pauwels [9]).

■ Therapeutisches Prinzip

Prinzipiell gilt es daher, die schräg im Raum stehende „Tragfläche" operativ wieder horizontal übergreifend einzustellen, d.h. zu „horizontalisieren". Durch diese operative räumliche „Reorientierung" wird das Problem der „schiefen Ebene" gelöst und ein kongruentes „Containment" wieder hergestellt. Da nach dem Wolff'schen Gesetz der „Transformation der Knochen" [16] der Knochen sensibel auf pathologische und physiologische

Kräfteflüsse reagiert und sich diesen anpasst, wird diese operativ herbei-geführte Normalisierung des Kraftflusses auch auf dem Röntgenbild (= „Spannungshistogramm") sichtbar: die vorher dreieckige alterierte „sourcil" normalisiert sich zusehends.

■ Vektorgraphische Kräfteanalyse

Um diese röntgenmorphologischen Veränderungen, die sich gesetzmäßig bei aufmerksamer Betrachtung beobachten und verfolgen lassen, besser zu verstehen, muss man die zugrundeliegenden Kräfte vektorgraphisch ana-lysieren. Dabei muss man sich primär von der Vorstellung lösen, die Hüfte wäre ein Kugelgelenk mit gleichmäßig über die ganze Oberfläche übertra-genen Kräften. Vielmehr hängt die Verteilung des Kraftflusses beim auf-recht stehenden und gehenden Menschen von der Richtung der resultieren-den Gelenkkraft R und ihrer Komponenten und von der räumlichen Orien-tierung der kraftübertragenden Gelenkflächenanteile ab.

Für die hier vor allem interessierende Kräfteanalyse in der Frontalebene (für die das Pauwels'sche Hebelmodell konzipiert wurde und Gültigkeit hat) interessiert vor allem die räumliche Orientierung der kranialen Anteile der Facies lunata, also der eigentlichen „Tragfläche", und die daraus abgeleitete Komponentenzerlegung der Resultierenden R in der Frontalebene; denn diese gibt Auskunft über Größe und Richtung der mechanischen Beanspru-chung dieser „Tragfläche" unter normalen und pathologischen Bedingun-gen. Da sich morphologisch die pathologischen Veränderungen an der „Tragfläche" überwiegend in der Frontalebene abspielen und analysieren lassen, scheint die Reduktion der Dreidimensionalität in die Frontalebene und der Bezug auf die vektorgraphische Analyse nach dem Pauwels'schen Hebelmodell methodisch gerechtfertigt und klinisch relevant. Pauwels selbst hat betont:

„Von praktischer Bedeutung ist, dass die resultierende Druckkraft bzw. ih-re Gegenkraft R1 mit zwei Komponenten die Stellung des Schenkelkopfes in der Pfanne zu ändern strebt, und zwar mit der Längskomponente L, welche den Schenkelkopf – in vertikaler Richtung nach aufwärts zu verschieben trachtet, und mit der Querkomponente Q, welche ihn mit einer wesentlich geringeren Kraft – in horizontaler Richtung gegen den Pfannenboden drängt" (Pauwels [9]).

Stellt man die Aussagen dieses Originalzitates von Pauwels der Morpho-logie des Azetabulums bzw. dessen Projektion auf einer ap-Beckenüber-sichtsaufnahme gegenüber, so erkennt man unschwer, dass die Längs- (bzw. Vertikal)-Komponente gegen die „Tragfläche", die Quer- (bzw. Horizontal)-Komponente gegen die antero bzw. postero-kaudalen Abschnitte der Facies lunata bzw. auch gegen die Fossa acetabuli gerichtet sind (Abb. 1).

Die auch größenordnungsmäßig wesentlich kleinere Querkomponente ist gegen den (zumindest solange das Gelenk noch zentriert ist) weitgehend konstant ausgebildeten mediokaudalen Anteil des Azetabulums gerichtet:

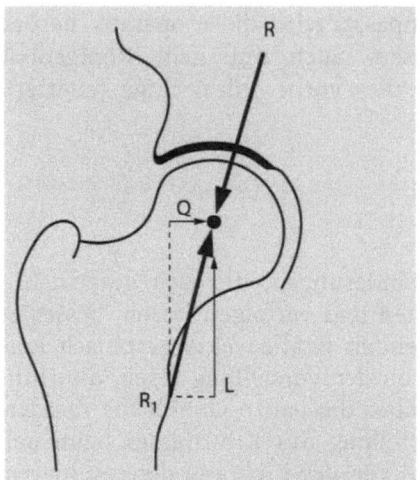

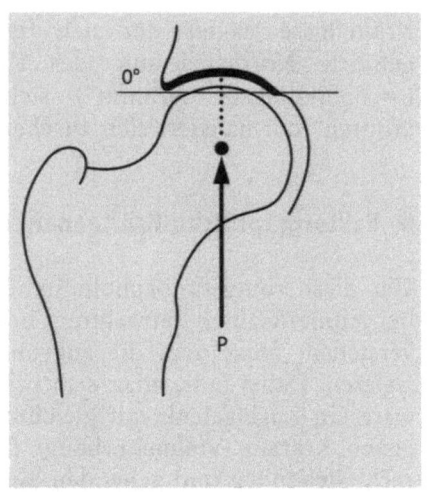

Abb. 1. Resultierende R und Gegenresultierende R1 sowie ihre vertikal gerichtete Längskomponente L und ihre horizontal gerichtete Querkomponente Q, die den Hüftkopf entsprechend ihrer Richtung und Größe zu verschieben trachten

Abb. 2. Vertikalkomponente P der Gegenresultierenden R1. Diese klinisch entscheidende vertikale Kraftkomponente P ist bei einer normal ausgebildeten (=horizontal ausgerichteten) Tragfläche orthograd-zentrisch gegen diese gerichtet

die Krafteinleitung dieser Querkomponente ändert sich auch bei dysplastischen Pfannen kaum.

Dagegen ist die Krafteinleitung der auch größenordnungsmäßig viel bedeutenderen *Vertikalkomponente P* (= Längskomponente L nach Pauwels) in die Tragfläche von deren räumlicher Orientierung abhängig:

■ Bei *normal* ausgebildeter horizontal übergreifender Tragfläche wird die Vertikalkomponente vollkommen zentrisch-symmetrisch („*orthograd*") in die Tragfläche eingeleitet und beansprucht diese daher ausschließlich auf Druck (Abb. 2). Durch die durch den intakten Gelenkknorpel und das Phänomen der „kongruenten Inkongruenz" [5] erwirkte gleichmäßige Druckverteilung innerhalb der gesamten Tragfläche kommt unter diesen Normalbedingungen auch das röntgenologisch sichtbare Phänomen der gleichmäßig ausgeprägten und horizontal übergreifenden Sklerosezone zustande. Auf diese grundlegende Voraussetzung normaler Kraftflüsse in der Tragfläche hat Bombelli [1] als erster eindringlicher hingewiesen.

Bei einer „*dysplastischen*" Pfanne dagegen mit ihrer typischerweise kraniolateral gerichteten Tragfläche trifft die Vertikalkomponente exzentrisch-asymmetrisch („*schräg*") auf die Tragfläche (Abb. 3). Da nach Pauwels die *„Längskomponente – den Schenkelkopf – in vertikaler Richtung nach aufwärts zu verschieben trachtet"*; entsteht hier mechanisch ein „Problem der schiefen Ebene": den Gesetzen der graphischen Statik folgend, muss die

Abb. 3. Beziehung der vertikalen Kraftkomponente P zu einer nach kraniolateral geneigten Tragfläche: P trifft „exzentrisch" im Erkerbereich (dreieckige „sourcil") und gleichzeitig auch „schräg" auf die Tragfläche, die deshalb mechanisch wie eine „schiefe Ebene" wirkt. P wird in eine Normalkomponente N und eine Tangentialkomponente S zerlegt: N wirkt orthograd in die geneigte Tragfläche, während S den Hüftkopf entlang der geneigten (und deshalb wie eine schiefe Ebene wirkenden) Tragfläche zu verschieben trachtet. S hat keine knöchern gesicherte Gegenkraft; wenn der intraartikuläre Unterdruck und die superolateralen Weichteilstrukturen (Labrum, Kapsel) der Kraftkomponente S nicht mehr standhalten, begibt sich der Hüftkopf unter dem Einfluss dieser Kraftkomponente S auf seinen nach kraniolateral gerichteten „Luxationsweg"

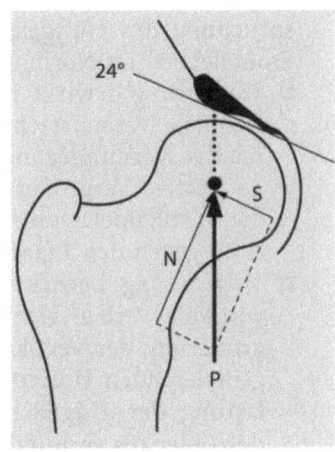

nun auf die schräge Tragfläche „schräg" einwirkende Vertikalkomponente in eine orthograd wirkende Normalkomponente („Druck") und eine parallel wirkende Tangentialkomponente („Scherung") zerlegt werden. Je „steiler" die Tragfläche umso größer die Tangentialkomponente, die den Kopf entlang der Tragfläche nach kraniolateral zu verschieben trachtet. Sie ist somit jene Kraftkomponente, die nach Dekompensation der den Gelenkschluss sichernden Strukturen (Labrum, Kapsel, Unterdruck) die zunehmende Luxation des Hüftkopfes bewirkt.

Aber bereits im Stadium des makromorphologisch noch erhaltenen Gelenkschlusses tritt bei jedem Schritt durch eine gewisse „elastische Federung" der Gelenkkapsel tendenziell eine Mikrobewegung des Hüftkopfes im Sinne der kraniolateralen Dezentrierung auf, die bewirkt, dass es zu einer Stresskonzentration im Erkerbereich und frühzeitig zu Labrumschäden kommt. Als Reaktion auf diese Stresskonzentration im Erkerbereich entsteht auch die typische dreieckige „sourcil".

Es erscheint wichtig an dieser Stelle nochmals hervorzuheben, dass diese pathologische Spannungsverteilung innerhalb der schrägen Tragfläche kausal nur durch deren operative Horizontalisierung behoben werden kann: Die Tangentialkomponente wird zum Verschwinden gebracht und die Vertikalkomponente wird wieder gleichmäßig zentrisch („orthograd") in die horizontale Tragfläche eingeleitet.

Ausdruck dieser erfolgreichen kausalen operativen Therapie sind die gesetzmäßige Normalisierung der Knochenstruktur im Röntgenbild und das rasche Verschwinden des Schmerzes.

Bei der Analyse der Kräfteverhältnisse im Hüftgelenk sind grundsätzlich zwei Bereiche methodisch strikt zu trennen:

1. Die *Hebelverhältnisse* (Coxa valga, coxa vara): Sie bestimmen zusammen mit dem Körpergewicht und der Richtung der Abduktoren die Größe und Richtung der *(Gegen)Resultierenden* und damit der globalen Bean-

spruchung des Hüftgelenks. Nach Pauwels ist die Resultierende in der Frontalebene im Normalfall ca. 16° zur Vertikalen geneigt.

■ *Varisierung* bewirkt neben einer Größenabnahme auch eine mehr horizontale Verlaufsrichtung der (Gegen) Resultierenden und damit eine relative Verminderung der Vertikalkomponente P (und damit auch eine relative Vergrößerung der Horizontalkomponente). Insgesamt wird die Vertikalbelastung der Tragfläche damit reduziert und die Zentrierung gegen den Pfannenboden zu verstärkt.

■ *Valgisierung* bewirkt neben einer Größenzunahme auch eine mehr vertikale Verlaufsrichtung der (Gegen)Resultierenden und damit Vergrößerung der Vertikalkomponente P (mit gleichzeitiger Abnahme der zentrierenden Horizontalkomponente). Insgesamt wird die Vertikalbelastung der Tragfläche verstärkt und die zentrierende Vorspannung des Gelenkes vermindert.

2. *Die Richtung der Tragfläche* bestimmt, in welcher Weise die *Vertikalkraft P* innerhalb der Tragfläche zur Wirkung kommt: physiologisch als reine Druckkraft oder pathologisch als Druck- und Scherkomponente mit superolateraler Luxationstendenz bzw. Erkerüberlastung. Die Ausprägung dieser Pathologie hängt vom *Tragflächenwinkel „TF"* (= Neigungswinkel der dem kranialen Anteil der Facies lunata entsprechenden Sklerosezone zur Horizontalen) ab. Dieser kann kausal nur durch eine pfannenreorientierende Operation normalisiert werden.

Auch wenn die Punkte 1 (Hebelverhältnisse und damit Gesamtbeanspruchung) und 2 (Räumliche Orientierung und damit Spannungsverteilung innerhalb der Tragfläche) analytisch primär strikt auseinanderzuhalten sind, bestehen in der Praxis doch gegenseitige Abhängigkeiten:

Bei gleicher Tragflächenneigung ist eine Coxa valga wesentlich ungünstiger als eine Coxa vara. Denn bei einer Coxa valga ist nicht nur die Vertikalbelastung und damit auch Druck- und Scherkomponente stark erhöht, sondern auch die „zentrierende" Horizontalkomponente deutlich vermindert, so dass Erkerüberlastung und Luxationstendenz besonders stark ausgeprägt sind. Eine Varisierung bessert zwar die Voraussetzung für eine längere „Kompensation" (Vertikalkomponenten gesenkt und Horizontalkomponenten relativ vergrößert), ändert aber nichts an der grundsätzlich asymmetrischen Spannungsverteilung innerhalb einer schrägen Tragfläche, auch wenn die absoluten Größen der Kraftkomponenten wertemäßig geringer sind. Bei einer gering geneigten Tragfläche kann durch eine Varisierung zwar manchmal lebenslang eine „kompensierte" pathobiomechanische Situation ohne größere Schäden aufrechterhalten werden. Meist bestehen jedoch normale Werte des Schenkelhalsschaftwinkels bei deutlich geneigter Tragfläche. Bei dieser klinisch so häufigen Konstellation kann eine symptomatische „Hyper"-Varisierung erfahrungsgemäß nur kurzfristig die Kompensation stabilisieren und die kausale operative Therapie mittels Reorientierung der Pfanne mit horizontaler Einstellung der Tragfläche muss angeschlossen werden!

Durch getrennte Analyse der Punkte 1 und 2 kann beurteilt werden, welche Komponente im Vordergrund steht und primär korrigiert werden muss, oder ob beide Komponenten annähernd gleich pathologisch ausgeprägt sind und kombiniert korrigiert werden sollen.

■ Röntgenmorphologische Winkelparameter

Ziel der röntgenmorphologischen Analyse ist die biomechanische Gesamtbeurteilung des Hüftgelenks und seiner Korrekturbedürftigkeit. Unserer Erfahrung nach sind für die OP-Planung in der klinischen Routine neben dem Schenkelhalsschaftwinkel (CCD) die folgenden drei Winkelwerte (Abb. 4) zur Beurteilung der biomechanischen Situation der Hüftpfanne ausreichend:
- *(L)CE-Winkel nach Wiberg*
- *VCA(ACE)-Winkel nach Lequesne und deSeze*
- *TF-Winkel nach Bombelli und Tschauner.*

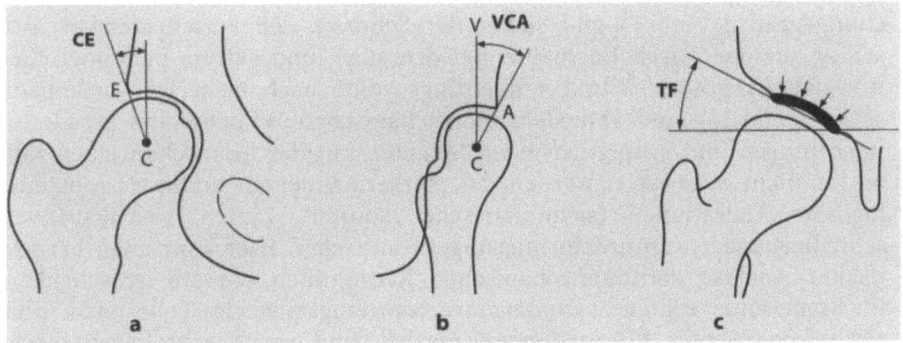

Abb. 4. Schematische Darstellung der drei verwendeten Winkelparameter zur quantitativen Analyse der Dysplasiepfanne

Tabelle 1. Röntgenologische Bewertung nach „Abweichungsgraden" vom Normalen (nach Engelhardt, Tönnis, Tschauner)

Abweichungsgrad	„1"	„2"	„3"	„4"
LCE & ACE (früher: VCA)				
Adoleszenten (<18 J.)	>25	20–24	5–19	<5
Erwachsene (>18 J.)	>30	20–29	5–19	<5
TF	0±9	10–15	16–25	>25
Interpretation	Normal	Mäßig pathologisch	Stark pathologisch	Extrem pathologisch

CE-Winkel (LCE-angle = Lateral Center Edge-angle) und VCA-Winkel (ACE-angle = Anterior Center Edge-angle) beschreiben und vermessen die laterale bzw. anterolaterale Überdachung des Hüftkopfes, der TF-(Tragflächen)-Winkel misst die Neigung der Sklerosezone zur Horizontalen und spielt nach den bisherigen Ausführungen bei der Indikationsstellung und postoperativen Qualitätskontrolle pfannenreorientierender Eingriffe eine zentrale Rolle (Tabelle 1).

■ Klinische Schlussfolgerungen für die chirurgische Differentialindikation

Selbstverständlich spielen bei der individuell zu stellenden Operationsindikation neben den röntgenologisch dokumentierten Winkelparametern auch andere Überlegungen mit: Alter, Körpergewicht, berufliche Belastungen und sportliche Ansprüche, Leidensdruck, Beeinträchtigung der Arbeitsfähigkeit und Lebensqualität. Es sollte also keinesfalls nur „Röntgenkosmetik" betrieben werden, auch wenn die röntgenologisch fassbaren morphologischen Veränderungen und entsprechenden Winkelwerte einen entscheidenden prognostischen Wert haben. Im mäßig pathologischen Abweichungsgrad 2 (Tab. 1) gibt sicher der Schmerz den entscheidenden Ausschlag zur operativen Korrektur. Bei den stark und extrem pathologischen Abweichungsgraden 3 und 4 allerdings sollte nach bisheriger orthopädischer Erfahrung und aktuellem biomechanischen Wissensstand gerade bei noch jungen und anspruchsvollen Patienten mit der biomechanischen Korrektur nicht zugewartet werden, bis starke Schmerzen und/oder röntgenologische Alterationen (asymmetrische „sourcil", Zysten, Gelenkspaltverschmälerungen, Konturdeformierungen) auftreten. Hier kann man bei kritischer Analyse der biomechanischen Kenngrößen operativ entscheidend im Sinne einer echten *Sekundärprävention* eingreifen: im Falle noch sphärisch kongruenter Kurzpfannendysplasien sind sogar echte anatomische Heilungen durch die Operation möglich. In manchen Fällen wird die Hüftproblematik aber leider erst relativ spät durch Schmerzen entdeckt, wenn bereits Deformierungen und sekundär-arthrotische Veränderungen eingetreten sind. In solchen Fällen können manchmal Interventionen notwendig werden, die den üblichen biomechanischen Grundsätzen scheinbar widersprechen, die aber trotzdem wichtige und sinnvolle „Palliativeingriffe" darstellen: z.B. Valgisierungen, die durch Einstellung noch normaler Knorpelareale in die Hauptbelastungszone und durch eine Drehpunktverlagerung oft erstaunlich lange Erleichterung bringen, obwohl die Vertikalbelastung des Gelenkes selbst eher erhöht wird; oder die Chiari'sche Beckenosteotomie, die in Fällen deutlicher Inkongruenz durch Änderung der Hebelarme und Schaffung einer durch Knorpelmetaplasie remodellierenden Pseudopfanne eine breitere Abstützung ermöglicht und progrediente Subluxationen stoppt. Bei schweren Sekundärarthrosen mit starker funktioneller Beeinträchtigung muss aber heute auch beim jungen Erwachsenen die zementfrei implantierte Totalendoprothese kritisch in die therapeutischen Überlegungen miteinbezogen werden: Es hat wenig Sinn, große und risikoreiche gelenkerhaltende Rekonstruktionen durchzuführen, wenn der zu erwartende Zeitgewinn bis zur Endoprothese durch die gelenkerhaltende Korrektur nicht entscheidend vergrößert werden kann.

Für die Differentialindikation und prognostische Abschätzung von Korrektureingriffen bei Adoleszenten und jungen Erwachsenen sind die vorangestellten biomechanischen Überlegungen in der Praxis sehr hilfreich.

■ Operative Korrekturen in der Adoleszenz

Zur *Planung* eines erfolgversprechenden Korrektureingriffes in der Adoleszenz werden folgende *Vorbereitungen* benötigt:
1. *Eingehende Anamnese*, Schmerzanalyse und Klärung der individuellen Erwartungen und realistischen Erfolgsaussichten.
2. *Sorgfältige klinische Untersuchung:* Schmerzhinken, Trendelenburg, Labrumprovokationstests, bereits bestehende Bewegungseinschränkungen, Ermittlung der Stellung der am wenigsten schmerzhaften und am besten ausführbaren Rotationsfähigkeit, ausreichende Abduktionsfähigkeit und Rotationsfähigkeit auch noch nach der Korrektur, Beinlängendifferenzen mit Auswirkungen auf die Wirbelsäulenstatik und die Stellung der Tragfläche (sog. „long leg dysplasia") erfordern Abklärung mit Röntgenmessaufnahme.
3. *Röntgenfunktionsaufnahmen:* Beckenübersichtsaufnahme, Lendenwirbelsäule ap im Stehen, Abduktionsaufnahme, (Adduktionsaufnahme), Faux profil-Aufnahme. Bei speziellen Fragestellungen kann auch eine Beweglichkeits- und Kongruenzprüfung unter Bildwandlerkontrolle hilfreich sein. Eine dreidimensionale CT-Rekonstruktion bleibt einzelnen Extremfällen vorbehalten.
4. *Bei klinischem Verdacht auf eine Labrumläsion* (positive Provokationstests) MR-Arthrographie.

■ Ausgewählte Operationsmethoden

Aus der Fülle an operativen Techniken werden hier aus Platzgründen bewusst gängige Routinetechniken (Varisierungen oder Valgisierungen in einer Ebene) nicht im Einzelnen erwähnt. Es sollen vielmehr zwei komplexere („dreidimensionale") Operationsprinzipien näher beleuchtet werden, die nicht nur in unserem eigenen Krankengut in letzter Zeit enorm an Bedeutung gewonnen haben:
■ Im Bereich des Azetabulums die dreidimensionale *Pfannenschwenkosteotomie nach Tönnis* (stellvertretend für andere technische Varianten der „Reorientierung" der mit hyalinem Gelenkknorpel ausgekleideten Hüftpfanne mit ihrer fehlorientierten Tragfläche) (Abb. 5).

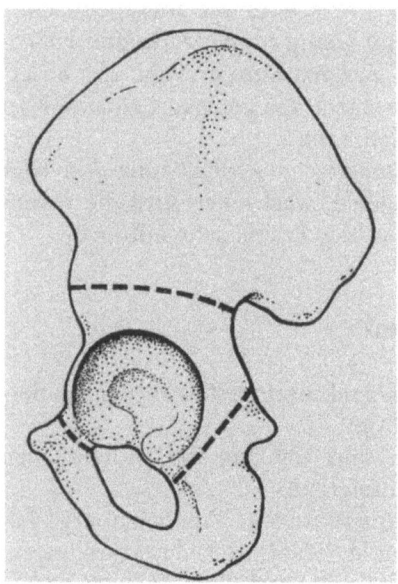

Abb. 5. Schemaskizze der Dreifachbeckenosteotomie nach Tönnis

■ Im Bereich des koxalen Femurendes die *dreidimensionale intertrochantere Osteotomie nach Graf* zur Korrektur der typischen Restdeformität nach Morbus Perthes (Coxa vara, Trochanterhochstand, Beinverkürzung).
 – Beide Techniken lassen sich sehr gut zur Endkorrektur schwerer Fehlformen nach sog. „Luxationsperthes" kombinieren.

■ Dreidimensionale Pfannenschwenkosteotomie nach Tönnis

Indikationen

Pfannendysplasien mit in Abduktion erhaltener oder optimierter Kongruenz.
 Abweichungsgrad 2 („mäßig pathologisch") mit hüftspezifischer Schmerzsymptomatik.
 Abweichungsgrad 3 und 4 („stark/extrem pathologisch") bereits vor dem Auftreten von starken Schmerzen (Tab. 1) im Sinne einer echten Prävention der sonst unvermeidlichen Sekundärarthrose in jungen Jahren.
 a) „*Klassisch*": noch sphärisch-kongruente Kurzpfannendysplasien ohne Sekundärschäden stellen die *ideale* Indikation dar und führen praktisch immer zu anatomischen Korrekturen mit idealen Resultaten (Abb. 6). Fälle mit extremer Coxa valga sollten zusätzlich auf physiologische CCD-Winkel hin variiert werden. In Ausnahmefällen können diese Korrekturen auch bei hochgradigen Restdysplasien jüngerer Adoleszenter notwendig werden, wenn auf Grund bereits eingetretener Schmerzsymptomatik ein Zuwarten nicht sinnvoll und eine vollständige Korrektur mit an-

deren Osteotomien nicht möglich ist (Abb. 7). In Fällen der eben definierten „klassischen" Indikationen sollte heute eine Chiari'sche Beckenosteotomie gar nicht mehr in Erwägung gezogen werden.

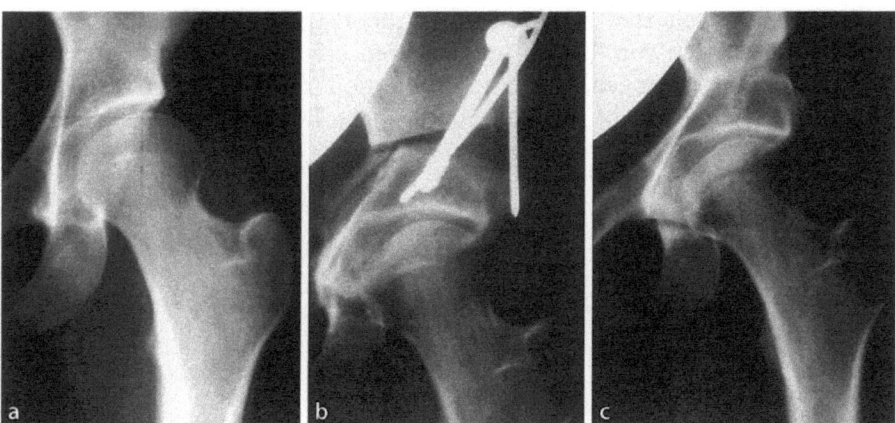

Abb. 6. Patientin G. S., 21 Jahre: „klassische" Indikation mit sphärischer (noch arthrosefreier) Kurzpfannendysplasie links und einem präoperativen Harris-Hip-Score von 64 (aus 100 möglichen) Punkten. (**a**) Präoperatives Röntgen (1990). (**b**) Unmittelbar postoperatives Korrekturergebnis nach Tönnis-Osteotomie im Normbereich. (**c**) Spätergebnis 11 Jahre postoperativ ohne Korrekturverlust und ohne Arthroseprogredienz; Harris-Hip-Score 100 Punkte

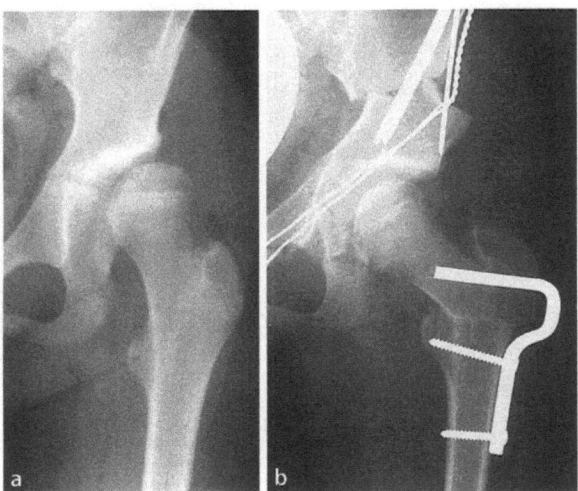

Abb. 7. Patientin A. C., 12 Jahre: hochgradige Kurzpfannendysplasie mit schmerzhafter Subluxationsstellung des Hüftkopfes und extremer Coxa valga et antetorta. Auf Grund der Hüftsymptomatik war ein weiteres Zuwarten trotz der noch partiell offenen Y-Fuge nicht möglich, andere Osteotomien hätten keine vollständige Korrektur erlaubt. (**a**) Präoperatives Röntgen (2001). (**b**) Korrekturergebnis 4 Wochen nach Tönnis-Osteotomie und simultaner Derotations-Varisations-Osteotomie im Normbereich

b) „*Erweitert*": elliptisch ausgezogene Steilpfannen, die mit pilzförmig deformierten Hüftköpfen in pathologischer Kongruenz artikulieren, primär bereits leichte Inkongruenzen oder Subluxationen aufweisen bzw. Zeichen einer beginnenden Sekundärarthrose zeigen. Diese Fälle stellen sicher keine Routineindikationen dar, sondern sind als „Rettungsversuche" im Sinne erweiterter, zum Teil sogar „überzogener" Indikationen zu sehen; sie werden von Tönnis und anderen erfahrenen Operateuren dann in Erwägung gezogen, wenn in Abduktion die Kongruenzverhältnisse sich zumindest nicht verschlechtern, gute Beweglichkeit vorliegt und

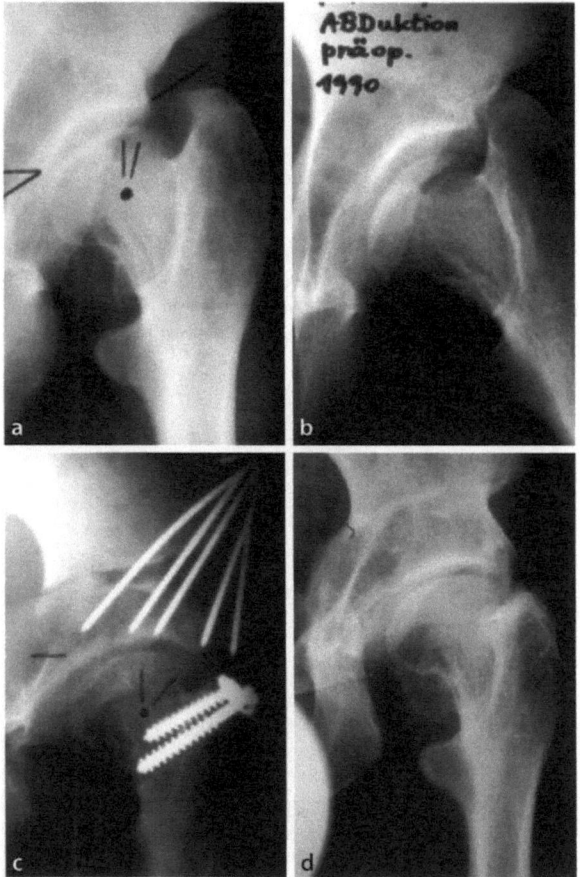

Abb. 8. Patient F. P., 17 Jahre: schwere Luxationsperthesdeformität mit Pfannendysplasie und pathologischer Kongruenz, Belastungsschmerzen und Insuffizienzhinken. (**a**) Präoperativ (1990). (**b**) Funktionsaufnahme in Abduktion zeigt verbessertes Containment. (**c**) Postoperatives Röntgen nach kombinierten Korrekturosteotomien nach Graf und Tönnis, mit einliegendem Osteosynthesematerial. Sowohl das Containment des Hüftkopfes als auch die Korrektur des Muskelhebelarmes am Trochanter major sind zufriedenstellend. (**d**) Spätkontrolle 1999: das knöcherne „Remodelling" ist erstaunlich, keine Arthroseprogredienz; der Patient ist belastbar und hinkt deutlich weniger als präoperativ

noch eine ausreichende Erholungsfähigkeit des oft schon vorgeschädigten Gelenkknorpels erwartet werden kann (Abb. 8).

Unsere eigenen Erfahrungen rechtfertigen in vielen Fällen diese Erwartungen, zumal die klinischen Ergebnisse kurz- bis mittelfristig durchaus zufriedenstellend sind. Auf jeden Fall sind die Implantationsbedingungen für die Kunstpfanne technisch wesentlich einfacher als nach einer Chiari'schen Beckenosteotomie. Trotzdem behält die Chiari'sche Beckenosteotomie gerade in Fällen unserer „erweiterten" Indikation als Alternative ihre Berechtigung, weil bei dieser die Risiko-/Nutzen-Analyse bezüglich des klinischen Ergebnisses meist kaum ungünstiger ausfällt. Erst längerfristige Nachuntersuchungsergebnisse werden die therapeutische Differentialindikation zwischen den Prinzipien und Verfahren nach Chiari und Tönnis auf eine sichere wissenschaftliche Grundlage stellen. Zur Zeit können wir die erweiterte Indikation der Pfannenschwenkosteotomie noch nicht als Routineindikation propagieren.

■ Operationsprinzip

Es handelt sich um eine dreidimensionale Schwenkung der Pfanne über den Hüftkopf in anterolateraler Richtung, bis die Tragfläche den Hüftkopf von kranial her symmetrisch bedeckt und auf dem Beckenübersichtsröntgen eine horizontale Einstellung der Sklerosezone sichtbar ist. Der Eingriff erfolgt über drei Zugänge unter perioperativer antibiotischer Abschirmung nach präoperativer Eigenblutspende und mit intraoperativer Verwendung des Zellsavers [10].

■ Ergebnisse

Von den zwischen 1987 und 2000 am orthopädischen Landeskrankenhaus Stolzalpe durchgeführten und prospektiv dokumentierten 440 Pfannenschwenkosteotomien wurden 49 der ersten 50 Patienten bereits 1991 persönlich nachuntersucht [13]. Obwohl bei diesen ersten 49 Patienten durchaus noch Einflüsse der „learning curve" der beiden beteiligten Operateure zu spüren sind, können die damals erreichten *Ergebnisse auch bei der Kontrolle 10 Jahre später (2001)* durchaus zufriedenstellen [15]:
■ *Klinisch* (Schmerz, Gehvermögen, Patientenbeurteilung) fanden sich bei klassischer Indikation in 90% ein „sehr gutes" Gesamtergebnis („sehr gut" kann nur dann erreicht werden, wenn der Patient vollkommen schmerzfrei, unbegrenzt gehfähig und subjektiv vollkommen zufrieden ist [13]).
■ *Röntgenologisch* (Abweichungsgrade der Winkelparameter nach Engelhardt und Tönnis): Die Mittelwerte des LCE- und des VCA-(ACE-)Winkels konnten postoperativ im Gesamtkollektiv aus dem extrem pathologischen („roten") Bereich in den Normgrenzbereich angehoben werden, wobei

selbstverständlich die sphärischen Gelenke der klassischen Indikation überdurchschnittliche („grüner" Bereich), die bereits deformierten Gelenke der erweiterten Indikation gering unterdurchschnittliche postoperative Mittelwerte („gelber" Bereich) aufweisen. Beim TF-Winkel konnte der Mittelwert im Gesamtkollektiv an die Grenze des Normalbereiches verbessert werden; bei den sphärischen Gelenken („klassische Indikation") lag er mit 3° fast am angestrebten Idealwert 0° [15]. Die eigenen Ergebnisse und die Literatur von Tönnis bestätigten die aus den biomechanischen Überlegungen gewonnene These, dass der „Tragflächenwinkel" (TF-Winkel) den empfindlichsten Röntgenindikator für die erreichte Korrektur der Morphologie und damit auch des Kräfteflusses im Gelenk darstellt.

■ *Komplikationen und ungünstige Verläufe:* 17 (3,9%) passagere Nervenläsionen (N. ischiadicus, N. femoralis), 5 (1,2%) revisionsbedürftige Doppel-Pseudarthrosen des Os pubis und Os ischium, 11 (2,6%) röntgenologische Überkorrekturen, davon 4 mit klinisch manifestem „sekundärem Impingement" [8, 14]; 20 (4,6%) von 440 operierten Hüftgelenken mussten nach durchschnittlich 80 Monaten endoprothetisch ersetzt werden, alle davon aus der Gruppe der „erweiterten" Indikation.

■ Dreidimensionale verlängernde intertrochantere Osteotomie mit Trochanterverlagerung nach Graf

Indikation

Coxa vara mit Trochanterhochstand und Beinverkürzung nach sog. „Luxationsperthes" und schweren Verlaufsformen des Morbus Perthes [3, 4].

■ Operationsprinzip (Abb. 9)

Präoperativ wird die Adduktionsstellung mit der besten Rotationsfähigkeit ermittelt und radiologisch dokumentiert. Dieser Adduktionswinkel entspricht dem Aufrichtungwinkel, d.h. der notwendigen Valgisierung. Ein Keil aus der Trochanterbasis wird mit einem entsprechenden Aufrichtungswinkel (Basis lateral) herausgeschnitten und um 180° gedreht (Basis medial) intertrochanter interponiert. Die Trochanterspitze wird nach lateral-distal versetzt und mit zwei Spongiosazugschrauben mit Metallbeilagscheiben und mit einer zusätzlichen Zuggurtung zwischen Klingenschulter und Schraubenköpfen übungsstabil fixiert (Abb. 10). Bei ausreichender Zuggurtung der Trochanterspitze kann die Mobilisierung sofort im Dreipunktgang mit zwei Armstützkrücken beginnen. Die krückenfreie Vollbelastung ist in der Regel nach drei Monaten möglich.

In Fällen mit ausgeprägter Pfannendysplasie sollte die dreidimensionale Pfannenschwenkosteotomie nach Tönnis so rasch wie möglich angeschlos-

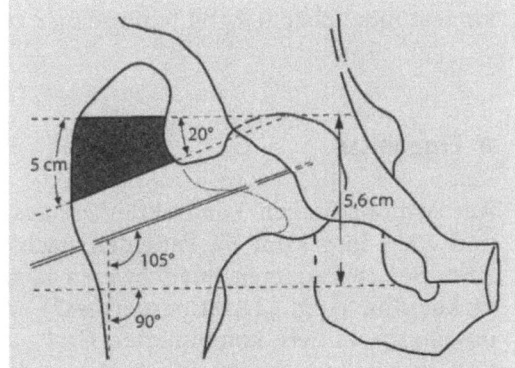

Abb. 9. Schematische Darstellung des Operationsprinzips der dreidimensionalen intertrochanteren Osteotomie mit Beinverlängerung und Trochanterverlagerung nach Graf

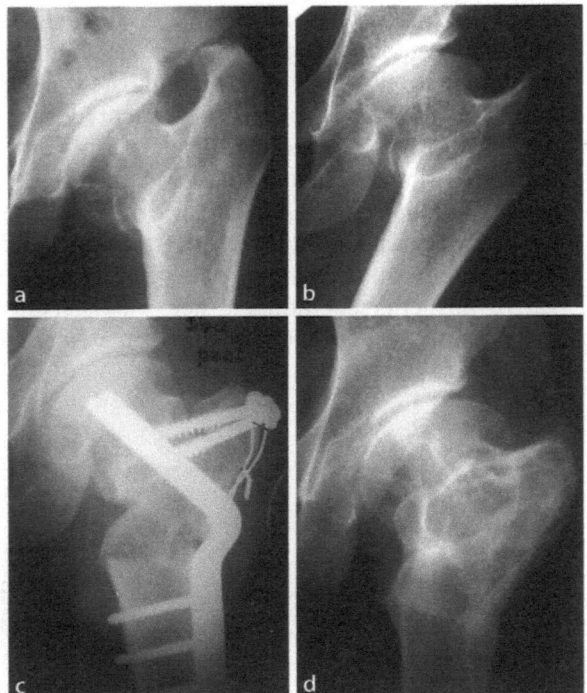

Abb. 10. Patientin K.E., 33 Jahre: Luxationsperthesdeformität links mit 2,5 cm Beinverkürzung, grenzwertiger Pfannendysplasie und pathologischer Kongruenz, Trendelenburg schwach positiv. **(a)** Präoperatives ap-Röntgenbild (1989). **(b)** Präoperatives ap-Funktionsröntgen in Adduktion (= Stellung der am freiesten möglichen Rotationsfähigkeit); diese Funktionsaufnahme macht die angestrebte Valguskorrektur sichtbar. **(c)** Postoperatives Korrekturergebnis nach Graf-Osteotomie mit einliegendem Osteosynthesematerial. **(d)** Bild nach Metallentfernung (1991): Da die Patientin schmerz- und hinkfrei war und bis heute blieb, wurde kein zusätzlicher pfannenverbessernder Eingriff durchgeführt, obwohl die Überdachung nur als normgrenzwertig zu betrachten ist

sen werden, um ein optimales „Remodelling" beider Gelenkpartner bei kürzest möglicher Rehabilitationsdauer zu erreichen (siehe Abb. 8).

■ Ergebnisse

Am orthopädischen Landeskrankenhaus Stolzalpe wurden zwischen 1979 und 1995 insgesamt 67 Patienten nach der beschriebenen Methode operiert. Bei 18 Patienten mit schweren kombinierten Deformitäten und Beinverkürzung (sog. „Luxationsperthes") wurde ein zweizeitiger *Kombinationseingriff* mittels kombinierter Graf- und Tönnis-Osteotomie an Femur und Azetabulum durchgeführt: 16 von den 18 Patienten mit Kombinationseingriffen hatten „sehr gute" und „gute" klinische Resultate. Radiologisch konnten die präoperativ extrem pathologischen Winkelparameter im Mittelwert auf normgrenzwertige Werte normalisiert werden. Die zwei klinisch unbefriedigenden Resultate waren in einem Fall auf eine zu optimistische Indikationsstellung für die Schwenkosteomie und im anderen Fall auf einen unbehandelten (weil präoperativ nicht durch MR-Arthrographie abgeklärten) Labrumriss zurückzuführen. In Anbetracht der ungünstigen Ausgangssituation erscheinen die erreichten Verbesserungen (verbesserte Kongruenz, erzielter Beinlängengewinn, deutliche bis komplette Schmerzlinderung) insgesamt durchaus zufriedenstellend. Die Kombination mit der Pfannenschwenkosteotomie hat sich bewährt, weil dadurch potentielle negative Begleiterscheinungen der Valgisierung (vertikale Drucksteigerung und Zunahme der Spannungsasymmetrie in der Tragfläche) kompensiert

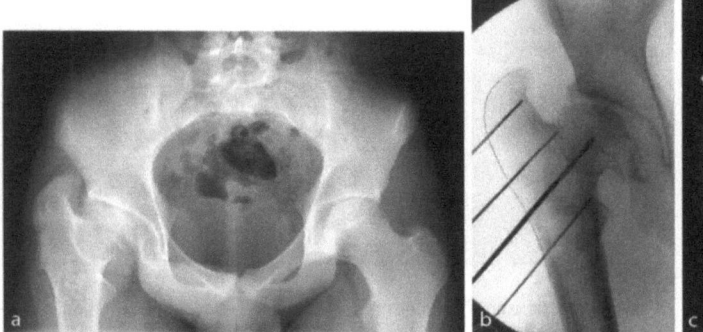
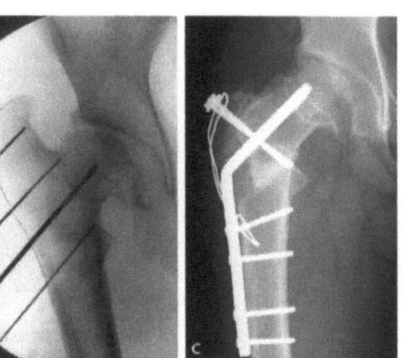

Abb. 11. Patient D. K., 16 Jahre: Coxa vara symptomatica nach M. Perthes rechts mit 2 cm Beinverkürzung, pathologische Kongruenz bei leichter Pfannendysplasie, Trendelenburg-Zeichen leicht positiv. **a** Präoperative Beckenübersichtsaufnahme (2001). **b** Die intraoperative Bildverstärker-Aufnahme zeigt die 3 Kirschnerdrähte, die die vorgesehenen parallelen Osteotomien kennzeichnen, sowie den 3,2-mm-Bohrer, mit dem der Klingensitz vorbereitet wird. **c** Röntgenkontrolle 3 Monate nach schenkelhalsverlängernder Osteotomie, der Patient läuft hinkfrei unter Vollbelastung, die Beinlänge ist nahezu ausgeglichen

werden können und ein oft erwünschter zusätzlicher Beinlängengewinn von etwa 1 cm erzielt werden kann.

Bei Coxa-vara-Fällen mit nur leichter Pfannendysplasie und erhaltener, sog. „pathologischer Kongruenz" stellt die schenkelhalsverlängernde Osteotomie nach Morscher [6] eine bewährte Alternative dar (Abb. 11).

■ Diskussion

Die intensive Beschäftigung mit der komplexen gelenkerhaltenden Hüftchirurgie hat nicht nur die Möglichkeiten, sondern auch die Grenzen und die Komplikationsmöglichkeiten erkennen lassen. Die großen Korrekturmöglichkeiten mittels des durch die Dreifachosteotomie „befreiten" Pfannenfragmentes bergen auch potentiell die Möglichkeit von Überkorrekturen mit „sekundärem" Impingement [8, 14] in sich. Die diesbezüglichen Arbeiten der Berner Arbeitsgruppe um *Ganz* sowie die Erfahrungen von *Tönnis* über die mögliche (unbemerkt eintretende) Retroversion der Pfanne im Zuge der Operation [11] haben uns veranlasst, besonderes Augenmerk auf eine exakte intraoperative Korrektur in den schmalen Normbereich zwischen „zuviel" (Gefahr: schmerzhaftes Impingement) und „zuwenig" (Gefahr: Unterkorrektur mit Restinstabilität) zu legen. Dabei müssen die derzeit bekannten Kriterien (impingementfreie normale Rotations- und Beuge-Fähigkeit; Röntgen-Winkel-Normwerte, siehe Tab. 1) bereits intraoperativ vor der endgültigen Osteosynthese überprüft werden.

Außerdem hat es sich in den letzten Jahren als hilfreich erwiesen, durch eine Magnetresonanzarthrographie [2, 9] intraartikuläre Läsionen (Labrum, Ganglien, Chondromalazien) bereits präoperativ zu erkennen und zu lokalisieren und dann gegebenenfalls über eine simultane Arthrotomie mit zu behandeln [15]. Außerdem lassen sich mit der MRArthro fortgeschrittene intraartikuläre Degenerationen besser als mit dem Röntgen allein beurteilen: dem Patienten kann dann unter Umständen ein sinnloser gelenkerhaltender „Rettungsversuch" erspart und gleich die Indikation zum primären Gelenkersatz gestellt werden [14, 15].

Überhaupt erscheint uns bei allen Indikationsstellungen zu gelenkerhaltenden Korrektureingriffen am Hüftgelenk neben der subtilen bildgebenden Analyse die enge Partnerschaft mit einem wirklich mündigen und motivierten Patienten unerlässlich: das beinhaltet nach der pathomorphologischen Analyse der vorliegenden Deformität eine kritische Nutzen-Risiko-Analyse eines potentiell indizierten Korrektureingriffes und ein restlos offenes Aufklärungsgespräch. Erst danach kann sich der Patient zwischen den grundsätzlichen Möglichkeiten „korrigieren & erhalten" (Option gelenkerhaltende Korrekturosteotomie) und „abwarten & ersetzen" (Option gelenkersetzende primäre Endoprothese) im gegebenen Einzelfall eigenverantwortlich entscheiden.

■ Schlussfolgerung

Die dreidimensionale Korrektur schwerer Restdeformitäten an Hüftpfanne und Femurkopf in der Adoleszenz wird einen hilfreichen und notwendigen Platz im Repertoire der Hüftchirurgie behalten, auch wenn die präventive Wirkung der flächendeckenden sonographischen Hüftvorsorge beim Säugling mittlerweile die Inzidenz und den Schweregrad von „Restdysplasien" reduzieren konnte.

■ Literatur

1. Bombelli R (1976, 1983, 1993) Osteoarthritis of the Hip-Classification and Pathogenesis and the Role of Osteotomy as a Consequent Therapy (1st, 2nd 3rd edition). Springer, Berlin Heidelberg New York
2. Czerny Ch, Hofmann S, Neuhold A, Tschauer Ch, Engel A, Recht MP, Kramer J (1996) Lesions of the acetabular labrum: Accuracy of MR imaging and MR arthrography in detection and staging. Radiology 200:225–230
3. Graf R (1981) Die Mehrfachkorrekturosteotomie am koxalen Femurende mit gleichzeitiger Verlängerung bei Dysplasiehüften. Orthop Praxis 17:643–647
4. Graf R, Tschauner Ch, Klapsch W (1992) Dreifachosteotomie des proximalen Femurendes bei Coxa vara mit Hochstand des Trochanter major und Beinverkürzung. Operat Orthop Traumatol 4:50–62
5. Greenwald AS, Haynes DW (1972) Weight bearing areas in the human hip joint. J Bone Joint Surg 54-B:157–163
6. Hefti F, Morscher E (1989) Die schenkelhalsverlängernde Osteotomie. Operat Orthop Traumatol 1:170–178
7. Klaue K, Durnin C, Ganz R (1991) The acetabular rim syndrome. A clinical presentation of dysplasia of the hip. J Bone Joint Surg 73-B:423–429
8. Myers SR, Eijer H, Ganz R (1999) Anterior femoroacetabular impingement after periacetabular osteotomy. Clin Orthop 363:93–99
9. Pauwels F (1973) Atlas zur Biomechanik der gesunden und kranken Hüfte. Springer, Berlin Heidelberg New York
10. Pitto RP, Klaue K, Ganz R (1996) Labrumläsionen und acetabuläre Dysplasie bei Erwachsenen. Z Orthop 134:452–456
11. Tönnis D, Kalchschmidt K (1991) Die Hüftpfannenschwenkosteotomie nach Tönnis. In: Hackenbroch MH, Rütt J (Hrsg) Die Behandlung der Hüftdysplasie durch Beckenosteotomien. Symposium Köln 1990. Thieme, Stuttgart New York
12. Tönnis D, Heinecke A (1997) Verringerte oder vermehrte Antetorsion und Anteversion – Präarthrotische Deformitäten in der dritten Dimension. In: Tschauner Ch (Hrsg) Die Hüfte. Enke, Stuttgart, S 112–122
13. Tschauner Ch, Klapsch W, Kohlmaier W, Graf R (1992) Der Stellenwert der dreifachen Beckenosteotomie nach Tönnis im Rahmen der Spätdysplasie und frühen Sekundärarthrose des Hüftgelenkes. Orthop Praxis 28:255–263
14. Tschauner C (2001) Das femoroazetabuläre Impingement – ein unterschätzter pathogenetischer Faktor der Coxarthrose. Z Orthop 139:M88–M90
15. Tschauner C, Sylkin A, Hofmann S, Graf R (2001) Die Dreifachbeckenosteotomie mit Pfannenschwenkung nach Tönnis: Ergebnisanalyse von 440 operierten Hüftgelenken 1987–2000. ÖGO-Jahrestagung Salzburg 01. 12. 2001; Abstraktband, S 203
16. Wolff J (1892) Das Gesetz von der Transformation der Knochen. Reprint 1992, herausgegeben von D. Wessinghage

Die schonende chirurgische Luxation als Zugangserweiterung zum Hüftgelenk

K. A. SIEBENROCK, R. GANZ

■ Einleitung

Aufgrund eingehender anatomischer Studien zur Durchblutung des Femurkopfes [4] konnte bestätigt werden, dass die hauptsächliche Blutversorgung des Femurkopfes nicht über die Gefäße der Circumflexa femoris lateralis und/oder des Ligamentum capitis femoris erfolgt, sondern über den tiefen Ast der Arteria circumflexa femoris medialis [10]. Basierend auf dieser Erkenntnis wurde ein schonender chirurgischer Zugang entwickelt, welcher das entscheidendende kopfernährende Gefäß und dessen Aufzweigungen unversehrt lässt und es damit erlaubt, den Femurkopf vollständig aus dem Azetabulum zu luxieren [3]. Diese chirurgische Technik führte zu neuen wesentlichen diagnostischen Erkenntnissen und therapeutischen Möglichkeiten in der hüftgelenks-erhaltenden Chirurgie, von der gerade Adoleszente und jüngere Erwachsene besonders profitieren. Im Folgenden wird eine Beschreibung der chirurgischen Technik gegeben und die wichtigsten Anwendungsmöglichkeiten werden aufgezeigt.

■ Chirurgische Technik

Positionierung

Der Patient wird in Seitenlage operiert mit einer Beinhalterung als Unterstützung der zu operierenden Seite. Die zu operierende Seite wird frei beweglich abgedeckt und der Operateur steht an der Rückenseite des Patienten.

Zugang

Üblicherweise wird eine gerade Inzision von etwa 30 cm Länge gewählt, welche über dem Trochanter major zentriert wird. Alternativ kann bei übergewichtigen oder sehr muskulären Patienten auch eine Hautinzision wie bei einem Kocher-Langenbeck-Zugang verwendet werden. Distal wird der Tractus iliotibialis längs inzidiert, während proximal das Intervall zwischen M. glutaeus maximus und M. tensor fasciae latae eröffnet wird. Bei einer nach dorsal gekrümmten Inzision werden alternativ die Fasern des

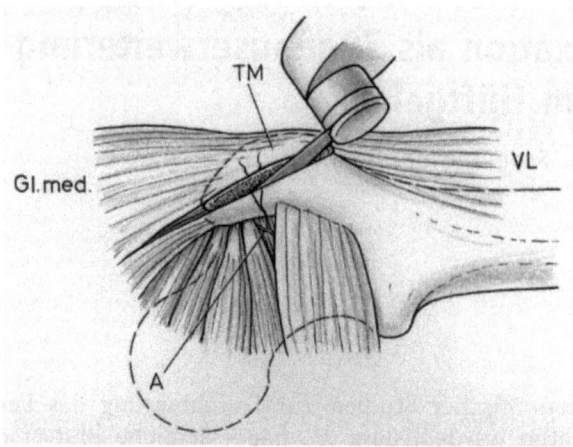

Abb. 1. Digastrische Osteotomie des Trochanter major (TM) mit der oszillierenden Säge, wobei der Ursprung des M. vastus lateralis (VL) und bis auf wenige dorso-kranial ansetzende Fasern der gesamte Ansatz des M. glutaeus medius (Gl. med.) abgelöst werden; A = tiefer Ast der Arteria circumflexa femoris medialis

M. glutaeus maximus gespalten. Nach der Längsspaltung der Bursa trochanterica werden der dorsale Rand des M. glutaeus medius und dessen dorsale Insertion am Trochanter major dargestellt. Zudem wird der Ursprung des M. vastus lateralis dorsokranial am Tuberculum innominatum definiert und der Muskel über eine Strecke von 10–15 cm vom Septum intermusculare und Knochen abgelöst. Die Trochanterosteotomie wird mit einer oszillierenden Säge durchgeführt, welche fast die gesamte Insertion des M. glutaeus medius und den gesamten Ursprung des M. vastus lateralis am Tuberculum innominatum umfasst (Abb. 1). Ein sehr kleiner Anteil der Insertion des M. glutaeus medius am dorso-kranialen Trochanter major wird dabei zunächst belassen, um zu gewährleisten, dass die Osteotomie nicht zu medial verläuft und dabei den tiefen Ast der A. circumflexa femoris medialis und/oder deren subsynovialen Äste verletzt (Abb. 1). Nach der Osteotomie werden die verbleibendenen Fasern des M. glutaeus medius am Trochanterfragment mit dem Messer scharf durchtrennt, damit das osteotomierte Trochanterfragment nach ventral geklappt werden kann. Die Osteotomie verläuft lateral der Insertion der kurzen Außenrotatoren, welche am proximalen Femur verbleiben. Einige Fasern der Piriformissehne können noch am Trochanterfragment inserieren und müssen dort durchtrennt werden, um das ventrale Umklappen zu erleichtern. Der tiefe Ast der Arteria circumflexa femoris medialis bleibt somit geschützt, da die Arterie die Sehne des M. obturatorius externus dorsal überkreuzt und in ihrem weiteren Verlauf nach kranial ventral der übrigen Außenrotatoren verläuft [4] (Abb. 2). Als nächstes wird das Intervall zwischen dem Unterrand des M. glutaeus minimus und dem Oberrand der Sehne des M. piriformis identifiziert und eröffnet. Schrittweises scharfes Ablösen des M. glutaeus minimus

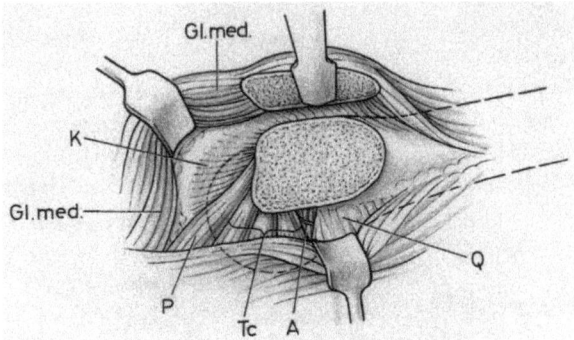

Abb. 2. Eingehen im Intervall zwischen der Sehne des M. piriformis (P) und der Mm. glutaeus minimus und des darüber liegenden glutaeus medius (Gl. med.). Der tiefe Ast der Arteria circumflexa femoris medialis (A) überkreuzt dorsal die Sehne des M. obturatorius externus und verläuft dann in kranialer Richtung ventral der weiteren Außenrotatoren. Tc = Triceps coxae bestehend aus M. gemellus superior, M. gemellus inferior und M. obturatorius internus; Q = M. quadratus femoris

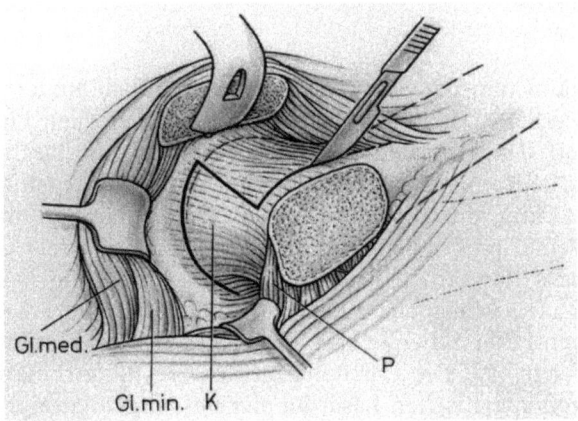

Abb. 3. Z-förmige Kapsulotomie (rechte Hüfte); K = Kapsel; Gl. min. = M. glutaeus minimus

sowie der Ursprünge des M. vastus lateralis und M. intermedius vom darunterliegenden Knochen und der Kapsel erlauben, das Trochanterfragment weiter nach ventral zu mobilisieren. Die zunehmende Positionierung des Beines in Außenrotation und Flexion durch den Assistenten erleichtert die chirurgische Präparation. Schließlich wird dabei die Kapsel im ventralen und kranialen Bereich vollständig dargestellt (Abb. 2). Zur Eröffnung des Gelenkes wird eine Z-förmige Kapsulotomie (rechte Seite) längs des Schenkelhalses durchgeführt, welche dann nach kranial und dorsal nahe des Pfannenrandes weitergeführt wird bis zum Erreichen der Piriformissehne. Dies muss unter Gelenkeinsicht erfolgen, um dabei das Labrum nicht zu verletzen. Nach kaudal wird die Kapsel nahe am proximalen Femur inzidiert (Abb. 3). Durch Adduktion und maximale Außenrotation des Beines

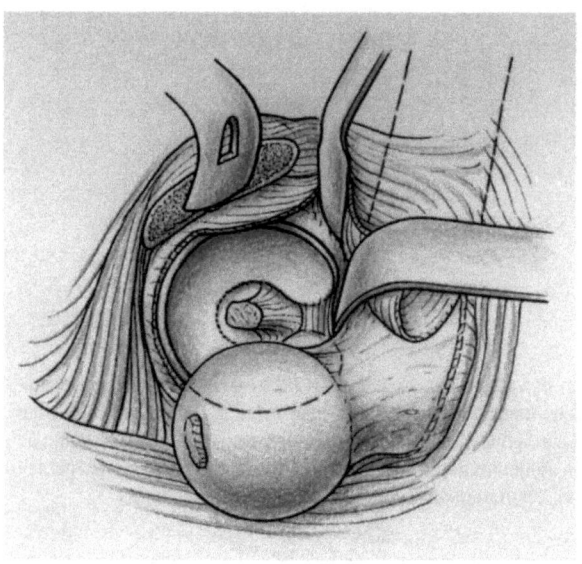

Abb. 4. Vollständige Einsicht in das Azetabulum und Darstellung des Femurkopfes nach chirurgischer Luxation

kann nun der Femurkopf nach ventral subluxiert oder vollständig disloziert werden. Das Bein wird dabei in einen sterilen Plastiksack gebracht, welcher auf der ventralen Seite des Patienten am Tisch fixiert ist. Um den Femurkopf vollständig zu luxieren, muss das Ligamentum capitis femoris vollständig durchtrennt werden. Damit können das Azetabulum sowie der Femurkopf vollständig dargestellt und beurteilt werden (Abb. 4). Ein Nachweis der erhaltenen Femurkopfdurchblutung kann durch einen sichtbaren Blutrückfluss aus einem 2,0 mm Bohrkanal erbracht werden, welcher vom ventralen Schenkelhals ausgehend in den kranio-ventralen Kopfquadranten reicht [2]. Die erhaltene intraossäre Blutzirkulation konnte zudem anhand von spezifischen Laserdopplermessungen gezeigt werden [7].

Verschluss

Nach vollständiger Luxation des Femurkopfes wird das am Kopf verbleibende Ligamentum capitis femoris reseziert, damit es nicht zu einer Einklemmung führen kann. Die Kapsel wird mit resorbierbaren 2,0 Fäden verschlossen. Dabei sollte darauf geachtet werden, dass der Verschluss nicht unter großer Spannung erfolgt, da die Laserdopplermessungen gezeigt haben, dass dies die Kopfperfusion beeinträchtigen kann, möglicherweise durch zu starken Zug an den terminalen Gefäßästen innerhalb des kranialen Retinakulums [7]. Die Refixation des osteotomierten Trochanter-major-Fragmentes erfolgt durch zwei bis drei 3,5 mm Kortikalisschrauben. Nach Einlegen einer Redondrainage wird die Wunde in Schichten verschlossen.

Nachbehandlung

Die Nachbehandlung umfasst eine antibiotische Prophylaxe von 24 Stunden und eine Thromboembolieprophylaxe von 8–10 Wochen. Eine Prophylaxe zur Verhinderung von ektopen Ossifikationen wird nicht routinemäßig durchgeführt. Die Teilbelastung beträgt strikt 5–10 kg für 8 Wochen. Die Flexion wird für diese Zeit auf 90° limitiert. Es sind keine weiteren Rehabilitations- oder krankengymnastische Maßnahmen notwendig. Eine klinische und radiologische Verlaufskontrolle wird nach 8 Wochen durchgeführt. Dabei zeigt sich der Trochanter major bei der großen Mehrheit der Patienten konsolidiert, was einen progressiven Übergang zur Vollbelastung innerhalb von 2–3 Wochen erlaubt. Gleichzeitig werden den Patienten aktive Kräftigungsübungen für den M. glutaeus medius instruiert zur selbstständigen Durchführung zu Hause. In den Fällen, in denen der Trochanter major nach 8 Wochen noch nicht konsolidiert erscheint, wird eine zusätzliche vierwöchige Periode mit eingeschränkter Belastung empfohlen.

■ Indikationen

Die schonende und vollständige Hüftgelenkseinsicht erweitert das Verständnis in diagnostischer Hinsicht und von pathophysiolgischen Zusammenhängen und ermöglicht durch eine entscheidende Verbesserung der Zugänglichkeit zum Hüftgelenk neue therapeutische Perspektiven [3]. Die chirurgische Hüftluxation hat wesentlich zum Erkennen und Verständnis des Pathomechanismus des femoro-azetabulären Impingements und der dadurch bedingten frühen degenerativen Veränderungen beigetragen. Im Folgenden wird eine Übersicht über die wichtigsten Indikationen für diesen chirurgischen Zugang gegeben.

■ Am häufigsten wird die chirurgische Hüftluxation in unserer Klinik bei Patienten mit einem femoro-azetabulären Impingement [3, 5] eingesetzt. Dabei können je nach der zugrunde liegenden Pathomorphologie des individuellen Hüftgelenkes die azetabuläre und/oder die femorale Seite chirurgisch angegangen werden. Auf der azetabulären Seite wird meist eine Trimmung eines zu prominenten, typischerweise kranio-ventralen Pfannenrandes vorzugsweise mit Ablösen und anschließender Refixation des Labrums durchgeführt (Abb. 5). Am Femurkopf wird der ebenfalls typischerweise im kranio-ventralen Quadranten gelegene asphärische Anteil des Femurkopfes mit dem Meißel zurückgestutzt, um eine Verbesserung des „offset", also des Unterschieds zwischen Kopf- und Halsdurchmesser, zu erreichen (Abb. 6). Der Bereich der impingementfreien Beweglichkeit und das Ausmaß der notwendigen chirurgischen Trimmung kann im reponierten Zustand intraoperativ ständig überprüft und angepasst werden.

■ Bei der Epiphyseolysis capitis femoris wird die Knorpelschädigung durch den Impingementmechanismus besonders deutlich [6]. Seit 1996

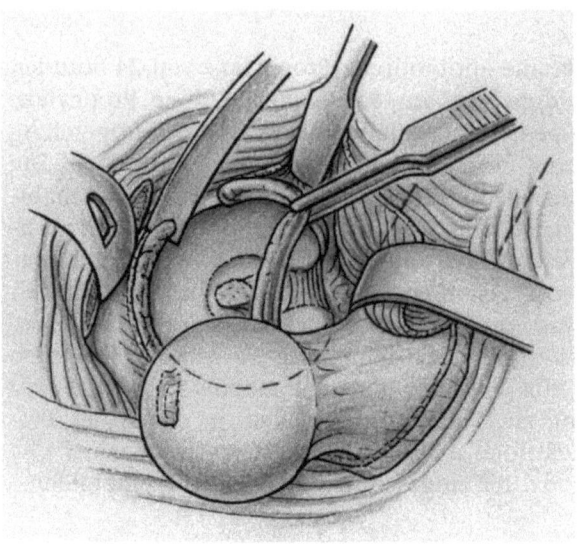

Abb. 5. Trimmen des prominenten Azetabulumrandes kranioventral mit dem Meißel nach vorgängigem scharfen Ablösen und Weghalten des Labrums (Pinzette)

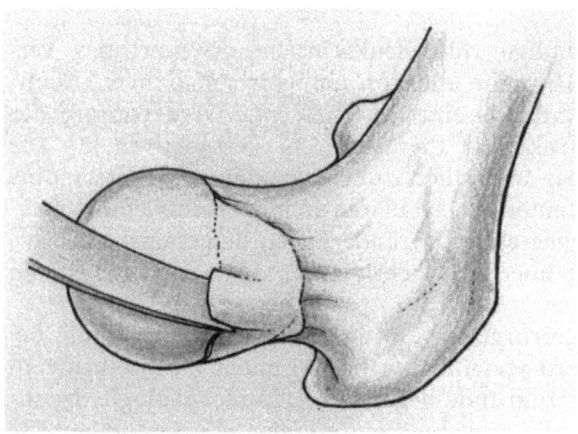

Abb. 6. Verbesserung des offset zwischen Kopf und Schenkelhalses durch Trimmen kranio-ventral mit dem gebogenen Meißel

dient die schonende chirurgische Hüftluxation in unserer Klinik als Zugang zur Kopfreposition und deren Beurteilung sowie der Evaluation der Gelenksituation. Am häufigsten wird ein modifiziertes Vorgehen nach Dunn [1] durchgeführt mit Kallusresektion und offener Reposition der Kopfepiphyse mit anschließender Verschraubung [6]. Je nach Ausmaß und Typ des Abrutsches kann mit dieser Technik jedoch auch eine In-situ-Fixation mit Bildung eines offset, d.h. Trimmen der prominenten antero-lateralen Halsmetaphyse und/oder zusätzliche intertrochantere Umstellungsosteotomie, gewählt werden.

■ Die beschriebene Technik eignet sich weiterhin zur Behandlung von Deformitäten des Femurkopfes und des proximalen Femurs, wie sie typischerweise beim M. Perthes gefunden werden. Dabei können kontrolliert unter Sicht mechanisch störende und gegebenenfalls für eine Subluxation verantwortliche Anteile des deformierten und meist plumpen Kopfes zurückgestutzt und das notwendige Ausmaß intraoperativ überprüft werden. Gleichzeitig kann ein Trimmen des verdickten Schenkelhalses zur Verbesserung des offset durchgeführt werden sowie eine meist notwendige Distalisierung des Trochanter majors erfolgen.

▪ Durch die vollständige Gelenkeinsicht können von der Synovialis ausgehende Prozesse vollständig dargestellt und damit unter Sicht zuverläs-

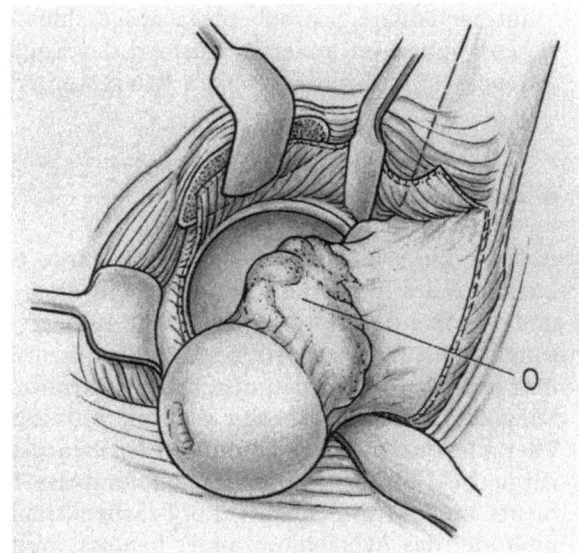

Abb. 7. Darstellung des Osteochondroms (O) im Kalkarbereich nach chirurgischer Luxation des Femurkopfes

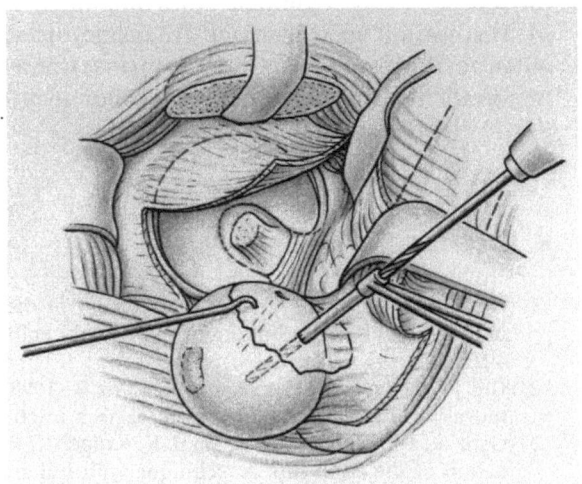

Abb. 8. Im luxierten Zustand stellt sich eine Femurkopffraktur übersichtlich dar und lässt sich unter Sicht reponieren und verschrauben

siger vollständig entfernt werden. Hierzu zählen in erster Linie die synoviale Chondromatose und die pigmentierte Synovitis villonodularis. Tumoren oder tumorartige Veränderungen können ebenfalls übersichtlicher dargestellt und damit schonender reseziert werden. Hierunter fallen zum Beispiel Osteochondrome [8] (Abb. 7) und Osteoidosteome des proximalen Femurs.

- Die schonende Hüftkopfluxation bietet auch bei bestimmten Frakturen des Azetabulums oder des Femurkopfes große Vorteile [9]. Durch die Gelenkeinsicht können einzelne freie intraartikuläre oder randständige azetabuläre Fragmente unter Sicht reponiert werden. Zudem kann die Qualität der Reposition des Azetabulums jederzeit überprüft und eine intraartikuläre Schraubenlage ausgeschlossen werden. Femurkopffrakturen können im luxierten Zustand des Kopfes unter sehr guter Übersicht reponiert und mit Schrauben fixiert werden (Abb. 8).

■ Zusammenfassung

Auf der Basis anatomischer Studien wurde eine chirurgische Technik zur Luxation des Femurkopfes entwickelt. Dies ermöglicht eine vollständige und schonende Hüftgelenkseinsicht und eine wesentlich verbesserte Zugänglichkeit für therapeutische Maßnahmen. Die chirurgische Hüftluxation führte mit zu neuen diagnostischen Erkenntnissen vor allem in der Entstehung der Früharthrose und war mit Anlass zu Änderungen verschiedener Therapiekonzepte. Am häufigsten wird in der Klinik der Autoren die chirurgische Hüftluxation zur Behandlung des femoro-azetabulären Impingements mit Trimmen des Kopf-/Schenkelhalsüberganges (offset-Bildung) und/oder des Azetabulumrandes benützt. Weitere Indikationen umfassen in erster Linie die offene Kallusresektion und subkapitale Reposition bei Epiphyseolysen, das Trimmen eines plumpen, deformierten Femurkopfes bei M. Perthes mit gleichzeitiger Trochanterdistalisierung, proliferative synovialitische Prozesse (z. B. Chondromatose), intraartikuläre Tumoren oder tumorähnliche Läsionen (z. B. Osteochondrom) sowie bestimmte Frakturen des Azetabulums oder des Femurkopfes.

■ Literatur

1. Dunn DM, Angel JC (1964) Replacement of the femoral head by open operation in severe adolescent slipping of the femoral epiphysis. J Bone Joint Surg 60-B:394–403
2. Gill JT, Sledge JB, Ekkernkamp A, Ganz R (1998) Intra-operative assessment of femoral head vascularity after femoral neck fracture. J Orthop Trauma 12:474–478
3. Ganz R, Gill TJ, Gautier E, Ganz K, Krügel N, Berlemann U (2001) Surgical dislocation of the adult hip. A technique with full access to femoral head and acetabulum without the risk of avascular necrosis. J Bone Joint Surg 83-B:1119–1124

4. Gautier E, Ganz K, Krügel N, Gill TJ, Ganz R (2000) Anatomy of the medial femoral circumflex artery and surgical implications. J Bone and Joint Surg 82-B:679–683
5. Ito K, Minka MA 2nd, Leunig M, Werlen S, Ganz R (2001) Femoroacetabular impingement and the cam-effect. A MRI-based quantitative study of the femoral head-neck offset. J Bone Joint Surg 83-B:171–176
6. Leunig M, Casillas M, Hamlet M, Hersche O, Nötzli H, Slongo T, Ganz R (2000) Slipped capital femoral epiphysis. Early mechanical damage to the acetabular cartilage by a prominent femoral metaphysis. Acta Orthop Scan 71:370–375
7. Nötzli H, Siebenrock KA, Hempfing A, Ramseier L, Ganz R (2002) Monitoring of femoral head perfusion during surgical dislocation of the hip by Laser Doppler Flowmetry J Bone Joint Surg 84-B:300–304
8. Siebenrock KA, Ganz R (2002) Osteochondroma of the femoral neck. Clin Orthop 394:211–218
9. Siebenrock KA, Gautier E, Woo AKH, Ganz R (2002) Surgical dislocation of the femoral head for joint debridement and accurate reduction of fractures of the acetabulum. J Orthop Trauma, in press
10. Trueta J, Harrison MHN (1953) The normal vascular anatomy of the femoral head in adult man. J Bone Joint Surg 35-B:442–461

IV Operative Beinverlängerung

Prinzipien der Beinverlängerung und Deformitätenkorrektur

J. PFEIL, E. HEIJENS

Historisch wurde die Achsenfehlstellung oftmals isoliert betrachtet, wohl auch weil mittels interner unifokaler (osteosynthetischer) Korrekturmethoden, wie Winkelplatten, Verkürzungen nur begrenzt korrigierbar sind. Translationen fanden erst spät Beachtung. Basis für die Analyse derselben ist heute die „CORA"-(Center of rotation of angulation) Methode, maßgeblich entwickelt von Paley. Hierbei wird anhand von gelenkbezogenen

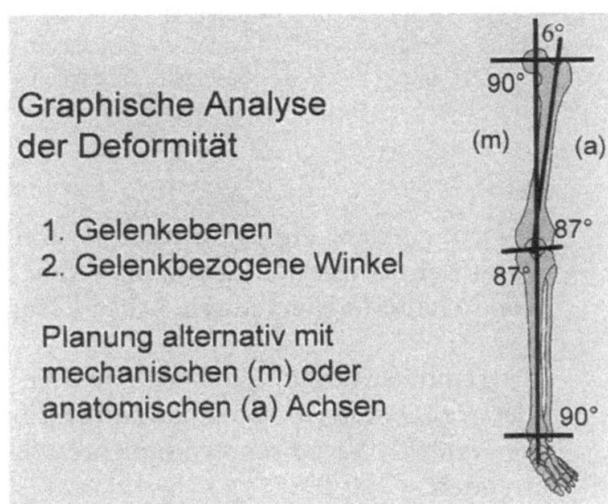

Abb. 1. Graphische Analyse der Deformität nach Paley – Gelenkebenen, Gelenkbezogene Winkel – Planung alternativ mit mechanischen oder anatomischen Achsen

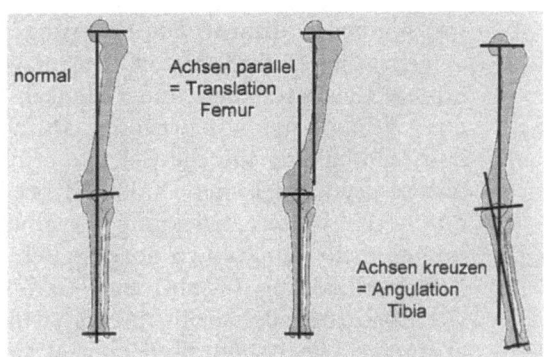

Abb. 2. Beispiele von Deformitäten analysiert mit der CORA-Methode

Tabelle 1. Geschichtliche Etappen der Extremitätenverlängerung (modifiziert aus Reichel: Der diaphysäre Knochen nach Kallusdistraktion 1998)

Jahr	Autor	Prinzip	Methode
1905	Codivilla	Akutverlängerung 3 cm	Gipsapparat mit 25–75 kg Gewicht
1913	Magnuson	Akutverlängerung 3 cm	Defektauffüllung mit Knochenspan
1921	Putti	Graduelle Distraktion	Distrahierbares Teleskoprohr
1927	Abott	Graduelle Distraktion	Bilaterales Teleskoprohr
1952	Anderson	Graduelle Distraktion	Semizirkulärer Fixateur
1953	Wittmoser	Graduelle Distraktion	Ringfixateur
1968	Wasserstein	Graduelle Distraktion	Ringfixateur und allogenes Segment
1969	Ilisarov	Epiphysendistraktion	Ringfixateur
1970	Küntscher	Akutverlängerung	Innensäge Marknagel
1971	Wagner	Graduelle Distraktion	Unilateral/Doppelplatte/Spongiosa
1971	Ilisarov	Kortikotomie	Kallusdistraktion/Ringfixateur
1977	Hein/Franke	Graduelle Distraktion	Ringfixateur
1987	de Bastiani	Graduelle Distraktion	Dynamisierbarer unilateraler Fixateur
1989	Pfeil	Gesteuerte Distraktion	Deformitätenkorrektur unilateral
1990	Baumgart	Graduelle Distraktion	Voll implantierbarer Motornagel
1995	Guichet	Graduelle Distraktion	Rätschennagel
1996	Paley	Graduelle Distraktion	Lengthening over nail; Cora-Methode
1996	Seide	Gesteuerte Distraktion	Hexapod
1997	Taylor	Gesteuerte Distraktion	Spatial frame

„Normwinkeln" die Deformität sowohl bezüglich der Achsenfehlstellung als auch der Translation analysiert (Abb. 1 und 2). Eine Deformität ist umfassend charakterisiert durch Achsen/Translation/Rotation und Längenfehler.

Extremitätenverlängerungen erfolgten bereits zu Beginn dieses Jahrhunderts (Tab. 1). Die hohe Komplikations- und Versagerquote der zunächst verwandten Verfahren ermöglichte nicht, diese als Routinemethode zu verwenden.

Mit der Entwicklung des Ringfixateurs wurde erstmals auch die Korrektur „komplexer Deformitäten" möglich. Die herausragende Persönlichkeit war hierbei G. Ilizarov. Die Fixierung des Knochens erfolgt durch perkutan eingebrachte Drähte, die an Ringen verspannt werden. Die Ringe werden mittels Gewindestäben und Gelenken verbunden. Die Knochendurchtrennung erfolgt ebenfalls perkutan. Durch Verstellung an den Gewindestäben und Schwenkung um die Gelenke erfolgt die Korrektur der Deformität(en) mittels asymmetrischer „Kallusdistraktion". Dieser „Ilizarovapparat" wurde durch die Weiterentwicklung zu einem komplexen Baukastensystem mit immer mehr Funktionen ausgestattet. Die Verwendung von Schrauben als Knochenfixierung (Green) und Carbonringen seien beispielhaft genannt. Die Korrekturmöglichkeit mittels virtueller Gelenke (Hexapod/Seide; Spatial frame/Taylor) stellt die derzeit aktuellste Innovation der Korrektur unter Verwendung des Ringfixateurs dar.

Das erste unilaterale Fixationssystem, das breite Verwendung fand, ist das nach seinem Erfinder benannte Wagnersystem. Es wurde in der Frakturversorgung aber auch zur Deformitätenkorrektur verwandt. Mit der von Wagner inaugurierten Methode der unilateralen Verlängerung erfolgte im Gegensatz zur Kallusdistraktion die Auffüllung der Lücke zwischen den Knochenenden mittels Beckenkammspongiosa. Zudem wurde hierbei auf eine (Doppel-)Plattenosteosynthese gewechselt. Obgleich mit dieser Methode viele Erfolge erzielt wurden, war sie komplikationsträchtig, invasiv, und es verblieben häufig sowohl residuale als auch iatrogene Deformitäten.

Die Arbeitsgruppe um DeBastiani entwickelte eine große unilaterale „Fixateurfamilie" für die Frakturversorgung und zur Deformitätenkorrektur. Hierbei wurde bei Verlängerungen die Methode der Kallusdistraktion zur Auffüllung des Knochendefektes verwandt, was im Vergleich zum Wagner'schen Verfahren eine erhebliche Verringerung der Invasivität bedeutete. Reine Achsenfehlstellungen konnten durch ein in den Fixateur eingebautes Scharnier, das beim Ausfahren des Fixateurs verkippte, erstmals unilateral korrigiert werden.

Mit dem Heidelberg-External-Fixation-System (Pfeil 1989) begann die kontinuierliche unilaterale Korrektur aller Achsendeformitäten und Verlängerung in einer Behandlung. Das System verfügt über ein Modul mit (selbsthemmender) kontinuierlicher Winkelverstellung. Durch den modularen Aufbau des Systems können des Weiteren auch Translationsfehlstellungen ebenso wie Achsenfehlstellungen bifokal kontinuierlich korrigiert wer-

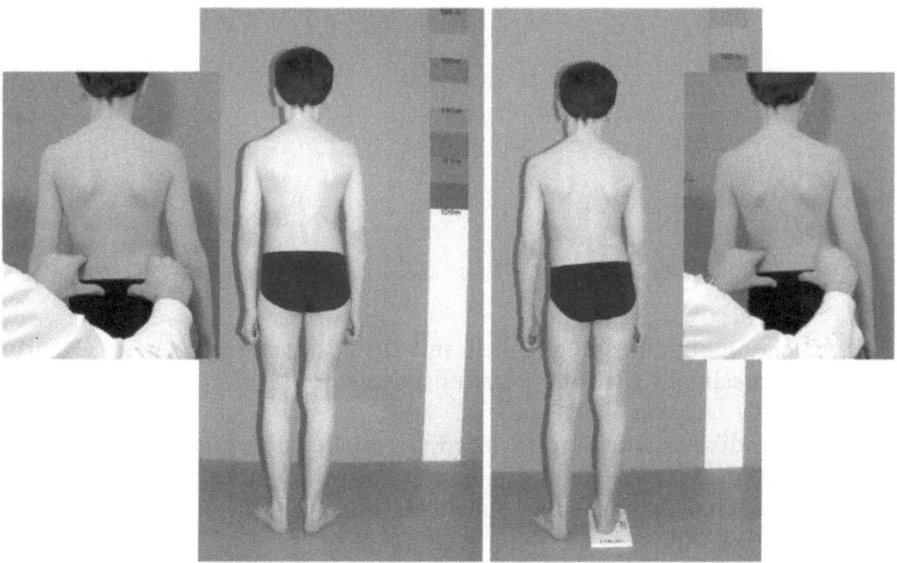

Abb. 3. Untersuchung im Stehen. Beurteilung von Varus-/Valgus, Ante-/Rekurvation, Beinlängendifferenz, Lumbalskoliose, Fußstellung

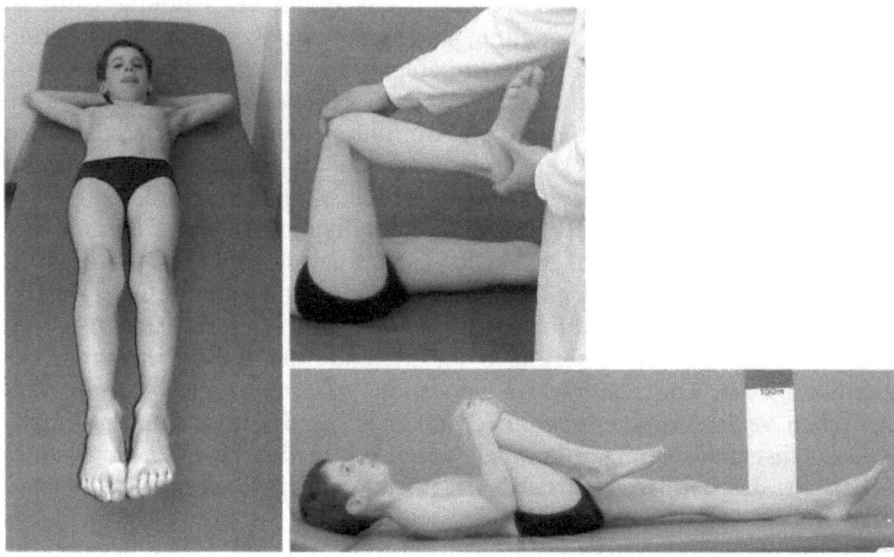

Abb. 4. Untersuchung im Liegen. Beurteilung von Längendifferenz; Gelenkstatus Hüften, Knie, Sprunggelenke; Torsionsanalyse Femur

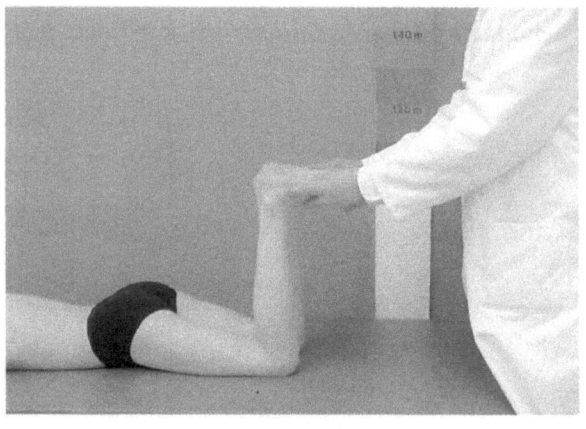

Abb. 5. Untersuchung in Bauchlage. Beurteilung von Unterschenkellänge und Torsion

den. Die Kombinationsmöglichkeit mit dem Ilizarovringfixateur (Hybridmontage) erschließt auch die Rotationskorrektur.

Basis der Indikationsstellung für die Extremitätenkorrekturen ist
1. Die Anamnese (diese zeigt fast immer die Ätiologie der Deformität)
2. Die klinische Untersuchung (auch als Basis für die allfällige Röntgendiagnostik) (Abb. 3–5)
3. Röntgenganzbeinstandaufnahme ap (Abb. 6); seitliche Aufnahmen und Röntgen-Beckenübersicht mit dem klinisch ermittelten Beinlängenausgleich durch Brettchenunterlage unter dem kürzeren Bein

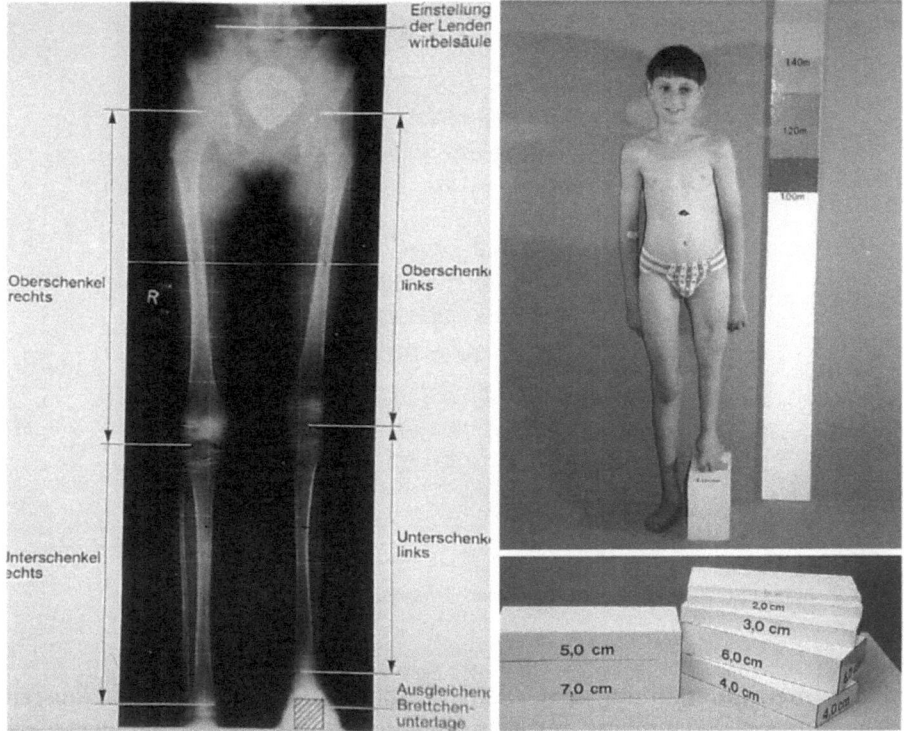

Abb. 6. Basis der Indikationsstellung Röntgendiagnostik, klinische Untersuchung und Photodokumentation mit Brettchenunterlage

4. Photodokumentation (Abb. 6) (von vorne hinten und seitlich, fakultativ mit Funktionsaufnahmen zur Dokumentation der Gelenkbeweglichkeit)
5. Computertomographie (Torsionsquantifizierung) und Sonographie sind nur in Ausnahmen notwendig.

Für den Behandlungsplan sind viele Ausgangsgrößen (Abb. 7) bedeutsam.

Die Erwartung der Patienten kann sehr unterschiedlich sein. Beispielsweise wünschen Kleinwüchsige mit Achsdeformitäten zum Teil nur die Achsenkorrektur wegen des geringeren zeitlichen Aufwandes in der Nachbehandlung oder aber sehen im Längengewinn die wichtigste Priorität. Die Kenntnis der Ätiologie der Deformität erlaubt sowohl prognostische Aussagen der Entwicklung der Deformität als auch des Behandlungsaufwandes. Kongenitale Verkürzungen haben aufgrund der größeren Weichteilspannung höhere Komplikationen während der Verlängerung als beispielsweise durch Schädigung der Wachstumsfugen entstandene Verkürzungen. Je jünger der Patient, desto besser ist die Heilungstendenz, insbesonders die Kallusbildung. Hingegen ist bei starkem Nikotingenuss etwa mit einer Verdoppelung der Kallusreifungszeit zu rechnen. Mark Dahl zeigte in einer in-

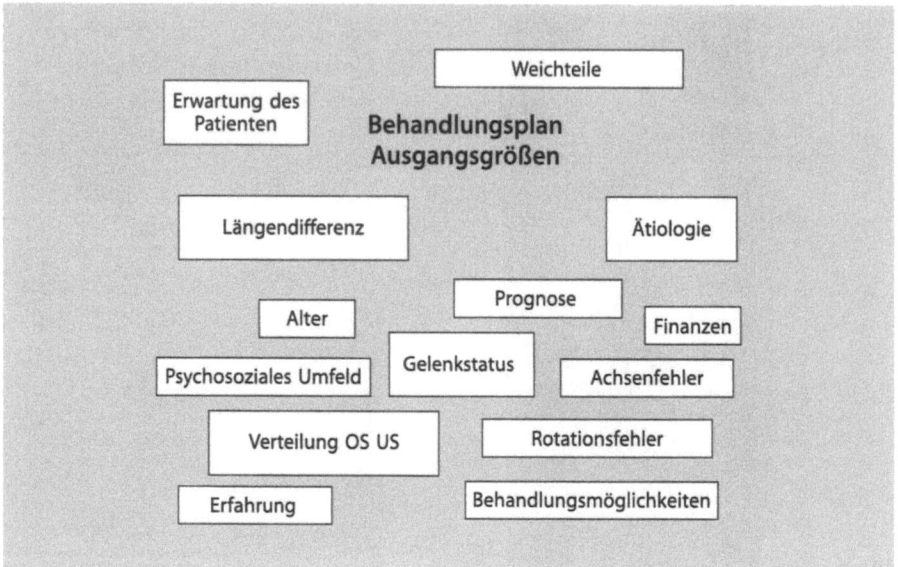

Abb. 7. Ausgangsgrößen für die Erstellung eines Behandlungsplanes

teressanten Aufarbeitung seiner Patientendaten, dass die Komplikationsrate während der Behandlung mit der Komplexität der Deformität korreliert. Die Verteilung auf Ober-/Unterschenkel ist wichtig. So ist nach Oberschenkelverlängerung im Kindesalter eher mit einem nachfolgenden Mehrwachstum desselben – gerade im Gegensatz zum Unterschenkel – zu rechnen. Deshalb ist es bei symmetrischer Verteilung der Verkürzung im Kindesalter sinnvoll, zunächst das Femur zu verlängern. Von entscheidender Bedeutung ist der Gelenkstatus, da dieser limitierend für eine Verlängerungsbehandlung sein kann. So wird die Wahl des Ortes der Verlängerungsosteotomie möglichst fern eines vorgeschädigten Gelenkes getroffen, um die Gefahr einer weiteren Schädigung desselben zu minimieren.

Bei diesen oft langwierigen Behandlungen ist die Psyche des Patienten, sein psychosoziales Umfeld, sein Arbeitsplatz ebenso wie die Frage der Kostenübernahme vor Beginn einer Behandlung abzuschätzen und ob diese einer erfolgreichen Therapie entgegenstehen. Deformitätenkorrekturen sind nicht allerorts Standardmethoden. So ist für die Erstellung des Behandlungsplans sowohl die Erfahrung des Arztes, die Teambetreuung mit Physiotherapeuten und Orthopädiemechaniker als auch die Möglichkeit der kontinuierlichen, postoperativen Betreuung des Patienten sehr wichtig.

Der Behandlungsplan ist von großer Variabilität (Abb. 8).

Bei komplexen Deformitäten besteht die Alternative, eine Achskorrektur oder einen Gelenkeingriff der Distraktionsbehandlung voranzustellen oder dieselben in einem Behandlungsabschnitt durchzuführen. Achsen-/Trans-

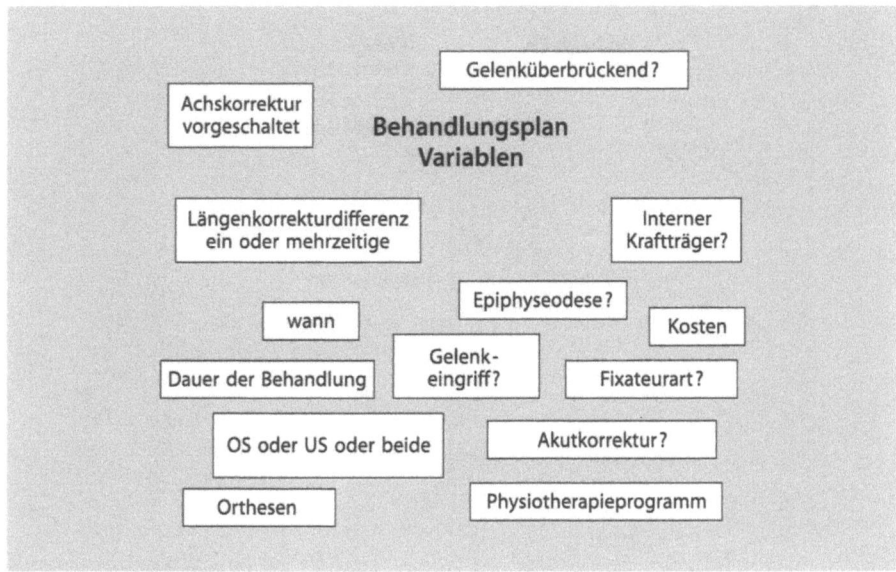

Abb. 8. Variablen des Behandlungsplanes

lations-/oder Rotationskorrekturen können akut oder kontiuierlich erfolgen. Bei großen Längendifferenzen ist ein mehrzeitiges Vorgehen notwendig, die Option einer kontralateralen Epiphyseodese sollte dabei im Gesamtbehandlungsplan erwogen werden. Interne Kraftträger allein (Distraktionsnagel) oder in Kombination mit einem Fixateur „Verlängerung über Nagel" sind insbesondere bei Femurverlängerungen des Erwachsenen eine elegante Alternative. Die isolierte Behandlung eines Knochenabschnittes oder simultane Oberschenkel-/Unterschenkelbehandlungen mit oder ohne Gelenktransfixation sind möglich. Gerade bei gegenläufigen Deformitäten, bei großen Längendifferenzen oder Gelenkvorschäden sind dies wertvolle Optionen. Auch der Behandlungszeitpunkt kann über den Erfolg oder Misserfolg mitentscheiden. Kinder von 4–6 Jahren sind am schwierigsten zu betreuen, da sie die Notwendigkeit der (schmerzhaften) Behandlung noch nicht einsehen können. Auch die Kosten sind heutzutage mitentscheidend, die sowohl für spezielle Implantate/Fixateure, die obligaten Orthesen als auch für einen fakultativ längeren Klinikaufenthalt bei den jeweiligen Behandlungskonzepten beträchtlich differieren können.

Obgleich der Behandlungsplan sehr unterschiedlich sein kann, hat sich die Anwendung einiger grundsätzlicher Regeln (Abb. 9) herauskristallisiert.

Dynamisch rückhebelnde Orthesen werden bei Verlängerungen mit Ausnahme einer Gelenktransfixation mittels Fixateur immer angewandt, da zwangsläufig Kontrakturen auftreten und die Prophylaxe derselben weitaus einfacher ist als deren Therapie. Deshalb ist auch eine Verlängerung ohne eine intensive Physiotherapie nicht vorstellbar. In Fällen von verkürzten

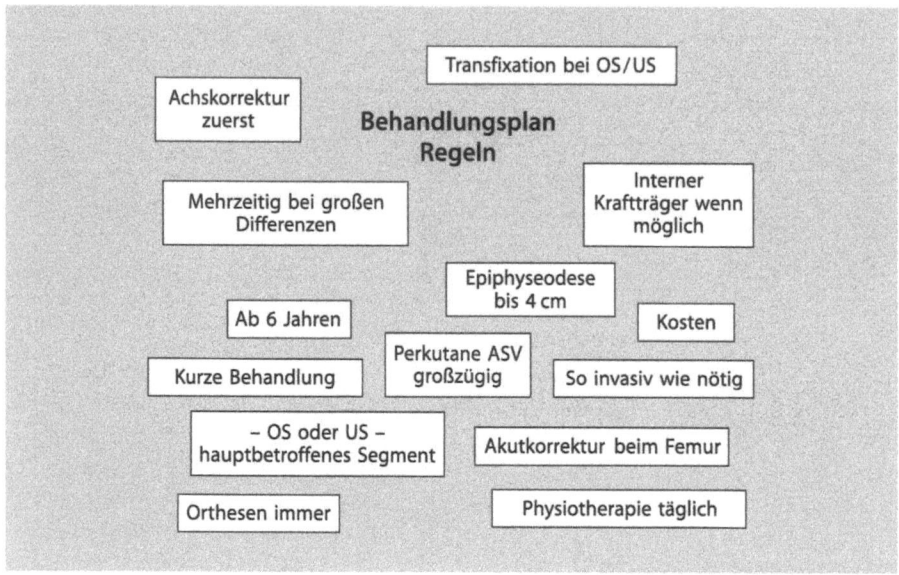

Abb. 9. Grundregeln für den Behandlungsplan

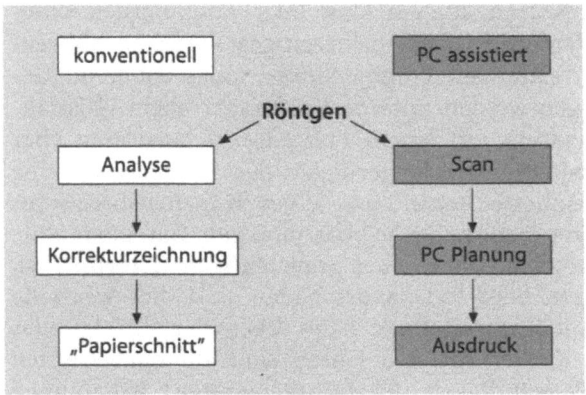

Abb. 10. Vorgehensweise bei der konventionellen und der PC-assistierten Planung

Weichteilen bei Therapiebeginn ist die Verlängerung derselben bereits bei Fixateuranlage, vorzugsweise durch perkutane Techniken, angezeigt. Treten während der Behandlung Kontrakturen auf, die eine Belastung des Beines verhindern, wird die Indikation zur sekundären perkutanen Sehnenverlängerung gestellt. Bei Kniebeugekontrakturen über 20° muss die Distraktion in der Regel unter- oder abgebrochen werden. Am Femur sollten unilaterale Systeme und Akutkorrekturen insbesonders von Varusfehlstellungen und Rotationsfehlern bei der Fixateuranlage bevorzugt angewandt werden. Korrekturen, bei denen eine ausgedehnte Verlängerung des Knochens und/oder die Aufdehnung von kritischen Strukturen (z. B. Nerven) erfolgt, sind nur als kontinuierliche Verfahren durchführbar.

Grundlage für die Behandlung ist die präoperative Planung. Hierbei besteht die Alternative der konventionellen und der PC-Planung (Abb. 10 und 11). Beide Verfahren haben das konventionelle Röntgenbild (mit bekannter Skalierung) als Basis. Am Röntgenbild werden die Beinlängendifferenz, die Achsen und Translationsfehler lokalisiert und quantifiziert. Ein Vorteil der PC-Planung ist die einfache Möglichkeit, unterschiedliche Lösungen zu visualisieren. So kann eine beispielsweise diaphysäre Fehlstellung (mittels ei-

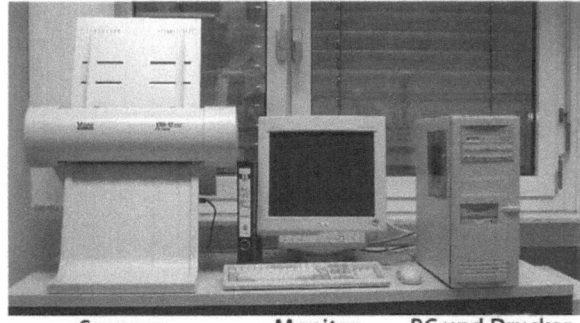

Abb. 11. Hardwarevoraussetzung für die PC-Planung

Scanner   Monitor   PC und Drucker

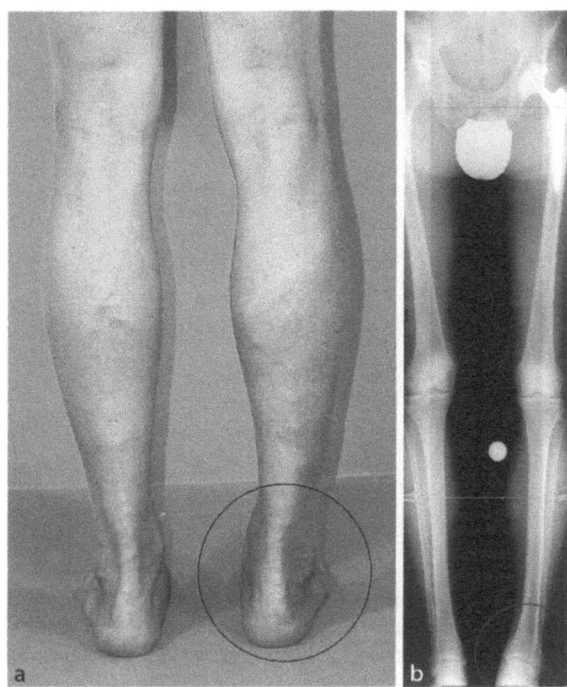

Abb. 12. Beispiel für eine PC-Planung; Ausgangssituation klinisch: 62-jähriger Mann, posttraumatische Varusfehlstellung supramalleolär; 1 cm überlanges Bein nach gleichseitiger Hüftendoprothesenimplantation

ner Hilfslinie) in zwei metaphysäre Fehlstellungen „aufgeteilt" werden. Beim Patienten heilen diese metaphysären Osteotomien schneller und eine kosmetisch bessere Korrektur kann erreicht werden (Abb. 12). Jede Translationsfehlstellung lässt sich analog in zwei (gegenläufige) Achsfehlstellungen „umwandeln". Bei der Achsenkorrektur mittels Marknagel ergibt sich schon aus der Notwendigkeit der Nagelpassage oft die Notwendigkeit der „Deformitätenaufteilung." Auch dies wird planerisch durch die Verwendung „intramedullärer" Hilfslinien erzielt. Da die operative Umsetzung dieser Akutkorrekturen eine hohe Präzision erfordert – im Gegensatz zur Fixateurbehandlung besteht hier keine Möglichkeit der Nachkorrektur – ist das „fixator assisted nailing" entwickelt worden. Intraoperativ wird die Korrektur mittels Fixateuranlage durchgeführt und gehalten. Erst nach Überprüfung der korrekten Lage der Fragmente wird der Nagel eingebracht und verriegelt (Abb. 13).

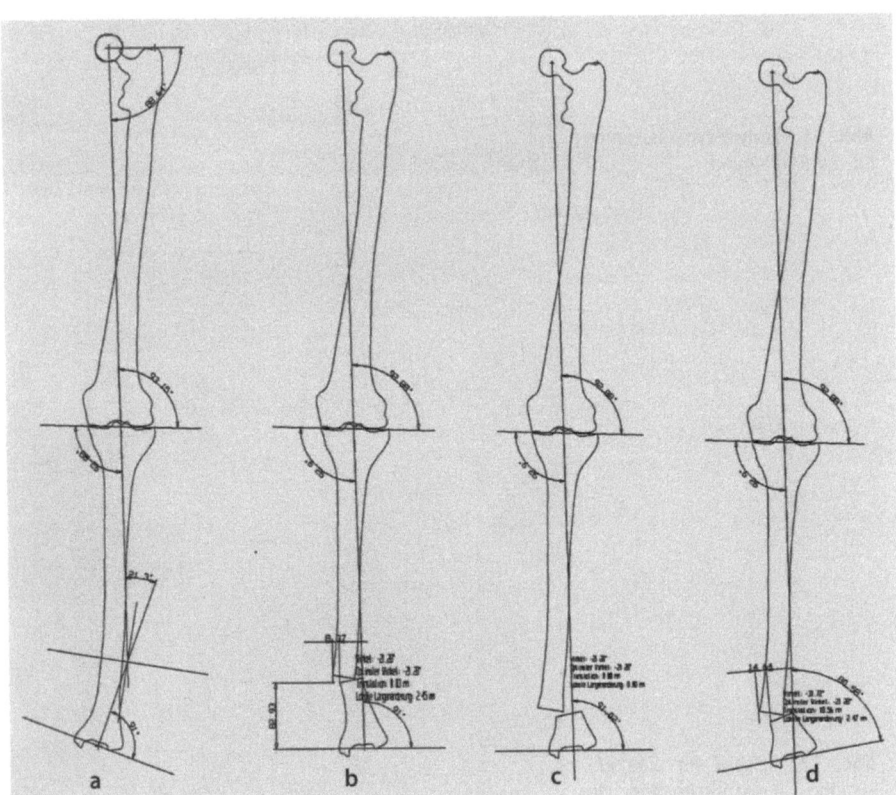

Abb. 13. a Ausgangssituation: Fehlstellung distale diaphysäre Tibia mit Cora außerhalb des Knochens; **b** Osteotomie auf Höhe der Fehlstellung; **c** Osteotomie supramalleolär zeigt die notwendige Translation; **d** Notwendige Überkorrektur zur Zentralisation der Traglinie beim Vermeiden einer Translation

Um das Verfahren perkutan (ohne Knochenkeilentnahme) durchführen zu können, ist eine domförmige Osteotomietechnik (Paley) favorabel. Der unilaterale Fixateur muss hierbei so angebracht werden, dass die Nagelung nicht behindert wird und eine gute radiologische Kontrolle der Fragmentstellung durchgeführt werden kann, da eine postoperative Veränderung des Ergebnisses nicht möglich ist. Deshalb werden bevorzugt „offset"-Fixateure mit röntgendurchlässigen Carbonstäben in stabiler Dimensionierung für dieses Verfahren verwandt. Diese Methode ist aufwendig und operationstechnisch anspruchsvoll, aber für den Patienten wesentlich komfortabler.

Wird der Fixateur auch zur Stabilisierung eingesetzt, werden die Knochenschraubenpaare proximal und distal vorzugsweise so zueinander (unter Zuhilfenahme des Fixateurs selbst oder von Schablonen) platziert, dass nach der Korrektur die Schrauben parallel zueinander stehen (Abb. 14). Dies ermöglicht die Fixierung mit einem einfach aufgebauten Fixateur, erlaubt weitere Korrekturen und ist planerisch am besten umzusetzen. Außerdem

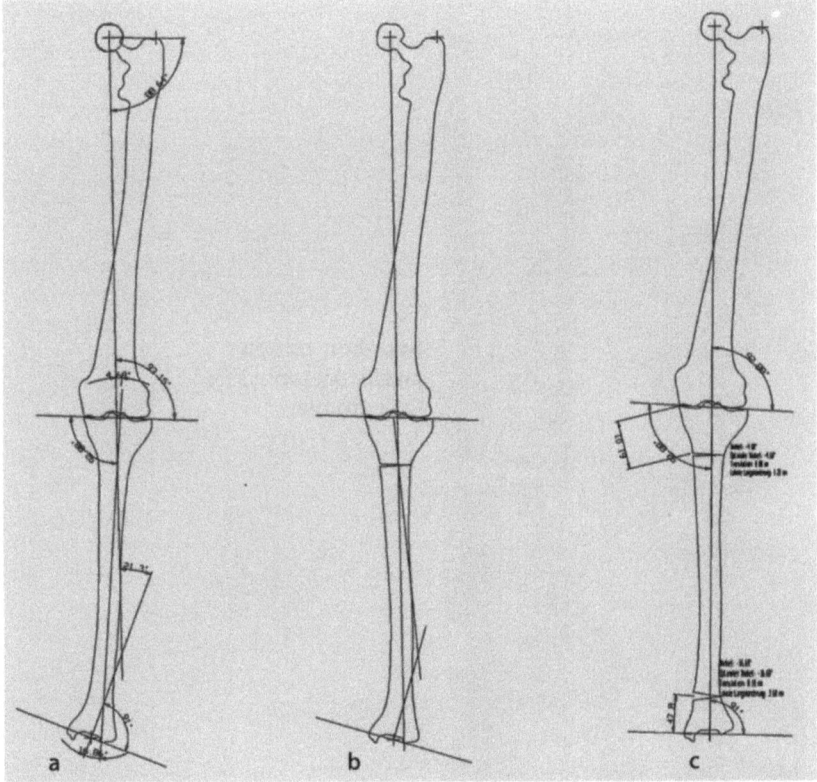

Abb. 14. Mittels Hilfslinie Aufteilung der Deformität in eine proximale und distal metaphysäre Osteotomie und planerische Umsetzung dieser Osteotomien

lässt es dieses Vorgehen zu, die Knochenschrauben biomechanisch optimal zu platzieren, da Gelenke des Fixateurs nicht auf der Winkelhalbierenden der Deformität positioniert werden müssen wie bei allmählichen Korrekturen. Die Knochendurchtrennung erfolgt vorzugsweise ca. 1–2 cm (proximal oder distal) entfernt von der Deformität. Die zur exakten Ausrichtung notwendige geringe Translation (aus der präoperativen Planung ersichtlich) entspricht dem Versatz der Fragmente dergestalt, dass die Kortikalis eines Fragmentes in den Markraum des anderen eingebracht wird. Mit dieser einfachen perkutanen Technik ist auch ohne Keilentnahme ein guter Kontakt der Fragmente zueinander zu erreichen (Abb. 14).

Eine Derotation ist geometrisch eine axiale Winkelkorrektur mit dem Drehpunkt im Zentrum des Knochens. Derotationen bei Verwendung unilateraler Systeme werden deshalb bevorzugt akut durchgeführt. Hierbei erfolgt die Positionierung eines Schraubenpaares kreisförmig versetzt (Hybridmontage) um das Ausmaß der erwünschten Drehung. Nach der Knochendurchtrennung werden die Schrauben dann in einen geradlinig aufgebauten Fixateur eingeklemmt.

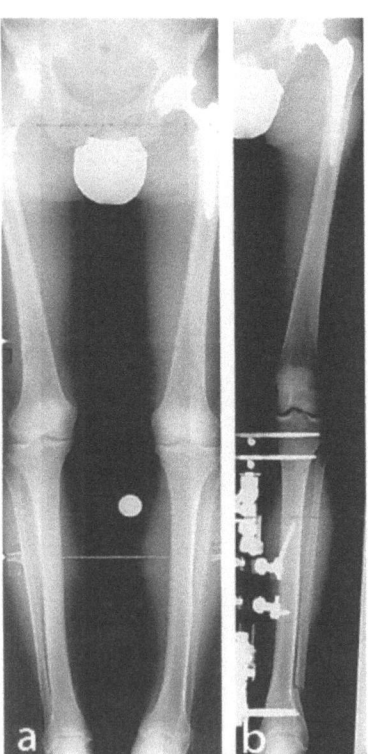

Korrektur mittels
zweier Metaphysärer
Osteotomien

Abb. 15. Operative Umsetzung als Akutkorrektur; distal mittels Keilentnahme, um die Überlänge auszugleichen. Postoperative Verstellmöglichkeit durch Angulatoreinbau auf Höhe beider Osteotomien

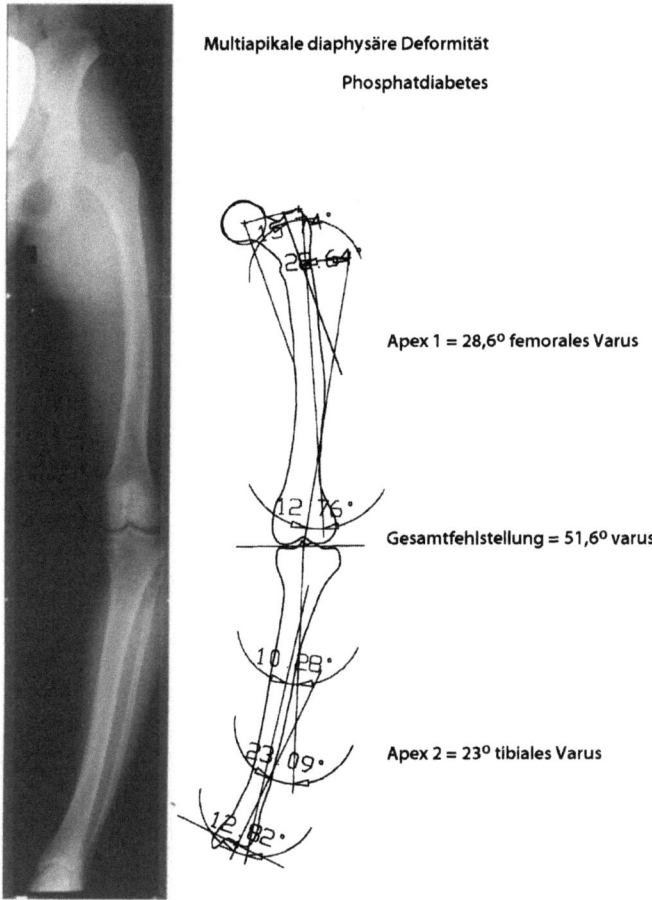

Multiapikale diaphysäre Deformität

Phosphatdiabetes

Apex 1 = 28,6° femorales Varus

Gesamtfehlstellung = 51,6° varus

Apex 2 = 23° tibiales Varus

Abb. 16. Beispiel für eine PC-Planung: Multiapikale diaphysäre Osteotomie bei Phosphatdiabetes

Für kontinuierliche Korrekturen werden Fixateursysteme benötigt, die eine große Stabilität und die Möglichkeit der Feinverstellung haben, da die einzelnen Korrekturschritte meist nur Bruchteile eines Millimeters oder Winkelgrades betragen und nur bei stabilen Systemen nachfolgende Verstellungen am Fixateur auch entsprechende Korrekturen an den Knochenfragmenten bewirken. Fast ausschließlich werden heute kontinuierliche Korrekturen mit der Methode der Kallusdistraktion realisiert.

Die Verlängerungen erfolgen durch Auseinanderfahren des Fixateurs in der Regel mit einem Millimeter pro Tag, verteilt auf mehrere Einzelschritte. Bei unilateralen Systemen wird im Gegensatz zu Ringfixateuren am Femur die Verlängerung meist proximal mit einer subtrochanteren Osteotomie durchgeführt. Die Kräfte bei Oberschenkelverlängerungen sind durch die Gegenspannung der Muskulatur groß. Rückhebelnde Knieorthesen und eine abduktorische Lagerung und Dehnung der Adduktoren sind obligat.

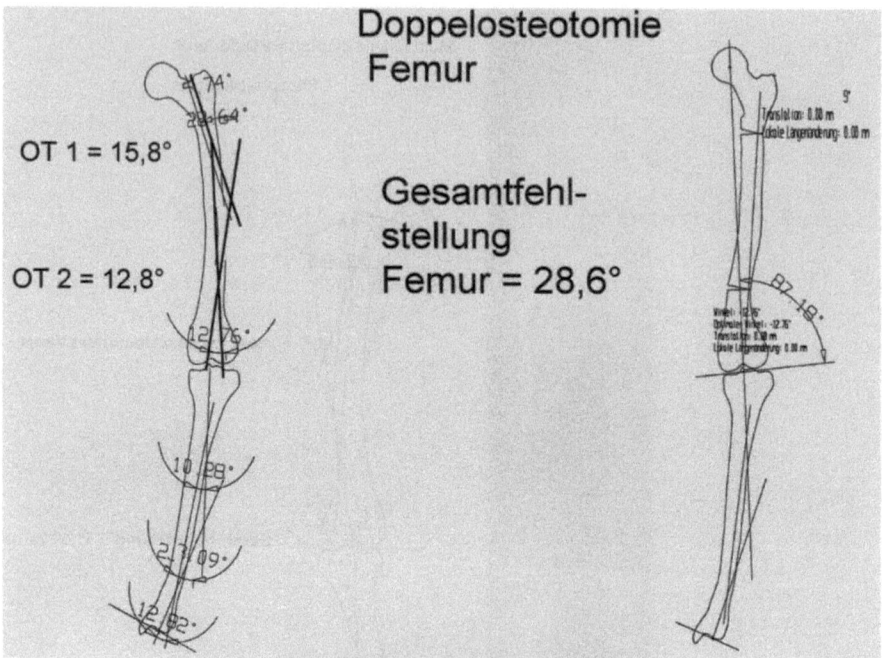

Abb. 17. Planerische Korrektur des Femurs mittels zweier Osteotomien

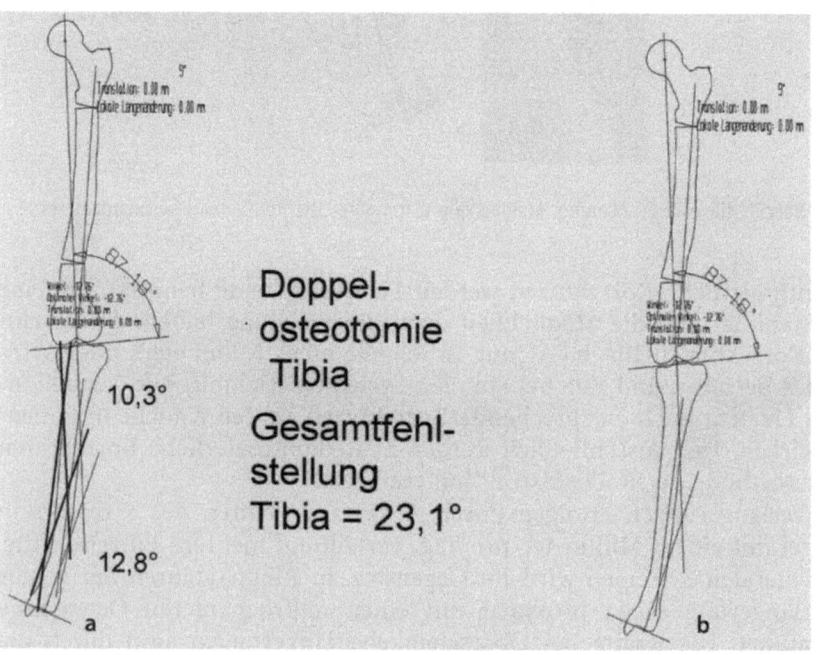

Abb. 18. Planerische Korrektur der Tibia mittels zweier Osteotomien

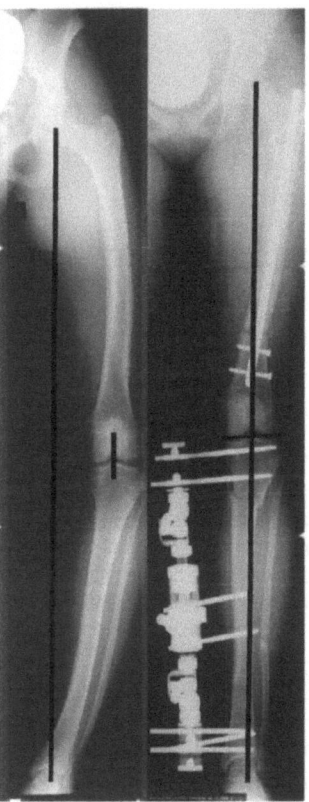

Einzeitige multilevel
Korrektur
4 percutane Osteotomien

Gesamtkorrektur 51,6°

Gradgenaue
Rekonstruktion

Fixateur am US
ermöglicht Nachkorrektur
(hier waren 2° notwendig)

Abb. 19. Operative Korrektur: am Femur mittels fixateurassistierter Nagelung; an der Tibia mittels Fixateur, jeweils mit Angulator auf Höhe der Osteotomie

Am Unterschenkel ist bei Verlängerungen die Transfixation zwischen Fibula und Tibia zum Schutz der angrenzenden Gelenke notwendig. Bei Ringfixateuren ist dies durch transfixierende K-Drähte einfach erzielbar. Bei unilateralen Systemen sind die Verfahren vorzuziehen, die bei der Fixateurentfernung keine weitere Operation zur Materialentfernung der Transfixation notwendig machen. Zwei Methoden erfüllen diese Forderung.

Bei der Transfixation mittels Hohlschrauben wird zunächst durch einen Kirschnerdraht die Transfixation durchgeführt, über dem dann aufgebohrt wird. Tibialseitig wird über den Draht eine Knochenschraube eingedreht zur Fixation in der Tibia. Alternativ wird nur über einen Draht transfixiert, der am Fixateur befestigt wird. Hierbei ist eine ausreichende Dimensionierung (2,3–2,5 mm Durchmesser) notwendig. Da der Regeneratquerschnitt dem Durchmesser an der Knochendurchtrennung entspricht, ist direkt kaudal der Tuberositas tibiae die für die Osteotomie bevorzugte Höhe. Das entsprechend kurze proximale Fragment kann mit einer „zeltförmigen" Konfiguration von drei 6 mm durchmessenden Schrauben sicher gefasst werden.

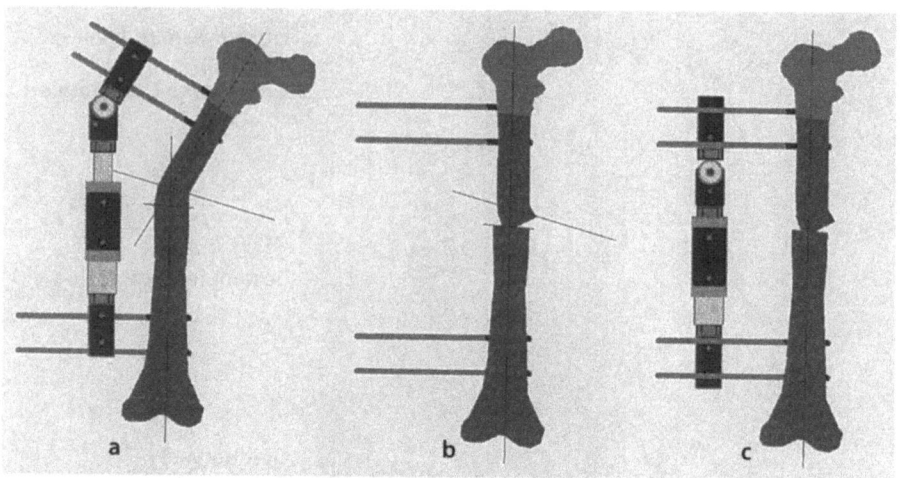

Abb. 20. Akutkorrektur Femur varum; die Schrauben werden entsprechend der Winkelfehlstellung eingebracht und der Fixateur dann entfernt. Osteotomie 2 cm von der Winkelhalbierenden entfernt. Die deshalb notwendige Translation verschiebt bei der Korrektur die Kante eines Fragmentes in den Markraum des anderen Fragmentes. Abschließend Fixation der Osteotomie mit gerade aufgebautem Fixateur

Entscheidend bei der kontinuierlichen Achsenkorrektur mittels Ringfixateur ist, dass die Positionierung der Scharniere um die (als Achse) Korrektur erfolgt. Die Ausrichtung der Scharniere auf der Winkelhalbierenden der Deformität ist notwendig. Werden diese in der Konvexität der Deformität lokalisiert, entsteht eine simultane Verlängerung. Ist die Achse auf der CORA (Schnittpunkt der von proximal und distal eingezeichneten physiologischen gelenkbezogen Linien), ist die Korrektur ohne Knochenverlängerung. Nur durch das Ausgraden der Deformität entsteht dann doch eine Verlängerung. Ist dies nicht erwünscht, werden die Scharniere auf der Winkelhalbierenden in der Konkavität der Deformität positioniert. Für die Korrektur ist dann aber eine Knochenresektion notwendig.

Kontinuierliche, unilaterale Achskorrekturen werden mittels zweier Methoden durchgeführt. Bei der aufklappenden Achsenkorrektur (Hemikallotasis) verkippt bei der Verlängerung des Fixateurs das eingebaute Scharniergelenk. Voraussetzung ist eine Fixateuranlage in der Konkavität der Fehlstellung. Zur Vermeidung von iatrogenen Translationen muss das Scharniergelenk so positioniert werden, dass bei hälftiger Korrektur das Gelenk (wandernder Drehpunkt!) die Winkelhalbierende der Deformität kreuzt. Das Scharniergelenk sollte blockierbar sein, damit zur Verkürzung der Heilung direkt nach der Korrektur eine axiale Belastungsfreigabe erfolgen kann. Obgleich diese Art der Achskorrektur aufgrund der oben angeführten Modalitäten ihre indikatorischen Einschränkungen hat, ist sie wegen ihrer Einfachheit eine häufig eingesetzte Methode.

Beim Verfahren der Angulation wird mittels eines selbsthemmenden, kontinuierlich verstellbaren Gelenks nur abhängig von der Einbaurichtung im Fixateur jede Achsfehlstellung korrigiert. Wichtig ist die Positionierung auf der Winkelhalbierenden der Fehlstellung. Zu beachten sind durch die Winkeländerung auftretende Längenänderungen am Knochen, insbesondere am Femur in der Frontalebene durch den großen Abstand des Fixateurs vom Knochen. Diese Längenänderungen müssen durch Verstellungen am Fixateur ausgeglichen werden.

Der entscheidende Vorteil von Korrekturverfahren mit einem Fixateur externe ist die Möglichkeit der Nachkorrektur. Solange die Verbindung zum Knochen durch fest sitzende Schrauben oder Drähte gegeben ist und der Knochen sich noch nicht wieder durchbaut hat, sind die Möglichkeiten der Knochenformung gegeben.

Ringfixateure haben die komplexesten Bau- und Verstellungsmöglichkeiten. Durch die Verwendung auch von Knochenschrauben bei Ringfixateuren (sogenannte Rancho-Technik) sind die Nachteile der Transfixation von Weichteilen zurückgegangen. Dennoch sind sie in der Handhabung (präoperativer Zusammenbau; Operationszeit; postoperatives Management und Fixateurpflege) aufwendiger als unilaterale Systeme, die vom Patienten auch besser akzeptiert werden. Über 90% der Behandlungen in der rekonstruktiven Knochenchirurgie können mit unilateraler Technik durchgeführt werden. Weiterhin besteht die Kombinationsmöglichkeit eines unilateralen Systems mit einem Ringfixateur (Hybridsystem).

■ Literatur

Cotta H, Holz U, Wentzensen A, Krämer KL, Pfeil J (Hrsg) (1996) Standardeingriffe in der Orthopädie und Unfallchirurgie. Thieme, Stuttgart

Paley D (1989) The principles of deformity correction by the Ilisarov technique: Technical aspects. Tech Orthop 4:15–29

Paley D (2002) Principles of Deformity Correction. Springer, Berlin Heidelberg New York

Pfeil J (1994) Technik der unilateralen Kallusdistraktion an Femur und Tibia. Operat Orthop Traumatol 6:1–28

Pfeil J (1994) Unilaterale Fixateurmontage. Thieme, Stuttgart

Pfeil J, Grill F, Graf R (1996) Extremitätenverlängerung, Deformitätenkorrektur, Pseudarthrosenbehandlung. Springer, Berlin Heidelberg New York

Ilisarov GA (1992) Transosseous Osteosynthesis. Springer, Berlin Heidelberg New York

Operative Beinverlängerung: Distraktionsepiphyseolyse oder Kallusdistraktion?

A. BIRKE, H. REICHEL

■ Einleitung

Beinverkürzungen, einseitig oder beidseitig, können ätiologisch durch ein breites Spektrum von angeborenen und erworbenen Erkrankungen ausgelöst werden. Symmetrische Wachstumsstörungen führen zum Minderwuchs. Bei Längendifferenzen im Bereich der unteren Extremitäten muss zwischen reellen und scheinbaren Verkürzungen unterschieden werden. Reelle Verkürzungen sind durch tatsächliche Verlängerungen oder Verkürzungen bestimmter Abschnitte gekennzeichnet. Scheinbare Verkürzungen weisen als Ursache funktionelle Störungen im Bereich des Hüft-, Knie- oder Sprunggelenkes oder aber eine Beckenverwringung auf. Nach Grill et al. [1] sind Beinlängendifferenzen bis zu 1 cm bei ca. zwei Drittel der Bevölkerung nachweisbar. Diese werden somit als physiologisch angesehen. Andererseits beschreiben Pap und Kolarz [5] nachweisbare Funktionsstörungen im Bereich der Iliosakralgelenke und der unteren Lendenwirbelsäule bereits bei Beinlängendifferenzen von 0,5 cm. Länger bestehende Beinlängendifferenzen sind daher als präarthrotische Deformität anzusehen.

Beinlängendifferenzen von bis zu 3 cm werden in der Regel konservativ behandelt. Hierbei kommen Schuhzurichtungen zur Anwendung. Bei Beinlängendifferenzen über 3 cm ist eine konservative Therapie wesentlich schwieriger. Differenzen über 5 cm können selbst mit orthopädischen Maßschuhen nicht befriedigend versorgt werden. In diesen Fällen werden Orthesen angewendet, die jedoch für den Patienten sowohl funktionell als auch kosmetisch nicht unproblematisch sind.

Die Indikation für eine operative Behandlung von Beinlängendifferenzen besteht ab einer Differenz von 3 cm. Verschiedene operative Methoden stehen zur Auswahl. Im Wesentlichen werden Verkürzungs- und Verlängerungsosteotomien angewandt. Wachstumsstimulierende Eingriffe, etwa durch Verbesserung der Durchblutung oder aber durch elektrischen Strom, haben nie klinische Bedeutung erlangt. Mit Verkürzung oder Wachstumsbremsung kann lediglich ein Beinlängenausgleich durch Verkürzung der zumeist gesunden Seite erreicht werden. Einseitige bremsende Eingriffe an der Wachstumsfuge erfordern zudem eine exakte Voraussage des zu erwartenden Wachstum. Dies ist jedoch nicht ohne Probleme und findet somit nur selten Anwendung. In der Regel sollten operative Beinverlängerungen nicht vor dem 8.–10. Lebensjahr erfolgen, da ein Verständnis des Patienten für die Verlängerung sowie die aufwändige Nachbehandlung unbedingt erforderlich ist [9].

▪ Grundlagen der operativen Beinverlängerung

Beinverlängerungen können einzeitig erzielt werden durch Verlängerungsosteotomien mit Osteosynthese mit und ohne Knochentransplantat, valgisierende Osteotomien des koxalen Femurendes mit und ohne Schenkelhalsverlängerung, Distalisierung des Hüftzentrums bei Beckenosteotomien sowie durch die Implantation von Endoprothesen. Das Verlängerungsausmaß wird dabei durch die Dehnungskapazität der Muskulatur, von Gefäßen und Nerven begrenzt. Bei Verlängerungsosteotomien mit kontinuierlicher Distraktion lassen sich größere Längengewinne erzielen, da eine Gewebeanpassung entsprechend der langsamen Längenzunahme erfolgt. Bei diesen Verfahren wird das Prinzip des Dehnungsreizes für die Neubildung von Gewebe ausgenutzt. Ilizarov [2–4] hat gezeigt, dass ein langsamer und stetiger Zugreiz vom Gewebe mit einer erhöhten metabolischen Aktivität beantwortet wird. Es kommt im Distraktionsspalt zur Knochenneubildung. Die Verfahren dieser Gruppe werden daher unter dem Begriff der sogenannten Distraktionsosteogenese zusammengefasst.

In diese Gruppe sind zwei Verfahren einzuordnen. Zum einen wird die Verlängerung durch eine Distraktion der noch nicht verknöcherten Epiphysenfuge vorgenommen, die nur während des Wachstums möglich ist. Bei dieser Technik kommt es zu einer Sprengung der Wachstumsfuge, demzufolge wird diese Methode auch als Distraktionsepiphyseolyse oder Chondrodiatasis bezeichnet. Durch asymmetrische Distraktion sind bei diesem Verfahren auch Achskorrekturen zu erreichen. Ein zweites Verfahren stellt die Verlängerung des in einer initialen Ruhephase nach Knochendurchtrennung gebildeten kallösen Regenerates dar. Diese Methode wird deshalb als Kallusdistraktion oder Callotasis bezeichnet. Eine Sonderform der Kallusdistraktion stellt der knöcherne Segmenttransport dar, das Bone shifting. Abbildung 1 zeigt das Prinzip der Distraktionsepiphyseolyse im Vergleich zur Kallusdistraktion.

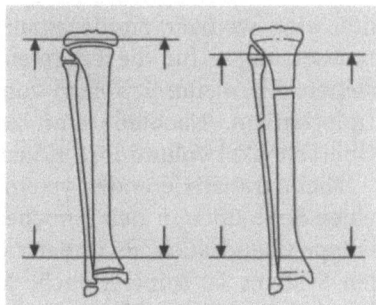

Abb. 1. Prinzip der Distraktionsepiphyseolyse (links) und der Kallusdistraktion (rechts)

Kontraindikationen für Beinverlängerungen sind das höhere Lebensalter und vor allem eine hochgradige Osteoporose, die keine sichere Schrauben- oder Drahtfixation zulässt. Ein weiterer wichtiger Aspekt ist die mangelnde Kooperativität des Patienten. Dadurch wird auch die untere Altersgrenze im Kindesalter festgelegt. Bei ausgeprägten Hypo- oder Dysplasien muss im Einzelfall eine orthetische Versorgung in Erwägung gezogen werden, wenn durch die Verlängerung keine ausreichende Funktion der Extremität erreicht werden kann.

Die Kallusdistraktion stellt heute das Standardverfahren der Extremitätenverlängerung dar [8]. Unter Anwendung dieses Verfahrens können nahezu alle Abschnitte des peripheren Skelettsystemes, verbunden mit einer eventuell notwendigen Achskorrektur, verlängert werden. Die Durchtrennung des Knochen erfolgt bei diesem Verfahren perkutan oder offen unter Verwendung eines Meißels, wobei das Periost besonders geschont wird. Zusätzlich sollte eine Beschädigung des Markraumes und der Markraumdurchblutung vermieden werden. Die Kortikalis kann zunächst mit einem Bohrer perforiert werden, um anschließend die verbliebenen Kortikalisbrücken mit einem Meißel vollständig zu durchtrennen. Die Kortikotomie sollte möglichst im metaphysären Bereich des Knochens erfolgen. Mit dem Distraktionsbeginn wird je nach Alter des Patienten und Lage der Kortikotomie (metaphysär oder diaphysär) 7–14 Tage gewartet. Liegt der Distraktionsbeginn zu früh, kann es zu einer verzögerten Verknöcherung kommen, erfolgt der Beginn zu spät, droht eine vorzeitige Verknöcherung [6]. Mitentscheidend für den Erfolg einer Extremitätenverlängerung ist die postoperative Betreuung, durch die der Fortgang der Verlängerung und der Effekt der Krankengymnastik überprüft und eventuell auftretende Komplikationen rechtzeitig erkannt und behandelt werden können.

Bei den Fixations-Distraktionssystemen lassen sich interne und externe Apparate unterscheiden. Die meisten der heute zur Beinverlängerung angewandten Systeme sind externe Fixations- und Distraktionssysteme, die wiederum in transfixierende und nichttransfixierende Systeme unterteilt werden können. Transfixierende Systeme sind Apparate, bei denen Drähte, Schrauben oder Nägel in den Extremitätenabschnitt eingebracht und durch bi-, trilaterale oder zirkuläre Rahmenkonstruktionen befestigt werden. Prominenteste Vertreter dieser Gruppe sind die Ringfixateure nach Ilizarov und Monticelli-Spinelli. Ringfixateursysteme weisen bei hoher Winkelstabilität eine weniger rigide axiale Fragmentfixierung auf, wodurch gute Voraussetzungen für die Fragmentdistraktion und Knochenregenerierung bestehen. Ein weiterer Vorteil von Ringfixateursystemen ist die gute Achskorrigierbarkeit. Nachteile sind zeitaufwendige Montagen und vor allem am Oberschenkel voluminöse Konstruktionen (Abb. 2).

Nicht transfixierende Systeme fassen den Extremitätenabschnitt nur von einer Seite über in den Knochen eingebrachte Schrauben und werden dementsprechend auch als unilaterale Systeme bezeichnet. Vorteil des unilateralen Systems ist seine einfache Montage und der wesentlich höhere Komfort für den Patienten. Ein Nachteil ist, dass vorbestehende Achsabweichungen

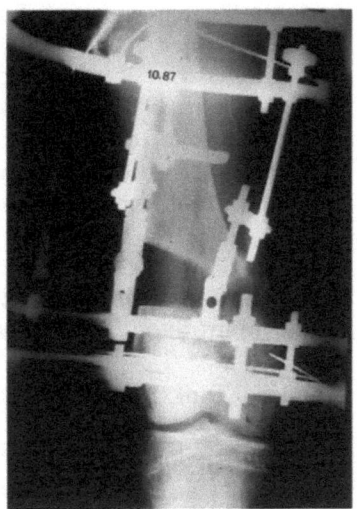

Abb. 2. Oberschenkelverlängerung mittels Ringfixateur mit simultaner Achskorrektur (früher geübte Technik)

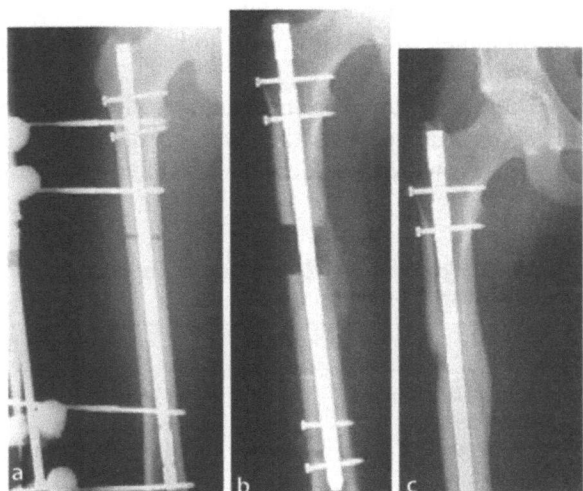

Abb. 3 a–c. Oberschenkelverlängerung mittels unilateralem Fixateur über liegenden Femurnagel

oder bei der Verlängerung auftretende Achsabweichungen meist nur in einer Ebene korrigiert werden können.

Die bei Oberschenkelverlängerungen nicht selten auftretenden Varusabweichungen sind insbesondere bei muskelkräftigen Patienten mit dem unilateralen Fixateur nur schwer zu beeinflussen. Um diese Komplikation zu vermeiden, kann die fixateurgestützte Verlängerung über einen zunächst nur einseitig verriegelten Marknagel vorgenommen werden (Abb. 3). Vorteile sind die sichere Achsausrichtung und die Minimierung der Fixateurtragezeit auf den Zeitraum der Distraktion. Sobald die geplante Verlängerungsstrecke erreicht ist, wird der Nagel auch am anderen Ende verriegelt und der Fixateur entfernt. Ein Nachteil der Methode – neben der technisch anspruchsvollen Platzierung der Fixateurschrauben am liegenden Marknagel vorbei – besteht darin, dass Pintraktinfekte über den liegenden Nagel schneller den gesamten Markraum erfassen können. Nach den Angaben in der Literatur [7, 11] ist die tiefe Infektion zwar selten, das höhere Risiko muss jedoch berücksichtigt werden. Wir haben in 5 Jahren klinischer Anwendung diese Komplikation nicht beobachtet.

■ Ergebnisse, Probleme und Komplikationen der operativen Unterschenkelverlängerung

An der Klinik für Orthopädie der Martin-Luther-Universität wurden im Zeitraum von 1979–1991 39 Unterschenkelverlängerungen mit dem Ilizarov-Ringfixateur durchgeführt. Es kam sowohl die Distraktionsepiphyseolyse als auch die Kallusdistraktion zur Anwendung (Tab. 1). Das Patientengut und die Verlängerungsergebnisse waren bei beiden Methoden miteinander vergleichbar [10].

Indikationen für die Unterschenkelverlängerung waren verschiedene Erkrankungen des Haltungs- und Bewegungsapparates, die in Tab. 2 dargestellt sind.

Die erreichten Verlängerungsstrecken bei der Distraktionsepiphyseolyse und der Kallusdistraktion war ebenfalls vergleichbar (Tab. 3). Mit beiden Verfahren wurde bei den 39 Patienten eine Verlängerung von durchschnitt-

Tabelle 1. Unterschenkelverlängerungen an der Klink für Orthopädie der MLU Halle-Wittenberg im Zeitraum von 1979–1991

	Distraktionsepiphyseolyse	Kallusdistraktion
Anzahl Verlängerungen	23	16
Anzahl Patienten	21	11
Mittl. OP-Alter	13 (5–15) Jahre	16 (11–25) Jahre
Geschlecht	10 männl., 11 weibl.	4 männl., 7 weibl.
Seite	11 li., 8 re., 2 bds.	4 li., 2 re., 5 bds.
Mittl. Nachuntersuchungszeitraum	12 (6–14) Jahre	7 (3–9) Jahre

Tabelle 2. Indikationen für die Unterschenkelverlängerungen

Angeborene Erkrankungen	n = 31	Erworbene Erkrankungen	n = 8
Hypoplasien/Aplasien	16	Epiphysenfrakturen	3
Hemihypertrophie	3	Osteomyelitis	2
Achondroplasie	8	Unterschenkel-Pseudarthrose	2
Kongenitale Tibiapseudarthrose	2	Poliomyelitis	1
Morbus Ollier	2		

Tabelle 3. Erzielte Verlängerungsstrecken

Distraktionsepiphyseolyse	n = 23	Kallusdistraktion	n = 16
∅ 8,4 cm (4–18 cm)		∅ 8,6 cm (2,5–15 cm)	

Tabelle 4. Heilungsindex

Distraktionsepiphyseolyse	n = 23	Kallusdistraktion	n = 16
∅ 42,5 d/cm (33–53 d/cm)		∅ 41,7 d/cm (33–64 d/cm)	

Tabelle 5. Probleme und Komplikationen während der Verlängerung

Distraktionsepiphyseolyse		Kallusdistraktion
Probleme		
10	Temporäre Kontraktur	8
11	Pintraktinfekt	8
3	Temporäre Peroneusparese	1
6	Korrigierbare Achsabweichung	3
Komplikationen		
3	Fraktur nach Fixateur-Entfernung	2
1	Verzögerte Ossifikation	4
1	Vorzeitige Ossifikation	0
3	Drahtdislokation (Drahtwechsel)	0
1	Kniegelenksankylose	0

lich 8,5 cm erzielt, die minimale Verlängerung betrug 2,5 cm, die größte Verlängerungsstrecke eines Röhrenknochens lag bei 18 cm.

Der Heilungsindex betrug im Durchschnitt bei den untersuchten 39 Patienten 42,1 Tage/cm (33–64 d/cm). Er stellt ein Maß für die Zeitdauer der Verknöcherung dar und war geringer bei jüngeren Kindern. Ermittelt wird der Heilungsindex als Quotient aus der Zeitdauer von der Anlage des Fixations-Distraktions-Systems bis zur Vollbelastung der Extremität ohne Apparat und der erzielten Verlängerungsstrecke. Tabelle 4 zeigt die Verteilung des Heilungsindex bei den beiden angewendeten Verfahren.

Durchschnittlich trat bei jeder Verlängerung, unabhängig vom Verfahren, mehr als ein Problem auf. Die häufigsten Probleme und Komplikationen sind in Tab. 5 aufgeführt. Komplikationen zwangen zu einer chirurgischen Intervention, nicht jedoch die aufgeführten Probleme. Diese konnten konservativ behandelt werden.

Wie aus Tab. 5 ersichtlich ist, liegt die größere Problem- und Komplikationshäufigkeit auf Seiten der Distraktionsepiphyseolyse. In den meisten Fällen waren dies Probleme und Komplikationen, die durch die bei der Distraktionsepiphyseolyse erforderliche gelenknahe Fixation der proximalen Tibiaepiphyse bedingt sind. Während das Auftreten der meisten Probleme (temporäre Gelenkkontrakturen, Reizungen an Drahtaustrittstellen) durch prophylaktische Maßnahmen (Krankengymnastik, Lagerungshilfen, Hautpflege) wirksam beeinflusst werden konnte, musste in 3 Fällen ein Durchschneiden der Drähte nach proximal beobachtet werden, wodurch ein Drahtwechsel erforderlich wurde. In einem Falle kam es sogar zur Drahtdislokation bis ins Kniegelenk, woraus ein Empyem mit nachfolgender Ankylose resultierte.

Zum Nachuntersuchungszeitpunkt wurden von den Patienten verschiedene Beschwerden angegeben. Eine Zuordnung zu den beiden angewandten Verfahren ist der Tab. 6 zu entnehmen. Es wird erkennbar, dass auch zum Nachuntersuchungszeitpunkt die Probleme und Komplikationen auf Seiten der Distraktionsepiphyseolyse häufiger waren. Ursachen hierfür sind

Tabelle 6. Probleme und Komplikationen zum Nachuntersuchungszeitpunkt

Distraktionsepiphyseolyse		Kallusdistraktion
3	Knieschmerz	2
6	Beinlängendifferenz (0,5–1,5 cm)	2
4	Flexionskontraktur KG (5°–10°)	2
3	Flexionskontraktur OSG (5°–10°)	2
5	Genu valgum (8°–12° Valgus)	1

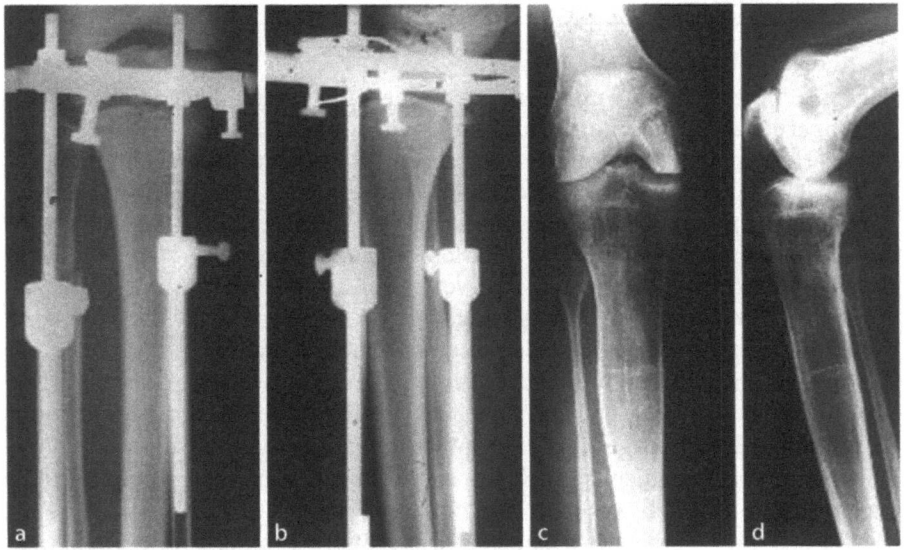

Abb. 4a–d. Während (**a, b**) sowie 10 Jahre nach 10 cm-Unterschenkelverlängerung mittels Distraktionsepiphyseolyse (**c, d**): Auffällig sind ein Fibulaköpfchentiefstand, eine sekundäre Valgusfehlstellung sowie eine Patella baja

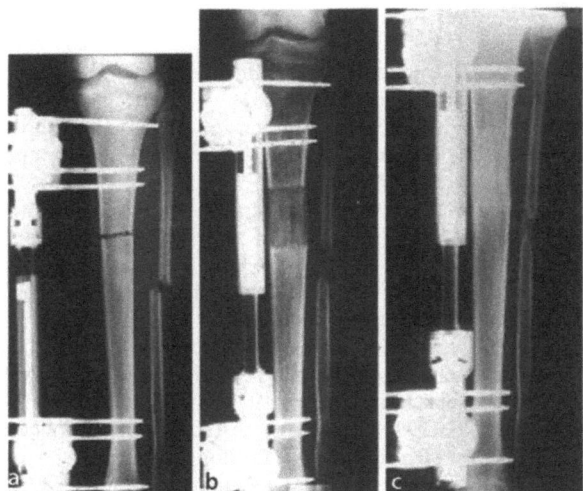

Abb. 5 a–c. Kallusdistraktion am Unterschenkel mit unilateralem Fixateur (Verlängerungsstrecke 8 cm)

wiederum in der gelenknahen Fixation der proximalen Tibiaepiphyse, im unsicheren Schicksal der proximalen Tibiawachstumsfuge nach Verlängerungsende (vorzeitige Verknöcherung oder weiteres Wachstum?) und im teilweise exzessiven Tiefertreten des Fibulaköpfchens während der Verlängerung (fehlende Transfixation der Fibula) zu suchen (Abb. 4).

Aufgrund der höheren Komplikationsrate der Distraktionsepiphyseolyse während der Verlängerung und zum Nachuntersuchungszeitpunkt haben wir dieses Verfahren zugunsten der Kallusdistraktion verlassen, die wir heute am Unterschenkel mittels unilateralem Fixateur durchführen (Abb. 5). Da die Kallusdistraktion nicht an die offene Wachstumsfuge gebunden ist und eine gelenkferne Fixation der Fragmente erlaubt, ist das Verfahren auch nach Wachstumsabschluss einsetzbar und besitzt eine größere Sicherheit. Die notwendige Knochendurchtrennung kann durch eine kurze Hautinzision oder perkutan erfolgen und ist bei Einhaltung der Ilizarov'schen Prinzipien (Periostschonung, mehrfaches queres Durchbohren der Kortikalis und nachfolgendes Durchmeißeln) risikoarm.

▪ Fazit

Sowohl die Distraktionsepiphyseolyse als auch die Kallusdistraktion eignen sich prinzipiell zur operativen Beinverlängerung. Jedoch wurde in der durchgeführten klinischen und radiologischen Nachuntersuchung eine Häufung von Problemen und Komplikationen auf Seiten der Distraktionsepiphyseolyse gefunden.

Die Kallusdistraktion ist aufgrund ihrer Vorteile, die vor allem in der altersunabhängigen Anwendung, der gelenkfernen Fixation und der geringeren Komplikationsrate bestehen, heute als das Verfahren der Wahl anzusehen.

■ Literatur

1. Grill F, Chochole M, Schultze A (1990) Beckenschiefstand und Beinlängendifferenz. Orthopäde 19:244–262
2. Ilizarov GA (1989 a) The tension-stress effect on the genesis and growth of tissues: Part I. The influence of stability of fixation and soft tissue preservation. Clin Orthop 238:249–281
3. Ilizarov GA (1989b) The tension-stress effect on the genesis and growth of tissues: Part II. The influence of the rate and frequency of distraction. Clin Orthop 239:263–285
4. Ilizarov GA (1990) Clinical application of the tension-stress effect for limb lengthening. Clin Orthop 250:8–26
5. Pap A, Kolarz G (1989) Funktionsstörung der Lendenwirbelsäule und der Sacroiliacalgelenke bei Beinlängendifferenz. Symposium Kreuzschmerz im Wechsel der Lebensabschnitte, Wien, zit. bei Grill et al (1990)
6. Paley D (1990) Problems, obstacles and complications of limb lengthening by the Ilizarov techniques. Clin Orthop 250:81–104
7. Paley D, Herzenberg JE, Paremain G, Bhave A (1997) Femoral lengthening over an intramedullary nail. J Bone Joint Surg 79-A:1464–1480
8. Pfeil J, Heijens E, Brunnengraber G (2000) Verlängerungsosteotomien bei Beinlängendifferenzen. Orthopäde 29:775–786
9. Reichel H (1998) Der diaphysäre Knochen nach Kallusdistraktion: Densitometrische, biomechanische und histologische Untersuchungen zur operativen Beinverlängerung. Zuckschwerdt, München Bern Wien New York
10. Reichel H, Haunschild M, Krüger T, Hein W (1996) Tibial lengthening: Epiphyseal and callus distraction compared in 39 patients with 3–14 years follow-up. Acta Orthop Scand 67:355–358
11. Simpson AH, Cole AS, Kenwright J (1999) Leg lengthening over an intramedullary nail. J Bone Joint Surg 81-Br:1041–1045

LON (Lengthening over Nails)-Methode

A. ROPOSCH, W. E. LINHART

■ Einleitung

Die Kallusdistraktion hat drei wesentliche Phasen: (a) Ruhephase, (b) Distraktionsphase und (c) Konsolidierungsphase. Mit der Distraktionsphase ist die Zeit der Knochenverlängerung (Distraktion) gemeint. Sie beginnt nach der Ruhephase mit dem „Drehbeginn", d. h. ca. eine Woche nach der Osteotomie. Als Richtwert der Distraktion kann eine Distanz von 1 mm pro Tag angenommen werden. Ziel des Verfahrens ist es, den dadurch entstehenden Distraktionsspalt letztlich wieder komplett mit Knochen aufgefüllt zu haben. Dabei wird zunächst Kallus gebildet, der in der Konsolidierungsphase „ausreifen" muss. Diese Phase beginnt nach dem Ende der Distraktion und endet, wenn der Distraktionsspalt knöchern geheilt ist, sodass eine Abnahme des externen Fixateurs möglich ist und der Knochen fortan der Belastung stand hält. Diese drei Phasen zusammen spiegeln die Zeit wider, in der ein externer Fixateur getragen werden muss (externe Fixationszeit). Dabei ist die Konsolidierungsphase bei Kindern etwa zweimal so lang wie die Distraktionsphase.

Mit zunehmender Behandlungsdauer schwindet die Motivation und die Geduld der Kinder und Eltern für die Verlängerung. Ein verfrühter Abbau des Apparates gefährdet die Stabilität des Knochenregenerates und führt zu erheblichen Komplikationen: Fraktur, Beinverkürzung, Achsfehlstellung und Pseudarthrose.

Basierend auf diesen Überlegungen wurden operative Methoden entwickelt, die ein früheres Abbauen des externen Fixateurs erlauben, ohne aber den Knochen in seiner Konsolidierung zu gefährden. Bost und Larsen haben 1956 über die Femurverlängerung über einen intramedullären Nagel *(lengthening over nails, LON)* berichtet [1]. Paley et al. haben diese Methode mit der konventionellen Methode der Kallusdistraktion nach Ilizarov verglichen [6]. Das Prinzip dieser Methode ist einfach: Eine Abnahme des externen Apparates kann unmittelbar nach Distraktionsende erfolgen, da ein intramedullärer Nagel die Stabilisierung des Kochens übernimmt. Dieser Nagel wird vor Distraktionsbeginn eingebracht und bildet so eine intramedulläre „Schiene", entlang derer die Kallusdistraktion stattfindet.

Die grundsätzlichen Ziele der Beinverlängerung durch die LON-Methode sind erstens die Verkürzung der Apparatliegedauer und zweitens eine entsprechende Stabilisierung des Knochenregenerates während der Konsolidierungsphase und somit die Vermeidung von Deformitäten bzw. Frakturen. Durch die Marknagelung bestehen jedoch zusätzliche potentielle Risiken. Diese umfassen eine tiefe Infektion (Markraumphlegmone), eine potentielle Schädigung der Wachstumsfugen und eine Fettembolie. Es ist von besonderer Wichtigkeit, dahingehende Patientenaufklärung zu leisten.

■ Methode der LON-Technik an der Tibia mit elastisch-stabiler Marknagelung (ESMN) und Orthofix®

Die elastisch-stabile Marknagelung (ESMN) ist eine etablierte Methode in der Behandlung kindlicher Frakturen. Auch instabile Bruchformen können durch eine Verriegelungstechnik belastungsstabil versorgt werden [4]. Basierend auf diesen Erfahrungen haben wir uns 1993 entschlossen, diese Technik zusammen mit einer Kallusdistraktion zur Beinverlängerung anzuwenden. Durch eine intramedulläre Schienung verlängert man gezwungenermaßen entlang der anatomischen Achse. Daher haben wir ausschließlich tibiale Verlängerungen gewählt, da an der Tibia die anatomische und die mechanische Achse nahezu identisch sind. Eine Achsabweichung in der Frontalebene (Varus/Valgus) tritt daher nicht automatisch auf. Die Distraktion wird mit einem monolateralen Fixateur erzielt, wobei wir das System Orthofix® verwenden.

■ Indikation

Kinder und Jugendliche mit einer isolierten Beinlängendifferenz *bis zu maximal 4 cm*, die aus dem *Unterschenkel* korrigiert werden kann. Dabei darf *keine Achsdeformität* vorbestehen, da das System Achsfehler nicht korrigieren kann (Tab. 1). Wie kommt es zu dieser Limitierung von 4 cm? Die intramedullären Nägel müssen lang genug sein, um den Knochen auch nach der Verlängerung effizient zu stabilisieren. Es werden daher Nägel eingebracht, die für den noch nicht distrahierten Knochen „überlang" sind. Dieser „Überstand" der Nägel im subkutanen Gewebe verschwindet naturgemäß mit zunehmender Distraktionsstrecke, bis bei Distraktionsende die Knochenlänge der Nagellänge entsprechend ist. Die Erfahrung hat gezeigt, dass Nägel, die bis zu 4 cm aus dem Knochen in das Subkutangewebe ragen, noch ohne größere Probleme toleriert werden. Ein zu großer Überstand der Nägel verursacht Schmerzen, Bewegungseinschränkung in Knie- und Sprunggelenk und Wunddehiszenz.

Tabelle 1. Indikationen der LON-Methode

- ■ Beinlängendifferenz ≤4 cm
- ■ Korrektur am Unterschenkel
- ■ Keine Achsfehlstellung

■ OP-Vorbereitungen

Präoperative Planung mit Röntgendiagnostik und Wachstumsprognose (siehe Kapitel von Pfeil/Heijens). Aufklärungsgespräch über die zusätzlichen potentiellen Risiken im Vergleich zu einer herkömmlichen Kallusdistraktion (tiefe Infektion – Markraumphlegmone, potentielle Schädigung der Wachstumsfugen, Fettembolie – bei Kindern sehr geringes Risiko). Klärung der Compliance des Patienten und der Familie für einen derartig (zeit-)aufwändigen Eingriff.

■ Instrumentarium

Es werden modifizierte verriegelbare Kinderendernägel verwendet (Herndlhofer, Wien). Diese können proximal und distal verriegelt werden und sind in unterschiedlichen Längen und Durchmessern erhältlich (Abb. 1). Die Länge soll so gewählt werden, dass nach erzielter Knochen-

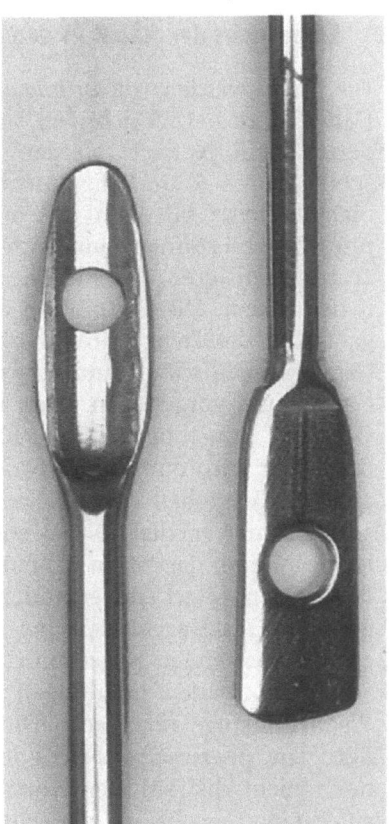

Abb. 1. Detail der Nagelenden: Unterschiedliche Ausführung des Nagelendes als Öse und als Schlaufe

länge die Nagelenden proximal und distal in der Metaphyse liegen und eine sichere Stabilisierung gewährleisten. Für die Wahl des Durchmessers ist entscheidend, dass ca. zwei Drittel des Markraumes der Diaphyse durch beide Nägel ausgefüllt sind.

■ Operationstechnik

Wahl der Nägel in Länge und Durchmesser

Die Nägel werden leicht C-förmig vorgebogen. Die Länge der Nägel wird anhand des ap-Röntgenbildes unter Berücksichtigung des Vergrößerungsfaktors bestimmt oder es wird der Nagel auf dem Unterschenkel mit einem Klebeband fixiert und die Länge unter dem Bildverstärker bestimmt. Bestimmung der Länge: der Nagel muss von Metaphyse zu Metaphyse reichen; dazu wird die Distanz in cm addiert, um die verlängert wird. Ziel: der Nagel muss auch nach Distraktion von Metaphyse zu Metaphyse reichen. Bestimmung des Nageldurchmesser: zwei Drittel des diaphysären Markraumes sollen durch beide Nägel ausgefüllt sein.

Einbringen der Nägel in den Markraum

Die Nägel werden von proximal oder gegenläufig in die Tibia eingebracht. Dabei ist zu berücksichtigen, dass die Pins des äußeren Spanners zwischen den Nägeln platziert werden können (Abb. 2). Längsverlaufender Hautschnitt von 1–2 cm Länge medial- und lateralseitig bzw. an der distalen Tibiametaphyse. Mit dem Pfriem wird der Markraum knapp distal der Epiphysenfuge eröffnet. Um beim Einbringen der Nägel die Weichteile nicht zu traumatisieren, soll die Knocheneröffnung weiter proximal als die Hautinzision sein. Die Perforation des Knochens soll so steil wie möglich tangential in die Tiefe führen, da bei zu flachem Eintrittswinkel der Nagel zur Gegenkortikalis läuft und schwer einzubringen ist; deswegen wird auch die Nagelspitze vorgebogen. Der Pfriem wird herausgezogen und der erste C-förmig vorgebogene Endernagel medialseitig in den Markraum eingebracht; er wird dann unter rotierenden Bewegungen vorgeschoben. Danach analoges Vorgehen auf der lateralen Seite. Es wird mit lockeren Hammerschlägen der mediale Nagel vorgeschlagen und in Folge der laterale. Hier ist besonders darauf zu achten, dass keine korkenzieherartige Verdrehung der beiden Nägel um einander entsteht. Dies würde die Stabilität verringern und die Nagelentfernung erschweren. Bei engem Markraum empfiehlt es sich, den ersten Nagel mit dem Ausziehhaken zu fixieren, damit er nicht von dem zweiten mitgezogen wird und eine Perforation der proximalen Wachstumsfuge verursacht. Die distalen Nagelenden sollen metaphysär enden. Die proximalen Nagelenden überragen die Kortikalis, da sie beim noch nicht distrahierten Knochen relativ zu lang sind. Sie stehen in das subkutane Gewebe vor, ein schichtweiser Hautverschluss und eine gute sub-

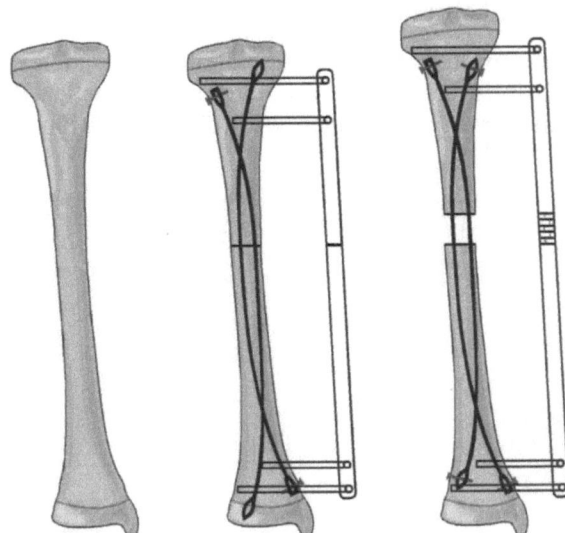

Abb. 2. Prinzip der LON-Methode: Die Nägel werden gegenläufig von proximal und von distal eingebracht und der monolaterale Fixateur angelegt. Die Schrauben des Fixateur finden metaphysär vor
bzw. nach dem Kreuzungspunkt der Nägel Platz. Zunächst wird jeder Nagel nur an einem Ende verriegelt. Das andere Ende ragt vor der Verlängerung noch aus dem Knochen (Mitte). Nach erfolgter
Verlängerung werden die Nägel definitiv verriegelt (rechts)

kutane Deckung der Nagelenden ermöglicht einen problemlosen Wundverschluss. Anschließend werden die Schrauben zur Montage des monolateralen Fixateur externe eingebracht. Wir verwenden das Orthofix®-System, dabei werden proximal und distal je 2 Schrauben für die Verankerung im
Knochen verwendet. Die bereits intramedullär liegenden Nägel können die
Verankerung dieser Schrauben im Knochen erschweren.

Osteotomie und „Semi-Verriegelung" der ESMN

Die Tibiaosteotomie erfolgt, nachdem sowohl Nägel als auch die Fixateur-
externe-Schrauben vollständig in den Knochen eingebracht worden sind.
Für die Osteotomie bevorzugen wir die drill-hole-Technik, wobei wir nach
einem längsverlaufenden Hautschnitt subperiostal zugehen und mehrere bikortikale Bohrlöcher bohren. Die verbleibenden Kortikalisbrücken zwischen den einzelnen Löchern werden mit dem Meißel gebrochen. Nach erfolgter Tibiaosteotomie wird das Wadenbein in Schaftmitte osteotomiert.
Als letzter Schritt erfolgt die „Semi-Verriegelung" der Nägel, wobei jeder
Nagel nur distal verriegelt wird. Über Stichinzision und unter Bildwander-
sicht wird je eine Kortikalisschraube durch die Verriegelungsöse eingebracht.

Nachbehandlung

Die unmittelbare Nachbehandlung unterscheidet sich, wie die gesamte Distraktionsphase, nicht von der konventionellen Kallusdistraktion. Nach einer Ruhephase von 7 Tagen wird die Distraktion gestartet, wobei 1 mm/d dis-

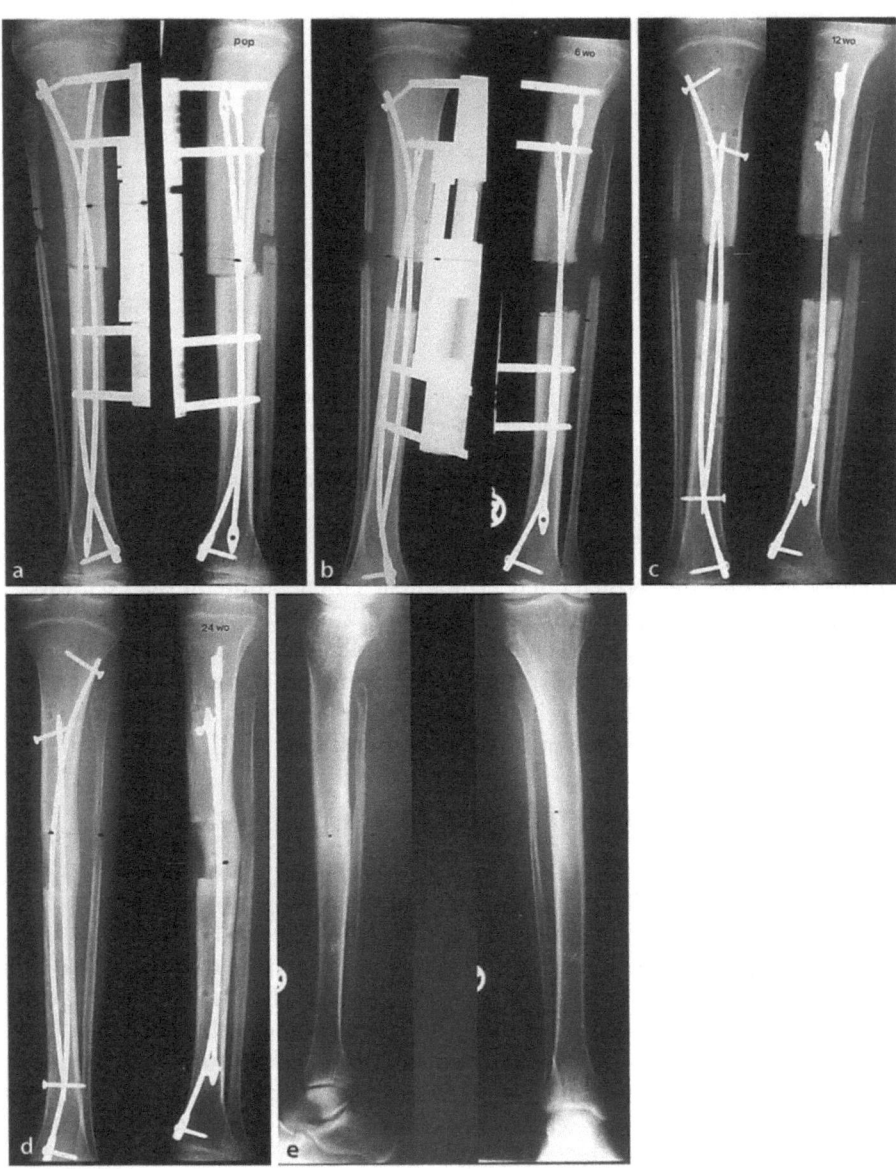

Abb. 3 a–e. Dysmyelie-Syndrom mit 4 cm Beinlängendifferenz rechts, Alter 16 Jahre. Röntgenverlauf postoperativ (**a**), 6 Wochen nach Systemmontage (**b**), 12 Wochen (**c**), 24 Wochen (**d**) und 18 Monate postoperativ (**e**)

trahiert wird. Nach erreichter Verlängerungsstrecke wird die Distraktion gestoppt und in einer weiteren Sitzung werden beide Nägel auch proximal verriegelt. Dabei wird der Fixateur externe demontiert. Röntgenkontrollen erfolgen in 3–4 wöchentlichen Abständen, nach 2–4 Wochen wird Teilbelastung erlaubt. Die Nägel werden in einer Folgeoperation erst dann wieder entfernt, wenn eine vollständige Konsolidierung erreicht ist, dies erfolgt frühestens ein Jahr nach der Verlängerung (Abb. 3).

■ Eigene Ergebnisse

An unserer Abteilung wird die ESMN seit über 15 Jahren erfolgreich verwendet. Wir können auf eine reichhaltige Erfahrung mit dieser Methode verweisen [3–5]. Bedingt durch die lange Apparat-Tragedauer bei der Beinverlängerung haben wir uns entschlossen, die LON-Methode mittels der uns vertrauten ESMN durchzuführen. Es kam vorerst nur sehr selektiertes Patientengut für diese neue Methode in Frage, da bislang noch keine klinischen Ergebnisse vorgelegen hatten. Die Indikationen blieben restriktiv auf die eingangs erwähnten beschränkt.

Von 1993–1998 wurden 9 Kinder mit einer orthograden Beinlängendifferenz dieser Methode unterzogen. Das durchschnittliche Alter zum Zeitpunkt des ersten Eingriffes (Beginn der Verlängerung) lag bei 12,8 Jahren (6,3–17,0). Die Beinlängendifferenzen waren in 2 Fällen idiopathisch, in 3 Fällen posttraumatisch bedingt, resultierten in 2 Fällen aus einer stattgehabten Osteomyelitis, weiters lag 1 proportionierter Minderwuchs und 1 Dysmyelie-Syndrom vor.

Das Distraktionsziel wurde in 8 Fällen erreicht. Dabei wurde eine durchschnittliche Strecke von 4 cm (3–4,5 cm) verlängert (Abb. 4). Die Apparattragedauer lag bei 12 (8–14) Wochen (Abb. 5). Daraus errechnet sich ein Heilungsindex von 28 d/cm. Unkomplizierte Pintrakt-Infekte wurden in 5 Fällen beobachtet. Tiefe Infektionen, Achsfehlstellungen, Brüche oder Hei-

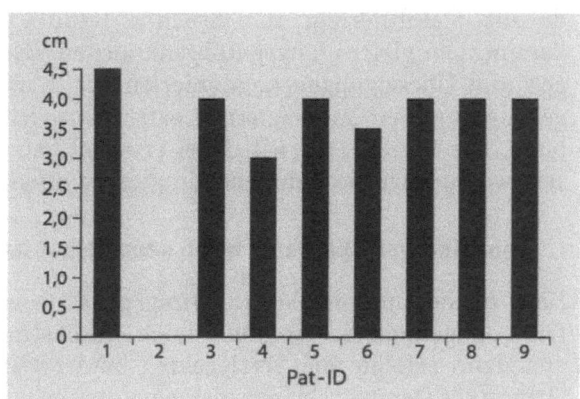

Abb. 4. Erzielte Verlängerungs-strecken in cm

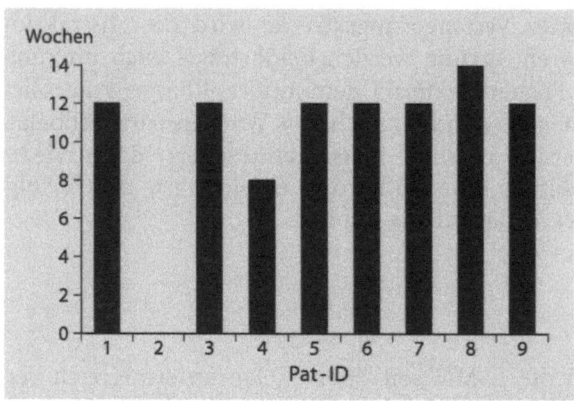

Abb. 5. Tragezeit des Fixateur externe in Wochen

lungsverzögerungen wurden nicht verzeichnet. In einem Fall kam es zu einem Bruch einer Verriegelungsschraube, was aber ohne Konsequenz für die Stabilität des Systems war. Ein Kompartmentsyndrom trat als einzige schwere Komplikation auf. Dies war unmittelbar postoperativ, die Beinverlängerung wurde daraufhin nicht durchgeführt.

■ Lengthening over Nails im Kindesalter – pro und kontra

„Tibial LON in children is not possible", dieser Feststellung von Herzenberg und Paley [2] wollen wir widersprechen: Die Verlängerung über intramedulläre Nägel bleibt nicht nur den Patienten mit geschlossener Wachstumsfuge vorbehalten, wie dies die Autoren anführen, sondern kann durch das ESMN-System auch bei noch offenen Epiphysenfugen angewendet werden. Die ESMN unterscheidet sich – einmal abgesehen von den völlig differenten biomechanischen Überlegungen – von anderen intramedullären Systemen dadurch, dass die Nägel nicht über die Wachstumsfuge eingebracht werden und genug Platz lassen, die Gewindestifte des äußeren Spanners zentral zu positionieren. So gesehen ist die ESMN per se eine sicher erprobte Methode zur Stabilisierung von Brüchen (eine Osteotomie bei Verlängerung kommt dem gleich) langer Röhrenknochen. Basierend auf diesen Erfahrungen und Überlegungen kombinierten wir 2 sichere Methoden: Beinverlängerung durch ein monolaterales externes System mit intramedullärer Schienung. Die Vorteile, die wir dabei erwartet haben, haben sich umsetzen lassen, wenngleich die Rahmenbedingungen offensichtlich limitiert sind.

Abnahme des Apparates nicht unmittelbar nach Distraktionsstopp

Nach Beendigung der Verlängerungsphase wurde der Apparat nicht unmittelbar abgenommen, sondern noch durchschnittlich 5 Wochen belassen, erst dann erfolgte die Verriegelung beider Nägel und die Demontage des Orthofix®. Dennoch bringt dies eine deutliche Verkürzung der Apparattragedauer mit sich. Die durchschnittliche Verlängerung unserer bisherigen Patienten waren 4 cm, was etwa einer Distraktionszeit von 7 Wochen entspricht. Durchschnittlich wurde der Apparat aber 12 Wochen getragen. Dies zeigt, dass ab beendeter Distraktion der Apparat noch 5 Wochen in situ belassen wurde. Einen früheren Abbau des Orthofix® haben wir wegen der Sorge um die Stabilität bei noch sehr plastischem Kallus nicht vorgenommen. Allerdings konnten etwa 3 von 4 Monaten Konsolidierungszeit ohne Apparat zugebracht werden. Dies ist in unseren Augen ein Vorteil.

Nur Korrekturen aus der Tibia und ohne Achsfehlstellung

Wie schon ausführlich beschrieben, ist die Methode nur an der Tibia anwendbar, bedingt durch die mechanische und anatomische Beinachse. Achsfehlstellungen können nicht adressiert werden und stellen eine Kontraindikation für diese Methode dar.

Längendifferenzen von über 4 cm sind ungeeignet

Längendifferenzen von über 4 cm überfordern die Methode. Dabei würde der Benefit aber gerade bei Patienten mit größeren Beinlängendifferenzen liegen, denn mit zunehmender Verlängerungsstrecke steigt auch die Dauer der Konsolidierungsphase.

Die *Vorteile der Methode* sind: Eine wesentliche Verkürzung der Apparattragedauer kann erzielt werden und kommt auch den Patienten in mehrfacher Hinsicht zu gute: bessere Bedingungen für die Heilgymnastik und Wiedererlangung der Beweglichkeit der angrenzenden Gelenke, mehr Komfort im Alltag ohne externes System, keine Pinpflege und dennoch sichere belastungsstabile Stabilisierung des Knochens. So speziell diese Methode ist, so beschränkt ist auch ihre Anwendung. Die Beinverlängerung an der Tibia über intramedulläre elastisch-stabile Marknägel ist keine Standardmethode und sollte ausgewählten Fällen vorbehalten bleiben.

■ Literatur

1. Bost FC, Larsen LJ (1956) Experiences with lengthening of the femur over an intramedullary rod. J Bone Joint Surg 38-A:567–584
2. Herzenberg JE, Paley D (1997) Tibial lengthening over nails (LON). Techn Orthop 12:250–259
3. Linhart WE, Helou D (1995) Die Behandlung von Knochenzysten durch „Elastisch Stabile Fixation". Zentralbl Kinderchir 4:134–199
4. Linhart WE, Roposch A (1999) Treatment of unstable femoral fractures with elastic stable intramedullary interlocking nails: Preliminary results of a new method. J Trauma 47:372–378
5. Linhart WE, Spendel S, Schwendenwein E (1992) Die elastisch stabile intramedulläre Schienung kindlicher Schaftfrakturen. Zentralbl Kinderchir 1:215–219
6. Paley D, Herzenberg JE, Paremain G, Bhave A (1997) Femoral Lengthening over an intramedullary nail. J Bone Joint Surg 79-A:1964–1480

Sachverzeichnis

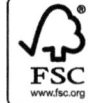